Kohlhammer

Psychoanalytische Krankheitslehre

Herausgegeben von Wolfgang Mertens

Herbert Will/Yvonne Grabenstedt/
Günter Völkl/Gudrun Banck

Depression

Psychodynamik und Therapie

Verlag W. Kohlhammer
Stuttgart Berlin Köln

Die Deutsche Bibliothek – CIP-Einheitsaufnahme

Depression: Psychodynamik und Therapie / Herbert Will ... -
Stuttgart ; Berlin ; Köln : Kohlhammer, 1998
(Psychoanalytische Krankheitslehre)
ISBN 3-17-015326-9

Stuttgart Berlin Köln
Verlagsort: Stuttgart
Gesamtherstellung:
Druckerei W. Kohlhammer GmbH + Co. Stuttgart
Printed in Germany

Inhalt

Einleitung

Krankheitslehre

Behandlungstechnik

Geleitwort

Es ist in den letzten Jahren immer stärker offenkundig geworden, daß eine standardisierte psychoanalytische Technik für die diversen Leidenszustände, derenwegen Menschen um eine psychoanalytische Therapie nachfragen, nicht sinnvoll sein kann. Vor allem aufgrund der sich ausweitenden Behandlungsindikation der Psychoanalyse wurden in einem zunehmenden Ausmaß unterschiedliche Vorgehensweisen bei verschiedenen Krankheitsbildern beschrieben, wie z.B. für Borderline-Störungen, narzißtische Persönlichkeiten, Zwangserkrankungen oder hysterische Störungen. Es hat sich auch gezeigt, daß die umfassenden behandlungstechnischen Empfehlungen und Theorien, so verdienstvoll sie auch sind, um Jahre dem behandlungspraktischen Wissen hinterherhinken.

Oftmals gilt dann zwar eine bestimmte Theorie als Richtschnur für praktizierende Therapeuten; aber bei genauerem Hinsehen wird deutlich, daß diese ihr Vorgehen nicht nur intuitiv, sondern auch durchaus reflektiert dem jeweiligen Patienten angepaßt haben. Natürlich verbleiben dabei alle auf psychoanalytischem Boden: Die Übertragungs-und Gegenübertragungsanalyse ist nach wie vor zentral; das tiefenhermeneutische Erkennen gilt als unverzichtbar und die einfühlsame Widerstandsanalyse macht einen Großteil der psychoanalytischen Vorgehensweise aus. Aber darüber hinaus hat jeder Praktiker nach einigen Jahren auch Wissen und Fertigkeiten erworben, welche Modifikationen bei bestimmten Gruppen von Leidenszuständen sinnvoll und notwendig sind. Dieses Know how wird nicht nur durch Super- und Intervisionen zu fundieren versucht, sondern häufig auch in kasuistischen Seminaren mit einem größeren kollegialen Kreis diskutiert und reflektiert. Somit erfährt es auch fortlaufend Revisionen, bis es sich als einigermaßen bewährte klinische Kompetenz zu konsolidieren beginnt. Es ist just dieses Erfahrungswissen von praktizierenden Psychoanalytikern, das - jenseits kanonisierten Lehrbuchwissens oder therapeutischer Manuale - in diesem Buch im Mittelpunkt steht.

Nach einer übersichtlichen Darstellung der Phänomenologie, Diagnostik, Ätiologie und Psychodynamik verschiedener Formen depressiver Erkrankungen aus psychoanalytischer Sicht beschreiben die Autorinnen und Autoren, allesamt praktizierende Psychoanalytikerinnen und Psychoanalytiker der Akademie für Psychoanalyse und Psychotherapie in München, anhand zahlreicher Fallbeispiele zeitgenössische Auffassungen über den angemessenen Umgang mit depressiven Patienten; dabei teilen sie auch offen ihre Gegenübertragungseindrücke mit, die angesichts depressiver Patienten von Hoffnungslosigkeit, Mitleiden bis hin zu heftigen aggressiven Gefühlen reichen können, deren Bewußtmachung und Bewältigung eine ganz wesentliche Grundlage für einen therapeutisch wirksamen Umgang darstellen.

Das vorliegende Buch fasziniert aber nicht nur wegen des detailliert dargebotenen klinischen Erfahrungswissens, sondern es ist auch eine sehr gelungene Einführung in die klinisch psychoanalytische Theorie der Depression. Diese gilt heutzutage nicht mehr als ein einheitliches Phänomen, sondern muß entsprechend ihrer Entstehungsbedingungen in eine Vielfalt von psychodynamischen Konstellationen unterteilt werden.

Interdisziplinäre Befunde über die Emotions-, Bindungs- und Kleinkindforschung sowie kulturtheoretische Überlegungen runden diesen Band ab, der neben seiner theoretischen Differenziertheit vor allem durch seine klinische Anschaulichkeit besticht.

Wolfgang Mertens München, 15. Oktober 1997

Vorwort

Fragen der psychoanalytischen Behandlung Depressiver haben bisher wenig Aufmerksamkeit gefunden, während die Literatur zur Theorie der Depressionen fast uferlos ist. Dies hängt damit zusammen, daß die psychoanalytische Behandlungstechnik in der Arbeit mit unterschiedlichsten Patienten entwickelt wurde und aufgrund ihrer inneren Flexibilität nicht an Diagnosen oder Krankheitsbildern orientiert ist. Im Gegensatz zur interpersonellen Psychotherapie und kognitiven Verhaltenstherapie der Depression mit ihrem krankheitsbezogenen Vorgehen arbeitet die psychoanalytische Therapie patienten-, konflikt- und übertragungsorientiert. Sie geht von dem Material aus, das der Patient, in jeder Behandlungsstunde neu, bewußt erzählt und unbewußt darstellt. Im Verlauf der bisher hundert Jahre psychoanalytischer Behandlung haben sich die unterschiedlichsten Settings entwickelt - von der hochfrequenten Langzeitanalyse über drei-, zwei- und einstündige analytische Psychotherapie bis zur Krisenintervention, Gruppenanalyse und stationären Psychotherapie -, doch bei allen gelten im wesentlichen die Grundhaltungen von freier Assoziation (Patient) und gleichschwebender Aufmerksamkeit (Analytiker) und die Grundtechniken des Analysierens und der Beziehungsarbeit, mit dem spezifischen Mittel der Deutung (Treurniet, 1993; Kernberg, 1994).

Warum unser Buch? Freud (1909) hatte in seinem Vortrag über „Die zukünftigen Chancen der psychoanalytischen Therapie" zu den Fortschritten der Behandlungstechnik angemerkt: „Wir nähern uns jetzt auch der Einsicht, daß die analytische Technik je nach der Krankheitsform und je nach den beim Patienten vorherrschenden Trieben gewisse Modifikationen erfahren muß" (S. 108). In den letzten Jahrzehnten gab es gegenüber Freuds Zeiten tatsächlich große Fortschritte nicht nur bei behandlungstechnischen Modifikationen - wir denken etwa an die psychoanalytische Therapie von Borderline-Patienten, Eßstörungen oder psychosomatischen Patienten. Wesentliche Fortschritte ergaben sich vor allem auch durch die systematische Einbeziehung der Gegenübertragung in unsere Arbeit und durch die Erweiterung der Übertragungsanalyse im Hier und Jetzt. Dadurch entstand ein ganz neuer Bereich des praktischen Behandlungswissens: von Übertragung/Gegenübertragung, Beziehungsgestaltung, Inszenierung, Intersubjektivität, Interaktion zwischen Patient und Analytiker, den die klassischen und die ichpsychologischen Autoren noch kaum hatten berücksichtigen können. Und hier zeigte sich, daß die Krankheitsform - ob überwiegend depressiv, zwanghaft, hysterisch usw. - erhebliche Auswirkungen auf die Gestaltung der psychoanalytischen Arbeit bekommt.

Die feineren Töne der psychoanalytischen Technik lassen sich schwerlich in einem Therapiemanual abhandeln, sie werden in der Regel in kasuistischen Seminaren, Supervisionen und kollegialen Fallbesprechungen diskutiert. Mit diesem Bereich des klinischen Erfahrungswissens wollen wir uns in unserem Buch beschäftigen. Es ist praktisch orientiert mit den Vorteilen der Lebendigkeit und - wie wir hoffen – Brauchbarkeit, wobei unumgänglich war, daß wir uns als Autoren in unseren Fähigkeiten und Grenzen zeigen mußten. Dafür bitten wir die Leser um Nachsicht. Auch bei den Fallbeispielen war es unumgänglich, manches Persönliche der Menschen zu offenbaren, die bei uns Hilfe gesucht haben. Wir haben uns viel Mühe gegeben, dieses Material so zu anonymisieren, daß sie sich nicht verraten fühlen müssen, und praktisch gesehen: daß sie für Außenstehende nicht zu identifizieren sind.

Zur Orientierung der Leser möchten wir kurz unseren klinischen Hintergrund erläutern. Wir sind niedergelassene Psychoanalytikerinnen und Psychoanalytiker und in der Lehre tätig an der Akademie für Psychoanalyse und Psychotherapie in München (Institut der DGPT); eine von uns ist dort Lehranalytikerin. Drei haben eine psychologische, einer eine ärztliche Grundausbildung; unsere wissenschaftlichen Tätigkeiten und beruflichen Erfahrungen in Institutionen sind vielfältig: sieben Jahre Drogenklinik, 14 Jahre Leitung einer studentischen Beratungsstelle, fünf Jahre Erziehungsberatung, vier Jahre an psychiatrisch-neurologischen Kliniken, drei Jahre stationäre Psychosomatik, drei Jahre Leitung einer Universitätspoliklinik für Psychosomatik und Psychotherapie. Daß wir zusätzlich zur Psychoanalyse noch andere Psychotherapieverfahren erlernt haben (Verhaltens-, Gruppen-, Familientherapie usw.), versteht sich daher von selbst. Die depressiven Patienten, die wir in der psychoanalytischen Praxis behandeln, kommen teils einstündig zu Kurztherapie und tiefenpsychologischen Behandlungen, einige variabel im Setting, einige, vor allem die Borderline-Patienten, zweistündig im Sitzen. Unser Schwerpunkt liegt bei Analysen mit drei Wochenstunden, vereinzelt vier oder zwei Wochenstunden, mit einer Behandlungsdauer von meist zwischen 250 und 400 Stunden, die längsten bei ca. 600 Stunden. Auf diesen Erfahrungsschatz beziehen wir uns in diesem Buch, und natürlich auf die kumulierte Erfahrung und Reflexion in der Literatur.[1]

Die einzelnen Kapitel haben wir gemeinsam diskutiert, doch ist jeder Autor für die von ihm gezeichneten Texte verantwortlich. Eine durchgehende einheitliche Meinung hätten wir nie erreichen können, dafür sind wir zu verschieden. Wir hoffen, daß sich den Lesern etwas von der dialogischen Entstehung unseres Buches mitteilt. Denn depressive Patienten zu behandeln bringt manche Düsternis mit sich, die sich im Austausch mit anderen erleichtern läßt. Nicht selten entstand dabei in

---

[1] Mancher Leser wird in unserem Buch den Hinweis auf empirische Studien zur Wirksamkeit psychoanalytischer Depressionsbehandlungen vermissen. Dies hängt schlichtweg damit zusammen, daß es unseres Wissens keine Studien über die Effektivität der Psychoanalyse speziell bei Depressionen gibt, aus oben genanntem Grund. Die psychoanalytische Therapieforschung, ein eigener Wissenschaftszweig, ist bisher nicht an Diagnosen orientiert gewesen. Trotz mancher lautstarker Kritik ist die Wirksamkeit psychoanalytischer Behandlungen seit längerem empirisch gesichert, und da die größte Patientengruppe in der Psychoanalyse Depressive sind (Schmid et al., 1987), gilt dieser Wirksamkeitsnachweis aller Wahrscheinlichkeit nach auch für sie. Nach unserer Erfahrung und Einschätzung können wir bei sorgfältiger Indikationsstellung den meisten unserer depressiven Patienten gut bis sehr gut helfen.

unserer Gruppe - ganz depressionsuntypisch - sogar ein Gefühl von Freude und Befriedigung.

München, im Oktober 1997

Gudrun Banck
Yvonne Grabenstedt
Günter Völkl
Herbert Will

Einleitung

1

Eine Phänomenologie in Träumen

Herbert Will

Was unterscheidet Depressive von anderen Menschen? Ist es ihre Klugheit, die sie klarer sehen läßt, was mit ihnen und den anderen Menschen ist? Ist es ihr Realismus, der sie unbestechlich macht gegen Selbsttäuschung, Beschönigungen und platten Optimismus? Ist es ihre emotionale Ansprechbarkeit, ihr Feingefühl, das sie empfänglich werden läßt für das Unglück der Welt (und ihrer selbst), über das andere allzu leichtfüßig hinweggehen? Ist es ihr Leiden an der kulturellen Manie unserer Welt mit ihrem aktiven, positiven, unternehmungslustigen, leistungs- und genußorientierten Versuch, die Abgründe des menschlichen Lebens zu überspielen? Burton (1651) meinte in seiner „Anatomie der Melancholie", daß nur die Dummköpfe und die Stoiker niemals melancholisch würden, weil sie blutlos und ohne Schmerzempfinden vor sich hinlebten, von keinerlei wirklichen Leidenschaften heimgesucht.

Die erste Referenz für eine Phänomenologie der Depression bleibt Burtons Klassiker aus dem Jahr 1651. In ihm ist die ganze antike und mittelalterliche Literatur zur Melancholie verarbeitet. Das überwältigende Material, das Burton ausbreitet, stellt unmißverständlich klar, wie willkürlich die Trennung zwischen Melancholie als Lebenshaltung und Depression als Krankheit ist.[2] Unterschiedlichste Autoren haben sich in seiner Nachfolge mit den historischen, gesellschaftlichen und kulturellen Bedingungen von Melancholie und Depression auseinandergesetzt (z.B. Lepenies, 1969; Horstmann, 1985; Földenyi, 1988; Klibansky et al., 1990; Binkert,

[2] *Melancholie*, die Schwarzgalligkeit, ist vom Altertum her die geläufige Bezeichnung für trübsinnige Gemütsverfassungen, grüblerische Neigungen und schwermütige Verstimmungen gewesen. Seit Ende des 18. Jahrhunderts wurde dieser Wortgebrauch im medizinischen Diskurs zunehmend eingeengt; heute wird Melancholie nur noch gelegentlich zur Bezeichnung des depressiven Pols der manisch-depressiven Erkrankung verwendet, gelegentlich als Synonym für psychotische Depressionen, und gelegentlich zur Kennzeichnung des Typus melancholicus (Tellenbach, 1961). In der internationalen Fachsprache haben sich statt dessen die Begriffe *Depression, depressive Störung* und *Dysthymie* durchgesetzt zur Bezeichnung der krankhaften Zustände trauriger Verstimmung. In der Umgangssprache und in den Geisteswissenschaften werden Zustände von Niedergeschlagenheit und Weltschmerz weiterhin gerne Melancholie genannt. Mit dieser terminologischen Wandlung hat sich ein Wechsel in der Bewertung eingeschlichen: Depression wird häufiger als früher als krankhafte Störung angesehen, die behandelt werden kann; Melancholie hingegen bezeichnet weiterhin ein Verhältnis zur Welt und zum Menschlichen, das meiner Ansicht nach nicht selten angemessen ist.

1995) und gezeigt, daß man von der Phänomenologie der Depression überhaupt nicht sprechen kann, sondern daß sowohl das Erscheinungsbild wie das Selbstverständnis der Depressiven und ihre gesellschaftliche Bewertung höchst zeitbedingt sind.

Sollen wir angesichts der Fülle der Literatur noch einmal die depressiven Menschen beschreiben, ihr Erleben, Verhalten und ihre Beschwerden, oder hieße dies nicht, wie schon Burton (1651) spitzzüngig meinte, „crambem bis coctam apponere" - aufgewärmten Kohl servieren -, immer wieder das gleiche, nur mit neuen Worten (S. 26)? Ich möchte vielmehr auf zwei neuere Bücher hinweisen, in denen Depressive sehr eindrucksvoll von ihrer eigenen Krankheit berichten: Das eine ist der Bericht der bekannten amerikanischen Depressions-Forscherin Jamison (1995) über ihre eigene manisch-depressive Erkrankung von bislang 30jährigem Verlauf mit all ihren Höhen und Verzweiflungen (1995), mit ihren Kämpfen gegen die schließliche Akzeptanz der Lithium-Dauermedikation und über ihre analytische Psychotherapie, die ihr das Leben gerettet habe. Das andere Buch ist der Bericht des holländischen Psychiaters und Psychoanalytikers Kuiper (1988) über seine depressive Erkrankung, die in höherem Lebensalter auftrat und psychotisches Ausmaß annahm; besonders beeindruckend in der Beschreibung der „Schuldhölle", in der er sich gefangen sah. Sigmund Freud selber hatte mit depressiven Verstimmungen zu kämpfen (Haynal, 1976); die „Traumdeutung" von 1900 hatte, wie Freud erst nach ihrer Fertigstellung bemerkte, die subjektive Bedeutung, via Selbstanalyse den Tod seines Vaters zu verarbeiten, was, wie Anzieu (1975) in seinem Buch über Freuds Selbstanalyse meinte, erheblichen Einfluß auf die Formulierung „antidepressiver" Konzepte in der Psychoanalyse hatte, insbesondere ihrer lebensvollen ökonomischen und dynamischen Annahmen. Auch Freuds immenses Arbeitspensum und seine Zigarrensucht können subjektiv der Depressionsabwehr gedient haben. So gehören zur Phänomenologie der Depression offensichtliche depressive Beschwerden ebenso dazu wie eine wirkungsvolle antidepressive Abwehr.

Gute Beschreibungen der Persönlichkeitszüge Depressiver finden sich vielerorts, beispielsweise bei Riemann (1961), Tellenbach (1961) und, mit Schwerpunkt auf der narzißtischen Depression, bei Wunderli (1989). Ich habe in einer früheren Arbeit versucht, die depressive Phänomenologie mit den psychodynamischen Wahrnehmungsmustern der Psychoanalytiker zu verbinden (Will, 1994, 1997) und dabei fünf Typen der Depression unterschieden: eine Überich- oder Schuld-Depression, eine oral-abhängige Depression, eine Ich-Depression, eine narzißtische Depression und eine realistische oder schöpferische Depression. Hier möchten wir einen anderen Weg einschlagen, um einen Einblick in das typische Erleben und die Beziehungsgestaltung Depressiver zu gewinnen. Ihre Träume, erzählt in den Behandlungen, stellen ihre Erlebensweisen oft wunderbar plastisch dar. Im Folgenden gebe ich einige Traumberichte wieder, und zwar unter dem Aspekt ihres manifesten Inhalts. Einen Traum in seinen unbewußten Zusammenhängen verstehen kann man nur anhand der Assoziationen des Träumers und der Einbettung in die jeweilige Behandlungsszene; doch einen Einblick in die bewußtseinsnahe Phänomenologie können auch die manifesten Träume geben. Ich habe Träume von unseren Patienten ausgewählt, die kurz und prägnant sind (die Beispiele stammen von den Mitgliedern unserer Arbeitsgruppe); die meisten von ihnen sind sogenannte Initialträume - die ersten während einer Behandlung erzählten Träume -, in denen zentrale Erlebnismuster oft besonders eindringlich dargestellt sind.

1.1 Typische Träume Depressiver

Ein Kennzeichen der Träume Depressiver scheint nach unserer Erfahrung zu sein, daß in ihnen fast durchgehend Objektbeziehungen thematisiert sind. Dies verwundert nicht, denn Depressive sind in aller Regel stark auf andere Menschen bezogen, und selbst wenn sie einsam sind und sich isoliert fühlen, drehen ihre Träume sich um sie selbst in ihrer Beziehung zu anderen. Träume sexuellen Inhalts sind bei Depressiven selten; sie tauchen meist erst bei weit fortgeschrittenen Behandlungen auf und zeigen die wachsende Möglichkeit zu lustvollem Erleben. In den Träumen Depressiver fanden wir folgende typische Themenbereiche:

Ideale Beziehungserwartung und Enttäuschung

Eine 34jährige Pädagogin, die während der letzten Jahre in einem Kloster gelebt hatte, berichtet im ersten Vorgespräch, daß sie geträumt habe: *Ich wollte es doch nochmal versuchen mit dem Kloster und dann vielleicht doch bleiben.* Sie erzählt, daß sie nicht zurück ins Kloster wolle, weil die Kontakte dort so künstlich und geregelt waren, weil so viel verboten war und es keine Gegenseitigkeit der Schwestern im Gespräch gab. Aber sie sehne sich so stark zurück dahin, weil sie sich dort so vollkommen geborgen gefühlt habe; sie müsse oft daran denken und vor Sehnsucht weinen. Der Traum hat diesen Wunsch dargestellt. Der Analytiker fühlt sich einerseits befremdet und denkt, „jetzt kommt sie zu mir, und eröffnet mir gleich, daß es dort, was die Geborgenheit angeht, unvergleichlich schön war, wie wird es hier wohl werden?“, andererseits kann er ihre Sehnsucht nach Harmonie und Nähe in der Beziehung sehr gut nachempfinden.[3] Monate später, sie hat sich mit einem Mann befreundet, träumt sie einen Wunscherfüllungstraum: *Wir sitzen zusammen auf ei-*

[3] Selbstverständlich ist die Wahrnehmung der Gegenübertragung, wie ich sie hier beschrieben habe, nur der erste Schritt in der Arbeit des Analytikers. Im zweiten Schritt wird er versuchen, zu prüfen und im szenischen Zusammenhang zu verstehen, warum er ausgerechnet jetzt bei dieser Patientin diese Phantasie und Gefühlswahrnehmung hat. Zum dritten wird er überlegen, wie er die Gegenübertragung behandlungstechnisch - durch Interventionen - umsetzen kann. Genauere Diskussionen dazu finden sich in den behandlungstechnischen Kapiteln.

nem Hügel und schauen in eine wunderschöne Landschaft. Er sitzt hinter mir und ich sitze zwischen seinen Beinen und lehne mich an ihn, er hat einen Arm um mich, ich fühle mich so sicher und aufgehoben, es ist ganz ruhig und schön. In der Realität schlägt sie sich mit vielen Schwierigkeiten und Selbstunsicherheiten in der Beziehung herum, es brodele und koche in ihr, doch hat ihr Unbewußtes nun ihren Wunsch, der zunächst dem Kloster galt, in die Objektbeziehung transponiert; daß dieser Wunsch sich in der Übertragung zentral auch auf den Analytiker richtet, ist klar. Die meisten Depressiven erhoffen sich so eine Beziehung, auch in der Analyse, die konfliktfrei sei, geprägt von Harmonie, gegenseitigem Einverständnis, Unterstützung, Nähe, Rückhalt und Geborgenheit.

Der erste Traum einer 29jährigen Jurastudentin, die sich alt und häßlich findet im Vergleich zu ihren Mitstudenten, handelt *von einem Kommilitonen, der jung und schön ist. Wir haben uns geküßt und waren zärtlich zueinander. Aber ich habe es nicht genossen, weil ich das Gefühl hatte, er wird mir eh nur weh tun und mich verletzen. Das kann ja nichts werden.* Dies entspreche ihrer wirklichen Erfahrung mit verschiedenen Männern. Zwei Therapiestunden später berichtet sie einen ähnlichen Traum: *G. und ich haben uns öfters getroffen, waren auch zärtlich zueinander und haben uns geküßt, aber von seiner Seite hat er mich im unklaren gelassen und mich hingehalten. Das war ganz schrecklich für mich.* Sie kenne das Gefühl von früheren Beziehungen. Ihre ideale Beziehungshoffnung hat sie ihrem männlichen Gegenüber zugeschoben und mit einer Enttäuschungserwartung verbunden. Den Analytiker beschleicht der Gedanke, daß sie mit diesen Träumen ihre initiale Beziehungserwartung an ihn thematisiert. Doch respektiert er die Verschiebung im Traum auf die jungen und schönen Männer und spricht die Liebeswünsche der Patientin in ihrer Übertragungsbedeutung zu diesem frühen Zeitpunkt der Analyse nicht an; vielmehr legt er den Schwerpunkt auf den jeweiligen negativen Schlenker, der die schöne Situation zu zerstören droht und die Leidenserwartung der Patientin ausdrückt. Daraufhin - durch die Thematisierung des Negativen erleichtert - kann sie in der nächsten Stunde von ihren Zweifeln an dem Wert der Analyse und ihrem Mißtrauen gegenüber dem Analytiker sprechen.

Ein 27jähriger Soziologe erzählt im zweiten Vorgespräch folgenden Traum: *Ich sitze hier bei Ihnen und Sie hören mir nicht zu. Unter der Oberfläche brodelt es bei mir, die Kehle ist mir zugeschnürt. Ich bin im Traum herausgeplatzt und habe sehr laut gesagt: Sie sind doch dafür da, mir zuzuhören!* Er habe sich im Traum sehr verletzt und enttäuscht gefühlt, und diese Gefühle seien ihm sehr bekannt. Der Analytiker empfindet dies als eine „Warnung“ des Patienten, er solle ihn gut und einfühlsam behandeln. (Tatsächlich ist das eine Grunderfahrung vieler Depressiver, daß niemand ihnen wirklich sein Ohr geliehen hat; sie sehen sich in ihren positiven Beziehungserwartungen zurückgewiesen und haben das Empfinden, sie könnten nichts daran ändern; wenn es hoch kommt dagegen protestieren, was jedoch auch nichts bewirke). Einige Stunden später träumt er: *Ich bin in der Arztpraxis bei einem Orthopäden und mußte etwas abholen. Die Arzthelferinnen haben mich einfach nicht beachtet. Am Ende habe ich mich in eine Ecke gekauert.* Ihm fällt dazu ein, daß er sich in der Situation der Analyse so hilflos fühle, wenn er seinen ganzen Schrott hier ablade, weil er sich so unsicher sei, ob es das Richtige sei, was er erzähle, und daß die anderen einfach denken, das sei bescheuert, was er sage; so eine Minderwertigkeitswahrnehmung. 1 ½ Jahre später berichtet er, *Ich habe geträumt hier von der Stunde. Ihre Aufmerksamkeit geht weg von mir. Sie machen sich etwas zu essen, holen die nächste Patientin rein, machen saloppe Bemerkungen, Sie duzen mich. Da ist so eine Nachlässigkeit von Ihnen. Ich ärgere mich und protestiere dadurch, daß ich die Türe beim Gehen offen stehen lasse.* Er erzählt dann von einer unglücklichen Liebe, wo er erlebt habe, wie er, je mehr seine Zuneigung wuchs, um so mehr indirekt auf eine Ablehnung zusteuerte. Es fehle ihm das Vertrauen darauf, daß eine Beziehung als solche tragen könne. Einige Wochen später, nach einiger analytischer Arbeit, kann er träumen: *Wir treffen uns hier und Sie schlagen vor, daß wir spazierengehen und eine Ortsbesichtigung machen von dem, was mit mir zusammenhängt.* In der Übertragung scheint sich eine negative, typisch depressive Beziehungserwartung gelöst zu haben, und sein positiver Wunsch an den Therapeuten kann nun im Traum deutlich dargestellt werden.

Ausgenützt und verraten

Eine 35jährige Erzieherin trauert noch immer ihrem ersten Freund nach, der ihre große Liebe gewesen sei; daß er sich von ihr getrennt hat, habe sie bis heute nicht überwunden. Wie viele Depressive hat sie die Phantasie von einem paradiesischen Zustand, der jedoch unwiederbringlich verloren oder nie erreichbar ist. Diese Phantasie erleichtert es, sich mit ihrer eigentlich unerträglichen gegenwärtigen Lebenssituation abzufinden. Denn sie hatte später einen Mann geheiratet, der enorm viel Unterstützung von ihr fordert und erhält. Wenn es ihr zuviel wird, reagiert sie mit unterschwelliger Verweigerung und innerem Rückzug, jedoch ohne etwas zu sagen (nach dem Motto: „Du wirst schon sehen, wie du mich ruinierst"), was ihr Mann mit Vorwürfen und verstärkten Forderungen beantwortet. Aus eigener Selbstunsicherheit heraus ist sie schnell mißtrauisch und eifersüchtig, wie er mit anderen Frauen umgehe. Ihren ersten Traum berichtet sie in der 75. Stunde, *daß ich meinen Mann getroffen habe, wo eine andere Frau dabei war (eine Schulfreundin des Mannes). Ich wollte gern wissen, wie die Beziehung zwischen den beiden wirklich aussieht. Ich hatte das Gefühl, daß ich ausgenützt werde.* Die Analytikerin fühlt sich wie so oft aufgerufen, sie gegen den Mann zu unterstützen und ihr aus der unglücklichen Abhängigkeit von ihm herauszuhelfen. Sie freut sich aber auch, daß die Patientin sich inzwischen mit der analytischen Haltung identifiziert hat (indem sie im manifesten Traum wissen möchte, wie die Beziehung zwischen den beiden wirklich aussieht).

Ein 33jähriger Jurist träumt: *Ich war auf einem Ausflug mit einer Bekannten. Wir hatten eine Panne mit dem Auto. Sie verschwand dann einfach und ließ mich sitzen.*

Ich saß eine Woche mit dem kaputten Auto da, und am Schluß wurde mir dann noch mein Geldbeutel und der Schlüssel gestohlen. Er verbindet Enttäuschung und Vorwurf mit dem Verhalten der Bekannten, und ein Gefühl von Pessimismus und Vergeblichkeit („bei mir geht sowieso immer alles schief") mit seinen Unternehmungen.

Dem Analytiker kommen Gedanken wie: „was läßt der nur alles mit sich machen; sitzt da und beklagt sich darüber; dabei könnte er doch so viel ändern", und fühlt sich momentan eher distanziert von ihm (komplementäre, herablassende Gegenübertragung). Schließlich kommt der Patient mit verzweifeltem Druck auf seine berufliche Unsicherheit zu sprechen und die quälende Frage, was wohl aus ihm werden solle. Deutlich wird, wie er das negative Selbsterleben im Traum generalisiert und in seinen Assoziationen auf sein ganzes Leben ausdehnt; wie versteckt seine vitalen Impulse - Autofahren, Ausflug mit Freundin – sind, und wie quälend er den mangelnden Zugang zu seiner Lebenskraft empfindet.

Hilflos und verzweifelt

Folgender Traum stammt von einem 25jährigen Studenten, der in der Kindheit bei Mutter und Vater auf viel Unverständnis getroffen war: *Ich habe heute einen Traum mit einem Embryo gehabt. Es war eine Frau, die ihren Enkel auf dem Arm gehabt hat, ein Baby war das. Das war in meinem Heimatort, ich habe genau das Haus und die Tür gesehen. Sie sagte mir, das ist das Kind von der J. Ich bin dann in der Mensa gewesen mit dem Baby, und das wurde immer kleiner und war schließlich ein Embryo in meiner Hand. Es ist mir ins Essen gefallen und war in der Soße, wie eine Kaulquappe, die ihren Schwanz verliert.* Im Traum sei das ganz normal gewesen. Der Analytiker verbindet spontan das Baby und den Embryo mit dem Schicksal des Patienten, und daß dieser für den weiteren Verlauf der Analyse unbewußt Ähnliches voraussehe; er ist sprachlos und ziemlich erschreckt wegen der bildhaften Stärke des Traumes und der desolaten Entwicklung in ihm. In den nächsten Monaten muß er oft daran denken und findet in der Resignation und dem neurotischen Wiederholungszwang des Patienten einige Verifizierung für das Traumbild. Irgendwann fällt ihm jedoch ein, daß die Soße im Mensa-Essen doch eine Nährlösung sein könnte, in der die Kaulquappe gedeihen und auch wieder wachsen könnte, und der Patient auch. Er ist enorm erleichtert über diese Phantasie. Langfristig verläuft die Analyse tatsächlich sehr hilfreich und gut für den Patienten.

Nach dramatischen Zuspitzungen hat ein 47jähriger Grafiker sich von seiner Lebensgefährtin getrennt. Seit längerem schon war er im Zusammenhang der Streitigkeiten depressiv dekompensiert. In der folgenden Nacht hat er zwei Träume: *Ich beobachte, wie sich vom Fenster meiner Wohnung eine Katze herausstürzt, vom 3. Stock aus auf das Pflaster, und ganz platt daliegt. Sie hat sich dann weggeschleift, schwer verletzt.* Er ist sehr verzweifelt und muß heftig weinen, wie er von den Geschehnissen der letzten Tage berichtet. (Im Gegensatz zu dem vorher zitierten Patienten mit dem Embryo-Traum, der - wie viele Depressive - häufig nur passiv mit seinem Schicksal umgehen konnte, bevorzugt das Unbewußte dieses Patienten den aktiven, tatkräftigen Modus. Dies spiegelt sich noch in dem Bild von der sich herausstürzenden Katze wider) Er erzählt den zweiten Traum: *Da war ein Mensch, der hatte blutige Armstümpfe und Beinstümpfe, und versuchte irgendwie wegzukommen.* Das entspreche genau seinem Gefühl, er fühle sich so verstümmelt und schwer verletzt. Er habe schon einige Trennungen erlebt, aber so schlimm sei es für ihn noch nie gewesen, er fühle sich vollkommen hilflos und wisse überhaupt nicht, wie er mit sich und der Situation zurechtkommen solle. Im weiteren Verlauf tritt das Gefühl in den Vordergrund, er sei ein vollkommener Versager, weil er es nicht geschafft habe, die Partnerschaft zu retten und mit seiner Freundin souveräner umzugehen. Einige Monate später träumt er - direkt vor den Sommerferien, in denen ihm eine längere Trennung vom Analytiker bevorsteht - drei Wunscherfüllungsträume, in denen die partielle Leugnung der eigenen Verwundungen, seine erwünschte Unabhängigkeit und Selbstgenügsamkeit, und die Sehnsucht nach narzißtischer Restitution dargestellt sind: *Ich stehe auf einem weiten Feld und säe mit meiner Hand Blumensamen aus, in einer gleichmäßigen und schönen Bewegung.* Es sei ein wunderschönes Gefühl gewesen, vor allem das Empfinden dieser Bewegung. Und: *Ich bin in einem Hain mit ganz kräftigen Bäumen und Stämmen, die sehr frische saftige Äste haben, ohne Laub, und mit prallen Knospen. Wie Kastanien im Frühjahr.* Als dritter Traum: *Eine Katze lugt unter meiner Bettdecke hervor, ganz neugierig und frech.* Er sei ganz erhoben und bester Stimmung gewesen durch diese Träume.

Narzißtische Wunde, „Defizit" im Ich

Ein 30jähriger TU-Student erzählt in der 67. Stunde seinen ersten Traum. *Wir wollten die Anlage (eine Versuchsanordnung im physikalischen Institut) vorführen, und es ist überhaupt nichts mehr gelaufen, und ich habe nicht einmal mehr das Programm gekannt. Ich habe keine Ahnung mehr gehabt.* Ihm fallen dazu die vielen technischen Probleme mit der Apparatur ein und die Enttäuschung über die Betreuer, die ihn andauernd im Stich ließen. Spezifisch ist, daß er sehr häufig in seinem Leben sich passiv ausgeliefert und hilflos fühlt und keine Möglichkeit sieht, etwas an sich und seiner Situation zu ändern; seine Niederlagen erlebt er gleichsam als vorprogrammiert und unausweichlich. Die nicht laufende Anlage stellt sich als eine Verkörperung seines depressiven Selbstbildes heraus, und daß er keine Ahnung mehr über ihre Handhabung gehabt habe, als die Darstellung seiner „verlorenen" Ichfunktionen.

Ebenfalls ein technisches Gerät - einen Hubschrauber - verwendet das Unbewußte eines 26jährigen Germanistikstudenten zur Darstellung seines Selbstbildes. Er war auf einer Klosterschule und einige Jahre als Novize in einem Kloster gewesen, bevor er austrat und versuchte, sich neu zu orientieren. Im Verlauf seiner Analyse erzählt er folgenden Traum: *Ich habe einen Hubschrauber gehabt, einen ziem-*

lich kleinen. Der stand im Garten, es war ein Klostergarten, halb unter den Bäumen. Ich steige ein und will starten. Dann denke ich, ich trage ihn aus dem Garten raus, da startet es sich besser. Das war ein unsicheres Gefühl, ich bin noch nie geflogen. Ich bin draußen auf eine ganze Gruppe junger Leute gestoßen, die mich kannten. Die sind gleich mit, um zuzuschauen. Ich denke, jetzt kommst du nicht mehr aus, jetzt mußt du. Ich entdecke dann, daß die Rotorblätter, da fehlt die Hälfte, die sind halb so lang, wie sie gehört hätten. Ich dachte, da kann ich ja gar nicht starten. War ganz froh, erleichtert, daß ich nicht starten brauchte. Später fällt ihm ein, daß die restlichen Trümmer der Rotorblätter wohl im Klostergarten geblieben sind, wo man sie suchen könnte. Der Analytiker denkt sich: Wie defekt er sich fühlt! (Es ist typisch für Depressive, daß sie Verluste - auch Verluste an ihrem Selbst und an ihren eigenen Fähigkeiten - als ein *fait accompli* betrachten, eine unabänderliche Tatsache, vor der sie gleichsam kapitulieren. Manche Analytiker neigen dazu, dieses Erleben und diese Bilder als Anzeige eines psychischen Defizits aufzufassen, was meiner Ansicht nach nicht angemessen ist.) Der Patient bringt den Traum in Zusammenhang mit seinen Unsicherheiten und Ängsten bezüglich seines beruflichen und privaten Neustarts. Was die Übertragung angeht, wird uns deutlich, daß er auf bewußter Ebene Autonomie will, unbewußt jedoch erleichtert ist, wenn es nicht klappt - zumal er dann seinen regressiven Sehnsüchten nach Aufgehobensein und Versorgtwerden nachgeben könnte. Seinen Wunsch an den Analytiker, ihm beim Starten zu helfen, schiebt er wegen seiner Ängste immer wieder dem zu, so als ob der ihn starten sehen wollte, nicht er selbst. Doch am stärksten ist, das zeigt der weitere Verlauf, das beschämende Gefühl, er müsse sich andauernd in seinen Mängeln und seinem Versagen präsentieren, und es fehle ihm grundlegend etwas an Selbstsicherheit, Aktivität und Mut, mit dem die anderen Menschen ausgestattet seien. (Den analytisch Bewanderten wird nicht verwundern, daß das narzißtische Defizitempfinden bei diesem Patienten wie bei den meisten männlichen Depressiven mit einem ausgeprägten Kastrationskomplex zusammenhängt. Dieser bezieht sich jedoch weniger auf eine Kastrationsangst - die Angst vor einer drohenden Kastration - als vielmehr auf die unbewußte Annahme, sie seien tatsächlich kastriert worden. Gleichwohl ist mit dem Bild vom Abheben und Fliegen vermutlich auch bei diesem Träumer die Phantasie einer sexuellen Erregung verbunden.)

Daß derlei Themen die Menschen auch vor 300 Jahren schon bewegt haben, zeigt das Selbstzeugnis eines religiösen Melancholikers aus dem Jahr 1738. Gewissensangst und sexuelle Versuchungen spielen eine zentrale Rolle in dem autobiographischen Bericht des protestantischen Geistlichen Adam Bernd; Genese und Verlauf seiner melancholischen Erkrankung sind dadurch geprägt. Priskil (1991) hat in einer sehr interessanten Arbeit diese Autobiographie einer psychoanalytischen Betrachtung unterzogen und gezeigt, daß der „göttliche Traum", den Bernd im Alter von etwa 30 Jahren geträumt hatte und der für ihn einen zentralen Stellenwert bekam, zwar etwas von narzißtischer Selbstrettung hat, jedoch durchaus mit Trieb, Angst und Versagung zusammenhängt. *...vor den Feiertagen träumete mir einstens* *zur Nacht, als ob ich in einer tiefen Grube steckte, und nicht die geringste Möglichkeit sähe, heraus zu kommen. In der Angst arbeitete ich, und kletterte bald hier, bald dahin, aber alles Bemühen war vergebens. Indem deuchte mich, als ob auf der Gruben, und am Rande ein kleiner schöner Knabe stünde, der mir ein Stäblein reichte, unter dem Scheine, als ob er mir damit heraus helfen wollte. Ach du armes Kind, fieng ich an, mit diesem Stäblein wirst du mich nicht herausziehen; ich würde dich eher zu mir herunterreißen. Er sagte aber: ich sollte mich nur anhalten, es würde schon angehen. Kaum hatte ich das Äußerste seines Stabes angerühret, und gefasset, so wußte ich nicht, wie mir geschahe; denn in dem Augenblicke befand ich mich außer der Gruben oben bei dem Knaben.* Für Adam Bernd wurde dieser Traum zu einem Retter aus der Not. Wenn er in der nachfolgenden Zeit unter melancholischen Angstzuständen litt, sagte er wie in einem Stoßgebet den Satz: „Ach mein Gott, ... wenn wird doch der Knabe kommen, und mir sein Stäbelein reichen, und mir aus der tiefen Grube helfen, aus welcher ich keinen Ausgang finden kann" (zit. nach Priskil, 1991, S. 34). Man kann den schönen Knaben als einen Selbstanteil des Melancholikers sehen, der für ihn Hoffnung und Lebenskraft repräsentiert; unübersehbar ist aber auch der homosexuelle Reiz, den der Träumer mit dem Stäblein des Jungen verbindet, und der eine tiefe Kastrationsangst abwehren könnte.

Größenideen, Idealisierung und Hochstapelei

In mehreren Träumen waren schon Elemente von Großartigkeit und idealer Hoffnung vorgekommen, mit deren Hilfe Depressive bewußt oder unbewußt versuchen, ihre Wahrnehmung von Kleinheit und Selbstzweifeln wettzumachen, aber auch einen kreativen Ausgang daraus zu finden. Hier noch zwei weitere Beispiele. Eine 53jährige Lehrerin träumt, *Ich war ein Mitglied vom FC Bayern München, das Training sollte losgehen, ich hatte einen Rock an, das war alles ganz normal. Aber dann begann es zu regnen, und der Blick über München wurde trostlos. Dann begannen die anderen Golf zu üben; ich hatte keine Ausrüstung und stand nur noch da.* Sie lacht nach der Traumerzählung und ist etwas befremdet über diese Idee, sie, vollkommen unsportlich, habe sich als Fußballprofi geträumt. Es ergibt sich ein Zusammenhang damit, daß sie sich in letzter Zeit sehr mit ihrer Rolle als Frau beschäftigt hat und überhaupt nicht mehr damit zufrieden ist, sich wie früher einfach einem Mann zu unterwerfen, der sie liebt und den sie bewundert, sondern daß sie meint, sie könne durchaus mit den Männern mithalten.

Der erste Traum in der Analyse einer 45jährigen Musikerin lautet so: *Gorbi kam in eine Kolchose, in der ich gearbeitet habe. Er redete mich an, aber mit einem falschen Namen (dem einer sehr tüchtigen Kollegin. Ich korrigierte ihn nicht) und unterhielt sich mit mir, aber dann sagte er mir, daß er weiß, daß ich jemand anderer bin. Das war für mich peinlich, daß ich die Unwahrheit gesagt bzw. seinen Irrtum nicht klargestellt habe. Drollig war, daß Gorbi vorher auf dem Klo war und man mußte warten, bis er da raus kam. Ich stand vor dem Klo herum.* Ihr fällt dazu ein, daß sie lieber eine hehre Engelsgestalt wäre und das stinkende Klo gar nicht möge. Für die Analytikerin spürbar ist vor allem das Kleinheitsgefühl der Patientin, das sie durch die Begegnung mit dem großen Gorbatschow und durch die eigene Hochstapelei wegmachen wollte. Wie sehr sie sich gleichwohl dafür schämt, ohne es wahrnehmen zu wollen, zeigt sich in der Umdrehung und Beschämung des großen Gorbi, der schließlich auf dem Klo sitzt wie jeder andere auch, und stinkt, und sie muß noch auf ihn warten. (Die ausgeprägte Analität in den Phantasien und der Charakterstruktur vieler Depressiver ist seit Abrahams (1912, 1925) Arbeiten bekannt)

Aggression, Schuld und Bestrafung

Die Aggressivität Depressiver äußert sich meist sehr indirekt, versteckt oder „hintenrum" und ist ihnen selbst oft gar nicht bewußt. Vor der Aggressivität anderer haben sie große Angst, haben das Gefühl, sie könnten ihr nichts entgegensetzen und erleben sie gern als Bestrafung. Eine 26jährige Praxisassistentin erzählt ihren Initialtraum: *Ich ging auf der Leopoldstraße und hatte einen Termin mit Ihnen. Es war schon 5 oder 6 Minuten nach der Zeit; ich bin geeilt. Statt der Tür war eine Glastür da. Ich konnte Sie sehen, Sie haben telefoniert, ich habe Sie gestört. Es war unangenehm, weil ich wußte, was nachher kommen würde, ich hab gedacht, jetzt kriege ich von Ihnen eine auf den Deckel.* Die primäre Aggression der Patientin - sie kommt zu spät zur Stunde und läßt den Analytiker warten - ist während der Traumerzählung längst verlorengegangen. Statt dessen erlebt sie, daß der Analytiker ihr nicht zugewendet ist, sondern zur Unzeit telefoniert und sie wiederum warten läßt - eine von ihm ausgehende Aggression; ihre berechtigte Empörung darüber wird jedoch wiederum durch ihr schlechtes Gewissen überdeckt; und schließlich erwartet sie, bestraft zu werden, was zumindest eine Entlastung für ihr Schuldgefühl bedeuten würde. Der Analytiker denkt sich: Welche Verwirrung, welch wechselseitiges Zuschieben der aggressiven Impulse im Unbewußten der Patientin; es darf nicht um einfache Verhältnisse gehen.

Ähnliches träumt eine 32jährige Logopädin in ihrem Initialtraum: *Es war eine Reaktion von Ihnen auf irgendwas von mir, Sie haben mir die Stunde gekürzt und dann eine Stunde weggenommen. Es war Ihre Reaktion auf die heutige Stunde, ich dachte, die Stunde wäre um 19.00 Uhr und bin aber um 19.30 gekommen. Sie waren am Rechnen und sagten, es geht nicht mehr.* Vorangegangen war ein langes „Feilschen" der Patientin mit der Analytikerin um die Termine der Behandlungsstunden; deutlich ist die versteckte Aggressivität, die durch anales Aufrechnen, Rechthaberei, Schuld und Straferwartung die ursprüngliche affektive Ladung verlor. Die Analytikerin ist verwirrt und weiß schließlich gar nicht mehr, wer da wem was angetan hat, wer Täterin ist, wer Opfer; sie ärgert sich in der Gegenübertragung zunehmend und empfindet gleichzeitig ein Schuldgefühl, weil sie der Patientin gegenüber zu wenig großzügig sei. Hintergründig klingt hier das orale Thema des Versorgtwerdens, des genug/zuviel/zuwenig-Bekommens und der Versagung an, das im weiteren Verlauf der Übertragung sehr wichtig wird.

Wenn im Verlauf der Behandlung die Abwehr der Aggressivität gelockert wird und die automatische Verkoppelung mit dem Schuldthema sich verringert, können die Träume sich verändern und einen oftmals massiven Ärger ausdrücken. Die uns schon bekannte 53jährige Lehrerin (FC Bayern) träumt später, *ich habe meinen Vater ganz wahnsinnig angeschrien, weil ich ihm vorgehalten habe, was er immer gesagt hat, daß man als Frau nur was wert ist, wenn man verheiratet ist und nur soviel, wie der Mann wert ist.*

Aggression und Zerstörung

Nicht selten zeigen die Träume Depressiver ein Ausmaß an Zerstörungskraft und Grausamkeit, das sie selbst tief erschrecken läßt. Der Analytiker erhält dann die wichtige Funktion, die Träume anzuhören, aufzunehmen, in sich zu verarbeiten (containing function) und den Patienten in dem Ausmaß seines Erschreckens ernst zu nehmen. Eine 45jährige Laborassistentin berichtet ihren Initialtraum: *Ich ging mit einem Freund zum Sportplatz und wollte einen Tennisball zurückgeben. Eine große Frau kam aus dem Haus heraus und prügelte auf einen Mann ein und bedrohte die ganze Umgebung und uns. Ich habe mich vor ihr gefürchtet und ging um sie herum. Sie hat mich nicht bemerkt.* Das Liegen in der Analyse weckt in ihr unangenehme Assoziationen von Rumhängen, Heulen, Verplempern, hilflos, ausgeliefert. Sie erlebe sich als Schmarotzer, fühle sich allein, auf sich zurückgeworfen und liegengelassen. Niemand habe sich als Kind für ihre Nöte interessiert. Im Traum ist die Aggression der Patientin noch projiziert, sie fühlt sich bedroht, doch ihre Einfälle zeigen deutlich das Ausmaß an aktivem Vorwurf und negativer Übertragung, das sie schon in den ersten Stunden produziert. Der Analytiker ist etwas getröstet, weil sie ihm mit dem Freund im Traum auch einen guten Übertragungsaspekt läßt.

Eine 51jährige Apothekerin erzählt einen furchtbaren Traum: *Es war in einem Rohbau im Keller, ein Raum mit Möbeln. Eine Frau lag auf dem Boden und verlangte, daß ich ihr mit Gegenständen den Kopf einschlage. Das klappte nicht. Ich versuchte, ihr die Hände mit den Haaren zu fesseln, zog ihr dabei den Kopf aus dem Hals, dann war sie tot. Ich wollte jemand holen, aber es war niemand da. Sie sagte noch, schalte das Radio ein.* Es war fast wie eine Behandlung, was sie machen mußte; deswegen sei im Traum gar nichts in ihr empört gewesen, daß sie da mitgemacht habe. Die Patientin wacht voller Schreck aus dem Traum auf. Sie kann ihn am ehesten noch auf sich selbst beziehen, so als ob sie sich da selbst umgebracht hätte, und kommt darauf, wie sehr sie sich selbst ablehne und unzufrieden mit sich sei.

Ein 28jähriger Philosophiestudent, ein im Verhalten eher aggressionsgehemmter Mensch, berichtet nach längerem Analyseverlauf folgenden Traum: *Es war in einem Fernsehstudio, wo ich mit meiner Freundin bin. Eine Frau störte und griff den*

Moderator an, dann meine Freundin, ich kam dazu und kämpfte mit ihr; sie konnte Zaubertricks, hatte Klingen und Messer, konnte sich wie Knetmasse bewegen. Wir haben sie überwältigt und die Toilette heruntergespült; den Rest von ihr haben wir vor meinem Elternhaus verbrannt. Im Studio störten dann noch andere Menschen, noch viel bedrohlicher, es waren Mitglieder einer Sekte, welche die Veranstaltung sprengen wollten. Wir flohen ins Freie... Der Traum geht noch weiter mit Szenen voller sexueller Gewalt. Der Patient wacht erschreckt auf wie aus einem Alptraum; daß so viel Gewaltsames in ihm sei, habe er nie gedacht.

Suizidalität und Tod

Suizidideen sind bei Depressiven häufig; Trennung, Verlust und Tod sind Themen, die sie stark beschäftigen. Der uns schon bekannte TU-Student schlägt in seiner Analyse ein eher langsames Tempo ein, schweigt viel, erzählt ausführliche Geschichten aus dem Bereich seiner Arbeit. Nach einigen Monaten, sein Vertrauen ist gewachsen, kann er erzählen, daß er über viele Jahre hinweg Selbstmordideen gehabt habe, um seiner quälenden Unzufriedenheit mit sich und seinen Selbstzweifeln ein Ende zu setzen. Nach 2 ½ Jahren Analyse kann er sich diesem Erleben auch in der Übertragung nähern und träumt: *Ich stand in einem Flugzeug an der offenen Luke, es fliegt nah über dem Boden, und ein Mann ist im Begriff auszusteigen und sagt: das ganze Leben ist eh so sinnlos. Ein anderer sagt: ja dann kannst du ja gleich springen, und er sagt, ja das habe ich ja eh vor; springt raus und ist weg. Dann sehe ich, zu Hause bei uns auf der Kreuzung kniet oder liegt er, mehr tot als lebendig, und schleppt sich von der Kreuzung. Ich denke mir, wenn er sich schon so umbringen muß, dann gescheit, der Idiot. Unser alter Hausarzt kommt, aber es ist nicht klar, ob er sich um ihn kümmert.* Der Analytiker ist berührt von der inneren Einsamkeit des Suizidalen; daneben ist er erleichtert, den Traum zu hören, denn er begreift schlagartig, was in den letzten Monaten die Ursache zäher Widerstände beim Patienten gewesen war: das Ausmaß seines Sich-allein-gelassen-Fühlens in der Analyse zu offenbaren. So muß er den Analytiker in der Übertragung als den Mann empfunden haben, der sagte: „dann kannst du ja gleich springen". Der Analytiker kann empathischer das Erleben des Patienten nachvollziehen als dieser selbst, der sich noch durch die sarkastischen Kommentare im Traum von dem Suizidalen distanzieren muß. Er versäumt nicht, das Übertragungsangebot Hausarzt=Analytiker aufzugreifen und die Zweifel des Patienten anzusprechen, ob der Hausarzt/Analytiker ihm wirklich helfen werde, wenn er in eine verzweifelte Situation geriete; vielleicht habe er diese Situation in den letzten Monaten sogar schon erlebt und sich dabei ziemlich alleingelassen gefühlt.

Eine 34jährige Angestellte, die vom 6. bis 12. Lebensjahr bei ihrer lieblosen und gewalttätigen Großmutter leben mußte, berichtet ihren ersten Traum: *Ach ja, heut in der früh hab ich geträumt, meine Großmutter ist gestorben, es war ein Alptraum, ich mußte immer reisen, immer, immer reisen, hatte nie Ruhe, es war eine ständige*

Hektik, es gab nirgends Platz. Die Oma in Ibiza liegt tot dahinten auf dem Bett herum, ich hab überlegt, ob ich mich um die Beerdigung kümmern muß oder heimfliegen kann. Sie sagt, es sei ein furchtbarer Traum gewesen; berichtet dann von ihren Menstruationsbeschwerden, ihrem Schwitzen und dem Bauchweh; doch sie habe trotzdem keine Tabletten gewollt. Diese Patientin hat zu Beginn der Behandlung noch keine Metaebene der Betrachtung gewonnen, sondern assoziiert unmittelbar körperliches Befinden und Verhalten. Gleichwohl kann sie die Deutung der Analytikerin aufnehmen, daß sie sich vielleicht frage, ob sie hier bei ihr Ruhe finden und sich auf der Couch richtig niederlassen könne, oder ob sie die Angst haben müsse, auch in der Analyse immer zu reisen und keinen Platz zu finden, wie sie es in ihrem Leben so oft erlebt habe.

Von ihren ersten Träumen während der Analyse erinnert eine 45jährige Sozialarbeiterin nur Fragmente: *Wo ich die erste Nacht noch auf einer Insel bin, wo es kein Wasser gibt - das heißt, ein schlechtes Wasser gibt. Eine Insel ohne Wasser - ich war wütend, kann nichts machen, war nicht nur traurig.* Die negative Erwartung an die Analytikerin ist offensichtlich. Das nächste Fragment: *Ich halte verschiedene Schrauben in der Hand, die eine fällt runter, es sind Schrauben zu meinem Sarg.* Häufig träumt sie, *daß sie zur Analytikerin will, aber die entgegengesetzte Richtung einschlägt.* Und sie träumt von eingemauerten Leichen, was die Analytikerin an die Arbeit von Green (1983) über „die tote Mutter" erinnert. Der Auslöser der aktuellen Depression der Patientin und ihrer Therapiesuche waren ein Schwangerschaftsabbruch gewesen und eine Fehlgeburt ein halbes Jahr zuvor. Der Tod der ungeborenen Kinder, die Frage der Schuld, ihr eigener seelischer Tod, ihre „tote" Mutter verbinden sich in diesen Träumen.

Der oben erwähnte 47jährige Grafiker hatte kurz nach der dramatischen und schlimmen Trennung von seiner Lebensgefährtin folgenden Traum: *Da waren zwei Schimmel, müde und älter, die standen im Haus bei einem Metzger. Ich schaue rein, gehe weg, und schaue wieder rein, der eine Schimmel ist geschlachtet worden. Es war ein ganz starker Geruch nach Metzgerei, was mich mit Faszination und Abscheu erfüllt hat.* Er berichtet, daß sie zu Hause in seiner Kindheit Arbeitspferde gehabt hätten, zu denen er eine feste und tiefe Verbindung gehabt habe. Die Trennung als Schlachtung - in der Schwebe bleibt, ob er oder die Freundin „geschlachtet" wurde, vermutlich beide, wie auch beide in dem anderen Schimmel lebendig bleiben. Dieses schicksalhafte Bild konterkariert er gleich durch die Erzählung eines zweiten Traumes, in dem die Trennung geleugnet ist, weil sie für sich gesehen zu unerträglich wäre: *Ich bin mit R. (der Freundin) auf der Straße, fröhlich und ausgelassen, wir tanzen nackt miteinander über die Straße dahin.*

1.2 Empirische Studien über die Träume Depressiver

Das individuelle Traumerleben Depressiver soll im Folgenden durch einige empirische Daten ergänzt werden. In der Depressionsforschung der 50er bis 70er Jahre gab es einiges Interesse an den Träumen Depressiver. Vor allem im amerikanischen Raum wurden kontrollierte Studien dazu durchgeführt, auf die ich kurz eingehen möchte, da sie uns systematisiertes Wissen über die Phänomenologie Depressiver zur Verfügung stellen. Eine Studie von Beck und Hurvich (1959) zeigte, daß depressive Patienten, die sich in analytischer Psychotherapie befanden, in ganz herausragender Häufigkeit einen bestimmten Typ unerfreulicher Träume hatten: sein Charakteristikum war, daß die Träumer im manifesten Trauminhalt die Empfänger bzw. Opfer einer schmerzlichen Erfahrung waren, beispielsweise enttäuscht, zurückgewiesen oder verletzt zu werden. Die Autoren sahen diese Traumthemen als Ausdruck eines anhaltenden Bedürfnisses an, dem eigenen Selbst Leid zuzufügen, und nannten sie deshalb den *masochistischen Traum*, der für Depressive typisch ist. Ihre Auslegung der Träume als masochistisch ist eine Interpretation, die meiner Ansicht nach zu einseitig ist, doch erklärt sie eine Tendenz vieler Depressiver, immer neues Unglück auf sich zu laden. In einer größeren Folgestudie konnten Beck und Ward (1961) dieses Ergebnis bestätigen und zeigen, daß untrennbar damit die Frage nach den Charakteristika einer depressiven Persönlichkeit verbunden ist. Neben den erwähnten „masochistischen" Themen träumten Depressive typischerweise davon, Vorwürfe zu bekommen, zurückgewiesen oder bestraft zu werden; den Versuch zu machen, ein Ziel zu erreichen, aber durch widrige Umstände andauernd daran gehindert zu werden; häufig träumten sie auch davon, verletzt zu werden oder tot zu sein (die Träume in unserem Überblick auf den letzten Seiten habe ich unabhängig von diesen Befunden ausgewählt; es finden sich erstaunliche Übereinstimmungen).

Andere Studien zeigten, daß Depressive mit einer eindeutig psychotischen Störung relativ freundliche und karge Träume berichteten, in denen gewöhnlich Familienmitglieder vorkamen, kaum fremde Personen. Bei leichteren Depressionen scheinen die Träume konflikthafter zu werden, Feindseligkeit und Angst nehmen zu, und der Träumer verletzt und nötigt andere ebenso, wie er selbst von ihnen verletzt und genötigt wird. Themen von Masochismus und Abhängigkeit treten in den Vordergrund. Hauri (1976) hat die Ergebnisse zusammengefaßt. Auf der Suche nach typisch depressiven Charaktereigenarten untersuchte er die manifesten Träume von Patienten, die von einer schweren Depression genesen waren, und fand ebenfalls, daß darin häufig „masochistische" Situationen thematisiert waren, in denen die Träumer sich als Opfer leidvoller Erfahrungen erlebten. Sie verhielten sich gehäuft versteckt feindselig gegenüber anderen; sonst spielte Aggressivität keine auffallende Rolle. Die umgebende Welt wurde von ihnen als ein tendenziell feindlicher Platz geträumt, deren Gefahr und Bedrohung jedoch unpersönlich und nicht direkt gegen sie gerichtet waren. Es ist eine anonyme, kalte und paranoid getönte Welt, in der sich das Unbewußte vieler Depressiver in seinem Kern bewegt. Weit mehr als die Träumer der Kontrollgruppe beschäftigten sich die Depressiven mit Situationen aus der Vergangenheit und mit zeitlichen Zusammenhängen - der Blick zurück bewegt sie im Übermaß -, während die Kontrollpersonen sich mit ihren Träumen stärker in der Gegenwart aufhielten.

1.3 Selbstbeschreibung und Selbsteinschätzung neurotisch Depressiver

In einer aufschlußreichen Studie über die psychoanalytischen Erstinterviews von elf neurotisch-depressiven Patienten, verglichen mit einer Kontrollgruppe von elf phobisch-angstneurotischen Patienten, kommen Frommer et al. (1994, 1995) zu einem Profil der depressiven Persönlichkeit, das mit unseren Erfahrungen gut übereinstimmt. Aus den Erzählungen der Depressiven über sich selbst ergibt sich folgendes Bild (in der Methodik der Studie ist die intensive qualitative Auswertung der Interviews der Ausgleich für die niedrige Fallzahl):

- *Bedeutung von Wertorientierungen und Rollenerwartungen:* Alle elf Depressiven betonen, daß die Arbeit für sie eine ganz wichtige Bedeutung habe; teils sind sie mit großer Freude und Ehrgeiz dabei, teils eher aus Pflichtgefühl. Zehn von ihnen haben Schwierigkeiten damit, sich von Pflichten und Verpflichtungen zu distanzieren, sprechen ausführlich über dieses Problem und bewundern andere, die sich besser abgrenzen können. Acht Patienten beschreiben ihr Bemühen, feststehenden Werten und Erwartungen gerecht zu werden, ein Mann etwa mit den markanten Worten: „Also, wenn Sie, wenn jemand mich fragt: was sind die wichtigsten Qualitäten in einem Menschen? Ich sage immer: Zuverlässigkeit, Loyalität und Treue“ (Frommer et al., 1995, S. 526).[4]
- *Bindung und gegenseitige Akzeptanz:* Für nahezu alle (zehnmal) ist es besonders wichtig, akzeptiert und verstanden zu werden. Sie suchen Anerkennung in der Arbeit, beim Partner, bei den Eltern oder in einer Freizeitbeschäftigung, die ihnen Selbstbewußtsein gibt. Fast genauso wichtig (zehnmal) erscheint es ihnen, sich um andere zu kümmern und Verantwortung zu übernehmen, aber auch, selbst umsorgt zu werden. Sie wünschen sich einen netten, fürsorglichen, Arbeit abnehmenden und rücksichtsvollen Umgang miteinander. Sechs Personen berichten, sie seien eng an einen anderen gebunden mit dem Wunsch nach großer Nähe, der Gefahr einer Fixierung auf eine Person, der Gefahr, sich selbst dabei zu verlieren, und der Angst vor Trennung.

[4] Die Treue der Depressiven, ihr Durchhaltevermögen und ihre sthenische Zähigkeit im Kämpfen gehören zu ihren großen Stärken. Für die analytische Arbeit sind das erfreuliche Eigenschaften, die für den Behandlungserfolg wichtig sind und ein Gegengewicht bilden zu den vielfältig negativen Sichtweisen der Patienten, welche die Arbeit mühsam machen. Depressive, die sich endlich zu einer Analyse durchgerungen haben, bleiben meist auch dabei und halten trotz allen damit verbundenen inneren und äußeren Aufwandes durch.

- *Selbstwertprobleme und widersprüchliche Gefühlseinstellungen:* Neun der Depressiven sprechen von ihrer eigenen Größe und Dominanz im Verhältnis zu anderen, vier von der Dominanz anderer (Vater, Ehemann), sechs beschreiben aber auch Unterlegenheits- und Minderwertigkeitsgefühle, Versagensangst und mangelndes Selbstbewußtsein. Neun Patienten berichten, daß sie dazu neigen, sich nach anderen zu richten und sich anzupassen, bemüht, es anderen recht zu machen, selbst wenn es Hindernisse gibt wie z.B. eine eigene Krankheit. Sechs fühlen sich anderen Menschen gegenüber kontrolliert und gehemmt, fünf berichten über eine eigene Gefühlskälte im sexuellen Bereich, haben wenig Zugang zu den eigenen Gefühlen, können nichts mit sich anfangen oder haben das Gefühl, neben sich zu stehen.
- *Reale Beziehungskonflikte, sich gegenseitig belasten oder schädigen:* Nahezu alle Interviewten (zehn) beschreiben, daß sie sich oftmals unter Druck fühlen und angestrengt sind, viel um die Ohren haben, von der Situation aufgefressen werden oder aber sie ganz gut wegstecken. Die Arbeit und/oder Freunde und Familie spielen bei den Belastungen eine zentrale Rolle. Zehn der Depressiven beklagen, daß sie ungewollt in aggressive Auseinandersetzungen geraten, wobei ganz überwiegend aggressive Verhaltensweisen anderer beschrieben werden. Oft fühlen sie sich dabei willkürlich, herabwürdigend oder schlecht behandelt. Sechs Patienten schildern eigene Verhaltensweisen, mit denen sie andere belasten, und vier meinen, daß sie sich durch ihr Verhalten selber schaden.
- *Resignation und Rückzug:* In allen Interviews tauchen resignative Äußerungen auf, die sich auf die negativen Erfahrungen in sozialen Kontakten beziehen. Zehn Patienten beschreiben Schwierigkeiten im Kontakt mit anderen, fühlen sich allein und einsam bzw. allein gelassen oder verlassen, kapseln sich ab, ziehen sich zurück und wissen nicht, „wo man hingehört". Kontakte zu anderen werden vermieden und als gestört, oberflächlich oder anstrengend geschildert. Teils meinen die Depressiven, sie hätten ihre Isolierung selbst herbeigeführt, teils meinen sie, die Ablehnung ginge von den anderen aus. Neun Patienten sprechen von ihren unerfüllten Bedürfnissen nach liebevoller Zuwendung; aufgrund ihres eigenen Verhaltens oder des Verhaltens der anderen könne ihre Sehnsucht nach Innigkeit nicht befriedigt werden. Beklagt wird häufig (siebenmal) auch, daß sie ihr Vertrauen in andere Menschen verloren hätten und enttäuscht seien; Schuldzuweisungen spielen dabei eine wichtige Rolle.

Zusammenfassend läßt sich zur Phänomenologie der Depression sagen, daß Depressive sich eher selbstunsicher und verletzlich fühlen und eine große Sehnsucht nach liebevollen und unterstützenden Beziehungen haben. Sie sind meist verantwortungsvolle und arbeitsame Zeitgenossen, die dazu neigen, sich überlasten zu lassen. Ihre eigene Empfindlichkeit und die heimlichen Dominanz- und Größenideen machen ihnen das Leben schwer - zumal angesichts ihrer aggressiven Gehemmtheit -, so daß sie chronisch von sich selbst enttäuscht und mit sich unzufrieden sind. Auf das dominante und aggressive Verhalten anderer reagieren sie gereizt und enttäuscht, anstatt diese in ihre Schranken zu weisen. So haben viele Depressive schließlich die Tendenz, mit passiver Resignation, Rückzug und heimlichen Schuldzuweisungen zu antworten, wenn sie sich unverstanden, ausgenützt und zurückgewiesen fühlen. Andere Depressive hingegen sind voller Aktivität und nehmen ihre Mitmenschen mit Vorwürfen, Klagen und Forderungen in Beschlag.

Dies ist das dem Bewußtsein zugängliche Selbstbild und Verhalten Depressiver. Welche unbewußten Mechanismen und Konflikte ihnen zugrunde liegen, und wie sie sich durch die analytische Behandlung verändern können, wurde teils schon an den oben berichteten Träumen deutlich, teils werden wir es in den weiteren Kapiteln des Buches diskutieren.

2

Ein Behandlungsbericht

Günter Völkl

Frau Hanna H., die vor einigen Jahren bei mir in Behandlung war, hat den folgenden Bericht über ihre Psychoanalyse gelesen und seiner Veröffentlichung zugestimmt. Dafür danke ich ihr sehr. Sie meint dazu: „Das wiederum heißt aber nicht, daß ich alles genau so sehen würde wie Sie. Ich denke aber, es ist unser beider gutes Recht, manches anders zu sehen und anders erlebt haben zu dürfen als der andere." Sie hat meine Darstellung mit vielen Anmerkungen versehen, die mich sehr berührt haben und die manches, was unsere gemeinsame Arbeit blockiert oder gestört hatte, im nachhinein verstehbar werden ließen.

Ihre Kommentare erscheinen mir außerordentlich wertvoll und hilfreich zum Verständnis eines psychoanalytischen Prozesses, der von *zwei* Personen gewollt, mit Leben gefüllt, auf die Probe gestellt, gerettet und zu Ende gebracht wurde. Deshalb habe ich an einigen, mir besonders markant erscheinenden Stellen des Behandlungsberichtes Frau H. zitiert, wie sie in der Rückschau unsere Arbeit sieht.

Die Patientin, eine kleine, aparte Frau, war mir von einem Kollegen mit dem Hinweis auf einen „sehr schwierigen Behandlungsfall" geschickt worden; sie habe schon einige Therapien hinter sich (Gesprächs-, Verhaltens- und tiefenpsychologisch orientierte Therapien). Das bestätigte die Patientin im Erstgespräch und verband damit das Resümee, daß ihre Leiden sich nicht gebessert hätten, sowie einige kritische Bemerkungen über ihre früheren Therapeuten (daß Frau H. dann relativ bald in der Therapie bei mir auch ihre aggressiven Affekte zeigen konnte, was depressiven Patienten, jedenfalls zu Beginn eiuner Therapie, eher selten gelingt, ist sicher ein positiver Effekt der therapeutischen Vorerfahrungen).

Als Frau H. ihre Lebens- und Leidensgeschichte erzählte, gehetzt und hoffnungslos, spürte ich bald in mir die Bereitschaft, mich in besonderer Weise für diese seit Jahrzehnten leidende Frau zu engagieren, und war beflügelt von Phantasien, daß die Suche nach dem „richtigen" Therapeuten nun für sie ein gutes Ende gefunden habe. Frau H. ihrerseits äußerte Zweifel, ob ein weiterer Therapieversuch hilfreich sein würde. Aber der Delegationsarzt habe ihr gut zugeredet, und so sei sie trotz ihrer Skepsis gekommen.

Im Zentrum der Beschwerden von Frau H. standen depressive Zustände, die bis zur Unfähigkeit reichten, auch nur irgend etwas zu tun, und schon das morgendliche

Aufstehen zu einer schier unüberwindlichen Hürde werden ließen. Sie verzehrte sich offensichtlich in der Fürsorge und Arbeit für ihre Familie (sie war verheiratet und hatte vier Kinder), schätzte ihr Tun aber als unbedeutend und wertlos ein und fühlte sich als Versagerin. Dazu kam eine ganze Reihe von Symptomen (Allergien, Phobien, Angstzustände, Erstickungsanfälle), die z.T. der Abwehr von Gefühlen der Leere und Trostlosigkeit diente. Ihre Rechenzwänge sollten wohl dem Tagesablauf Struktur geben. All diese Beschwerden und Einschränkungen hatten sich mittlerweile dermaßen ausgeweitet, daß Frau H., wollte sie ihre Hausarbeit bewältigen, tatsächlich in einem Zustand chronischer Überforderung leben mußte.

Sie hatte früh tüchtig sein müssen. Schon als kleines Kind schien sie in ständiger Angst vor den bizarren und bedrohlichen Verhaltensweisen ihrer Eltern gelebt zu haben, immer auf der Hut, vermittelnd und schlichtend, zu chronischem Verzicht auf einen eigenen, gesicherten Entwicklungsraum genötigt. Ihr knapp ein Jahr älterer Bruder war der Liebling der Mutter gewesen, ihre wesentlich ältere Schwester war ihr eher fremd geblieben.

Frau H. meint heute: „Nicht richtig ist - glaube ich -, daß der Bruder der Liebling meiner Mutter gewesen wäre. Der Liebling meiner Mutter war als Kind sicherlich ich. Der Bruder kam eher zu kurz. In der Pubertät wurde er dann mehr und mehr so etwas wie ein 'Ersatzehemann'. Ich hatte ab da sehr viel Kontakt und eine ganz gute Beziehung zu der Schwester gegen Mutter und Bruder."

Zum Zeitpunkt der Anamnese hat sich mir eindeutig das Bild des bevorzugten Bruders vermittelt, wie die Überprüfung meiner damaligen Aufzeichnungen ergab. Vielleicht hat sich die persönliche Biographie im Laufe der Analyse verändert, vielleicht war ich in meiner Gegenübertragung zu einseitig konkordant mit der Selbstrepräsentanz der Patientin als benachteiligtem Kind identifiziert.

Später hatte sie trotz eines glänzenden Studienabschlusses auf eine berufliche Karriere verzichtet (aber bis zur Geburt ihres zweiten Kindes halbtags gearbeitet). Sie begründete dies mit der Rücksichtnahme auf ihre Partnerbeziehung. Aber es waren wohl die überhöhten Ansprüche ihres Ichideals, die sie fürchtete, nicht einlösen zu können, die ihr den Karriereweg verstellten. Jetzt war sie unzufrieden mit ihrem Leben, ihre Kinder wurden selbständiger, und sie dachte an einen beruflichen Wiedereinstieg, war jedoch überzeugt, daß sie den Anforderungen nicht gewachsen sein würde.

Sie war das Kind eines manisch-depressiven Vaters und einer paranoiden Mutter, die ihr immer wieder nachstellte, der sie sich aber in Fürsorge verpflichtet fühlte. Man mußte also von einer gewissen pathogenen Disposition ausgehen. Tatsächlich hatten einige psychiatrische Kollegen, bei denen Frau H. in Behandlung gewesen war, eine endogene Depression diagnostiziert. Es hatte aber auch die Diagnose „schwere neurotische Depression" gegeben. Jedenfalls war die familiäre Belastung neben der realen Lebenssituation, die nur begrenzte äußere und innere Entwicklungsräume offenzulassen schien, ein weiterer Faktor, der die Prognose einer psychoanalytischen Behandlung eher bedenklich erscheinen ließ.

Was mich - neben den schon beschriebenen Gegenübertragungsgefühlen - dennoch bewog, Frau H. in Therapie zu nehmen, waren ihre spürbaren sthenischen Qualitäten und ihre Reflexionsfähigkeit. Ihre desolate Situation ließ in mir intensive Bilder entstehen, etwa dieses, daß ihre Lebensumstände sich dermaßen zugespitzt hatte, daß die verfestigten Strukturen aufbrechen mußten - sei es in Richtung einer malignen, psychotischen Regression, sei es, daß dadurch der Boden für eine fruchtbare Entwicklung bereitet würde. Denn der sekundäre Krankheitsgewinn, der vor allem in der Bindung von Verlassenheitsängsten bestand, solange Frau H., wie sie einmal sagte, „das Öfchen der Familie" sein konnte, an dem sich jeder wärmte, wurde von der zunehmenden Lebenseinschränkung aufgezehrt, die durch die Krankheit eingetreten war und die Familie schien eigene Individuationswünsche zu haben, die für Frau H. bedrohlich zu werden begannen.

Die Sympathie und der Respekt vor der Lebensleistung der Patientin und meine Lust auf die Auseinandersetzung mit ihren Konflikten waren letztlich wohl ausschlaggebend dafür, daß ich Frau H. eine Analyse mit drei Wochenstunden vorschlug. Sie stimmte zu, spürbar erschöpft von ihrem Leiden und scheinbar ohne große Hoffnung, meinte aber, sie habe sich von mir verstanden gefühlt. Die Behandlung dauerte dann vier Jahre. Die Krankenkasse übernahm die Kosten für 300 Stunden, die weiteren 130 Therapiestunden finanzierte die Patientin selbst.

Bald waren die analytischen Flitterwochen vorbei. Schon nach wenigen Wochen begann Frau H., die Therapie und mich massiv zu entwerten. „Von Ihnen kommt nichts, bei Ihnen verhungere ich ... die Stunden hier könnte ich mir schenken" (45. Stunde). Sie fühlte sich von mir „abgeschnitten, durchgestrichen und abgewürgt". Dabei fiel mir auf, daß sie sich selbst fast nie aggressiv erlebte - es sei denn reaktiv - und ganz in ihrer Opferposition eingemauert zu sein schien. Obwohl bis über die Grenzen ihrer Belastungsfähigkeit hinaus für ihre Familie und den Haushalt engagiert, nannte sie sich selbst eine „Schmarotzerin" und gab so einen Hinweis auf ihre unendlich großen, ungestillten und verurteilten oralen Bedürfnisse, die an andere delegiert werden mußten, ohne daß aber dadurch ihre unbewußten Schuldgefühle nachließen. Die Projektion dieses grausamen Überichs mit sadistischen prägenitalen Vorläufern in der Übertragung ließ mich spüren, wie aussichtslos der Versuch der Patientin sein mußte, sich selbst zu mögen und ihren eigenen Begrenztheiten mit Verständnis oder gar Humor zu begegnen.

Und es waren dann auch die Selbstentwertungen und Schuldzuschreibungen an die eigene Person, die endlos viele Therapiestunden füllten und es mir oft schwer machten, die scheinbare Wirkungslosigkeit meiner therapeutischen Bemühungen zu ertragen, ohne zu resignieren. Spürbar wurde ein gewisser Triumph der Patientin in der Selbstentwertung: das schien das einzige zu sein, was sie allein in der Hand hatte; hier fühlte sie sich autonom, das konnte ihr niemand nehmen.

Dazu Frau H. heute: „Ich glaube nicht, daß es so etwas gab wie einen Triumph der Selbstentwertung. Daß ich mich auf dieser Ebene bis zu einem gewissen Grad autonom gefühlt habe und mich auf diese unterste Stufe zurückgezogen habe, hat eher mit Angst zu tun, Angst vor Kritik, Angst davor, noch irgend etwas einstecken zu müssen, Angst vor Verletzungen, Angst zurückgewiesen oder zurechtgewiesen zu werden, Angst vor Besserwisserei und Anmaßung und guten Ratschlägen, die einem während der Depression in der Regel nichts nützen ... Wenn man sich gewissermaßen selbst ganz unten ansiedelt, ist die Gefahr, verletzt zu werden, geringer."

Daher traten destruktive Selbstanklagen gerade dann auf, wenn die Behandlung Fortschritte machte. Eher beiläufig erfuhr ich, daß eine Reihe von Symptomen (Angstanfälle, Schlaflosigkeit, Erstickungsanfälle) schon bald nach Therapiebeginn nicht mehr aufgetreten waren. Neben der befürchteten Abhängigkeit von mir war es das böse und neidische mütterliche Introjekt, das die Patientin auf mich projizierte: Es bedrohte das gesunde Kind mit Ausstoßung und ließ nur dem leidenden die Chance, angenommen zu werden. Wenn sie als Kind krank gewesen war, hatte Frau H. ihre Mutter einfühlsam und hilfreich erlebt; als gesundes Kind hatte sie jedoch vor allem als belastbares Kind gegolten, dem vieles aufgeladen werden konnte.

Frau H. meint dazu: „Es mag sein, daß ich meine diesbezüglichen früheren Erfahrungen mit meiner Mutter auf Sie projiziert habe. Das ist - glaube ich -, aber nur eine Facette. Glücklichsein, es genießen, daß es mir gut geht, war (und ist es auch heute noch mitunter) verbunden mit einer ungeheuren Strafangst, dem Gefühl, das steht mir nicht zu, und mit einer Katastrophenangst. Es ist die Angst, wieder abzustürzen, die Angst, daß das nicht bleiben wird, sondern in der nächsten Sekunde, wie schon unzählige Male erlebt, wieder umschlagen wird. Es ist so ein wenig wie Till Eulenspiegel. Wenn ich unten bin, kann ich nicht mehr abstürzen. Während ich das hier schreibe, kommt mir zum ersten Mal in meinem Leben der Gedanke, ob nicht meine Höhenangst letzten Endes in diesem Erleben ihre Ursache hat."
Eine weitere Facette ist die, daß Sie dann, wenn es mir gut ging, dieses, was ich verstehen kann, versucht haben zu verstärken, wobei Sie das gerne mit dem Aspekt verbunden haben, daß ich oder die Therapie Fortschritte macht und es jetzt gewissermaßen aufwärts geht. In meinem Erleben sah es aber ganz anders aus. Ich merkte, daß es mir gerade eben gut ging, aber, das wußte ich wohl, nur gerade eben, ohne grundsätzliche Besserung oder Änderung. Hätte ich das Gefühl gehabt, Sie freuen sich mit mir, daß ich im Augenblick gut drauf bin, aber wissen sehr wohl, daß die Krankheit wellenförmig oder zickzackförmig verläuft, und dies ist eben gerade so ein kleines oder größeres Zwischenhoch, das vielleicht ein wenig anhält, aber vielleicht auch nicht, aber nicht unbedingt Anzeichen dafür, daß es jetzt allgemein wieder bergauf geht, hätte ich solche Hochs besser genießen können und mir auch mehr trauen können, solche zu haben. So jedoch spürte ich auf Ihrer Seite das Bedürfnis nach Fortschritt und Erfolgserlebnissen und auch Ungeduld."

„Auch die Therapie muß erlitten werden", meinte sie einmal, und der Zusammenhang von Depression und Masochismus wurde an dieser Stelle deutlich: „Wenn ich depressiv bin, bin ich oft gefühllos; deshalb muß es weh tun, damit etwas ankommt." Im Leiden schien sie sich spüren und als aktiv und in gewisser Weise autonom fühlen zu können. Sie versuchte auch oft, mir weh zu tun, „damit etwas ankommt". Wenn sie mich dann tatsächlich verwundbar erlebte, reagierte sie mit Schuldgefühlen und Symptomverschlechterung.

Es gab einige ernsthafte Krisen, in denen ihr die Fortführung der Behandlung sinnlos erschien. Das hatte vor allem mit ihren Spaltungsmechanismen zu tun, die in der Übertragung manifest wurden. Die Patientin hatte ja ihre Mutter disparat erlebt: einerseits verfolgend, kalt und ablehnend, andererseits oft ungewöhnlich einfühlsam. Wenn ich wegen eines eigenen Problems, das mich beschäftigte oder auch belastete, in einer Stunde innerlich abwesend war, wurde ich im Erleben der Patientin zur kalten und abweisenden Mutter. Dadurch, daß ich den zutreffenden Wahrnehmungsanteil der Patientin (meine vorübergehende innere Abwesenheit) bestätigte und die Therapie trotzdem weiterging, konnte Frau H. eine differenziertere Objektbeziehungsrepräsentanz bilden. Daß ich in meiner Gegenübertragung auch intensive aggressive Impulse gegen die Patientin empfand und gelegentlich heftig reagierte („Sie drehen mir das Wort im Mund rum!"), hat der Therapie nicht geschadet, im Gegenteil; wurde doch so die Aggression insgesamt für die Patientin repräsentabel und als weiterführend erlebt. Später einmal sagte sie, daß es ihr ganz wichtig gewesen sei, daß ich mich gegen ihre Aggressionen gewehrt hätte: „Sonst hätte ich gehen müssen, wenn Sie mir zwischen den Händen zerglitten wären."

Häufig bestand Frau H. darauf, daß ich agierend eingreifen sollte („Sie müssen mich aufbauen"). Ich mußte mir manchmal ganz bewußt vornehmen, mich nicht zu Handlungsanweisungen oder Aufmunterungen drängen zu lassen, wenn es ihr schlecht ging und sie sich über die Nutzlosigkeit der Therapie beklagte. Wenn ich es trotzdem tat, d.h. die Projektion eines omnipotenten Objekts übernahm anstatt sie zu deuten, sah ich mich unweigerlich den Entwertungen der Patientin konfrontiert („Das ist doch Geschwätz, was Sie sagen.").

> Dazu Frau H. heute: „Ich glaube nach wie vor, daß man einem Menschen, dem es akut sehr schlecht geht, immer wieder Mut machen sollte. Das ist meiner Meinung nach keine Projektion eines omnipotenten Objekts, wie Sie schreiben, sondern man zeigt damit dem anderen eigentlich nur die gesamte Realität auf, daß nämlich jenseits der schwarzen Wolke, in der er sich befindet und aus der er im Augenblick nicht hinaus kann, es noch andere Dinge gibt, die er im Augenblick nicht zu sehen vermag. Es geht und ging nie darum, daß Sie gewissermaßen den Entwicklungs- und Änderungsprozeß für mich an meiner Stelle erledigen sollten ... Es geht vielmehr darum, der schwarzen Wolke ihren Platz zuzuweisen innerhalb all dessen, was es gibt. Das, meine ich, bedeutet aufbauen oder Mut machen."

Oft glaubte ich, es wäre uns gelungen, das strenge Überich, das sie peinigte, milder zu stimmen, so daß es integriert werden könnte. Wenn mir der Zusammenhang spürbar war, erinnerte ich die Patientin daran, daß ihren Selbstanklagen und -verurteilungen Gefühle von Stolz oder Triumph vorausgegangen waren; oder daß sie aggressive Regungen gegen Liebesobjekte verspürt hatte; oder, wenn sie solche Gefühle nicht wahrgenommen hatte, daß ich mir in dem geschilderten Kontext solche Empfindungen und Affekte gut vorstellen könnte. Das Erleben der Patientin schien sich dann zu erweitern, vom beinahe ausschließlichen Leiden hin zur positiven Besetzung von expansiven und abgrenzenden Strebungen. Schließlich konnte sie spüren, daß sie manchmal depressiv *und* aggressiv gleichzeitig war.

Aber solche Erfolge überdauerten nie, die Patientin fühlte sich bald wieder nichtsnutzig und sah den Wert der Therapie nur darin, daß sie zum Aufstehen gezwungen wäre, um in die Analysestunden zu kommen, die am frühen Vormittag stattfanden, sonst käme sie gar nicht aus dem Bett. Ich war oft fassungslos über die Maßlosigkeit und Radikalität, mit der sie alles Schwarz in Schwarz sah. Glaubte ich ihr, dann schienen ihre Kinder eine fatale Entwicklung zu nehmen, die Familie auseinanderzubrechen, die Schulden ungebremst zu wachsen; Asozialität drohte in das gutbürgerliche Milieu der Patientin einzubrechen.

> Frau H.: „Damals war es zeitweise nur schwarz in meinem emotionalen Erleben. Das wiederum hatte aber auch katastrophale Auswirkungen auf die Situation zu Hause. Je schwärzer mir war, um so schwärzer wurde es in gewisser Weise auch ... Mein Umfeld war der Spiegel meiner Befindlichkeit."

Ich mußte mich zunächst damit zufriedengeben, die unbewußte Dynamik zu verstehen und die Schutzfunktion dieser Beziehungsrepräsentanz vor den tiefen Verlassenheitsängsten zu respektierten: Die Patientin übertrug das Beziehungsmuster, das sie in ihrer Herkunftsfamilie erlebt hatte und das ihr eine wichtige Funktion eingeräumt hatte, auf ihre eigene Familie, aus Angst, überflüssig zu werden, wenn es zu Hause nicht drunter und drüber ginge. Eine Deutung verfing nicht, sie fand immer neue Belege für die Aussichtslosigkeit der Situation. Dem Innenleben der Patientin kam ich eher dadurch näher, daß ich mich mit ihren fast wahnhaften Verzerrungen anfreundete und wir dann einen gemeinsamen Spielraum mit den Gespenstern ihrer Angst bevölkerten. So konnte sie eine Außenposition gewinnen, fand eine Arbeitsstellung zu sich selbst, und im Spiel zerstoben dann die Geister - manchmal.

> Frau H. dazu: „Das stimmt. Ich komme leichter aus dieser dunklen Wolke wieder heraus, wenn dieser dunkle Raum durchlebt und verstärkt wurde. Dann spürte ich schneller, daß es so dunkel doch auch wieder nicht ist und es auch etwas jenseits dieser Grenze gibt."

Ungemein bereichernd war die Arbeit mit den Träumen der Patientin. Sicher waren es mehr als hundert im Verlaufe der Therapie, darunter auch Wiederholungsträume aus der Kindheit wie dieser: „Ich bin stundenlang allein durch Eis und Schnee gegangen" - eine Szene, die wohl das emotionale Klima ihrer Herkunftsfamilie wiedergab. In vielen Träumen „geschah" Grausames, ohne daß die Patientin beteiligt gewesen wäre, oder sie verfolgte das Geschehen wie erstarrt. Vergleicht man zwei Träume aus verschiedenen Theraiephasen, so wird die Veränderung ihrer Selbstrepräsentanz deutlich. Sie träumte:

> „Ich sah einen Unfall, da war meine Schwester tödlich verunglückt. Ich war in irgendeiner Toilette eingeschlossen, kam da nicht raus" (103. Stunde). Und ein dreiviertel Jahr später: „Ich war mit meiner Schwester auf einem Turm. Wir haben gestritten. Da kam der Zwang wieder auf, runterzuspringen. Daraufhin habe ich meine Schwester unheimlich verprügelt, das kam noch nie vor in meinen Träumen" (174. Stunde).

Über die Träume gelang ihr auch eine Annäherung an die abgespaltenen Repräsentanzen ihrer Primärobjekte. In einem Traum zur 143. Stunde konnte sie erstmals die schwere Empathiestörung ihrer Mutter wahrnehmen, nachdem sie bisher immer davon überzeugt gewesen war, daß ihr Mutter „genau wußte, was mir fehlte":

> Sie träumte, daß sie mit ihrer jüngsten Tochter an einem Gemüsestand einkaufte. Eine dicke Frau verkaufte Paprika. „Als wir drankamen, hatte sie nur noch zwei übrig, die waren wie Glas, durchsichtig und mit Pfefferkörnern drin. Ich habe gesagt, die kann ich nicht brauchen, die sind für meine Kleine nichts."

Das ist ein eindrucksvolles Bild für das depressive Trauma: Die oralen Bedürfnisse werden nicht erfüllt, die mütterliche Brust enthält keine Milch. Ihre Assoziationen führten zu der Erinnerung, daß sie als kleines Kind lebensbedrohlich erkrankt war und ihre Mutter stundenlang auf den Besuch eines bestimmten „berühmten" Arztes wartete, anstatt das Kind sofort ins nächste Krankenhaus zu bringen. Als Frau H. schließlich in Behandlung kam, lag sie schon im Koma.

Mich erlebte sie in dieser Phase der Wiederbelebung einer traumatischen primären Objektbeziehung wie unter einer Glasglocke sitzend und sie kalt und distanziert beobachtend, während sie um ihr psychisches und physisches Überleben kämpfte. Die negative Mutterübertragung ließ mich in manche Therapiestunde mit Angst vor der Patientin gehen. Das verzweifelte Kind in ihr führte die Waffe eines scharfen, erwachsenen Intellekts und suchte meine analytische Kompetenz zu zerstören. Ich verstand allmählich, daß hinter ihrem Zynismus Verzweiflung stand und daß sie nichts so sehr fürchtete wie die Erfahrung, daß ihr die Analyse etwas Gutes geben und sie dadurch in Abhängigkeit von mir geraten könnte. Nach Saviotti (1979) fürchtet der Depressive mehr als alles andere die Liebe: „Das Bedürfnis des Patienten, verstanden zu werden, ist unendlich groß und seine Verzweiflung darüber, daß niemand ihn begreift, ist hoffnungslos, und doch kämpft er hartnäckig darum, den anderen auf Distanz zu halten und ihn davon zu überzeugen, daß nichts zu machen ist ... (es entspricht) der depressiven Lebensweise ..., den anderen unter dem doppelten Kennzeichen von Bedürfnis und Gefahr zu erleben" (S. 261).

Zur „Holding-Funktion" (Winnicott) des Therapeuten gehört es auch, nie den Bezug zu dem progressiven, hoffnungsvollen Selbstanteil des Patienten zur verlieren. Wenn die aktuelle Übertragungsbeziehung von massiven Entwertungen bestimmt war, bezog ich mich innerlich auf einen Traum der Patientin aus der frühen Analysezeit, der - neben der narzißtischen Überhöhung der eigenen Not - ihren Lebenswillen und ihre Hoffnung ausdrückte, daß sie in der Therapie gesunden könnte:

> „Eine hohe Brücke führt über ein Tal, ein sehr schönes Tal. Es war eine schmale, winzig breite Brücke, rechts und links ein Geländer von zehn Zentimeter Höhe. Auf der ersten Hälfte der Brücke hing ich außerhalb, über dem Abgrund, hielt mich fest am Geländer. Mein Mann reichte mir die Hand, konnte mich aber nicht hochziehen. Ich habe mich dann selber hochgezogen, saß auf dem Geländer und mußte meine ganze Energie zusammennehmen, um nicht abzustürzen. Ich sah nach vorne, die Brücke war unendlich lang. Ich dachte, das ist mein Lebensweg und ich habe überhaupt keine Chance, diesen Weg zu Ende zu gehen. Dann bin ich gegangen und habe mich gewundert, daß ich doch nicht abgestürzt bin."

Wir freuten uns über ihren Traum aus der 211. Stunde: Sie verläßt eine einsturzgefährdete, gotische Kathedrale. Im Verlauf vieler weiterer Stunden gelang es ihr schließlich, diesen in eine eindrucksvolle Metapher gekleideten Reifungsentwurf zu verwirklichen: Abschied zu nehmen von einem entwicklungshemmenden Größenselbst, das sie mit seinen Ansprüchen zu erschlagen drohte.

Nach zwei Jahren Therapie suchte sich Frau H. eine Halbtagsstelle in ihrem erlernten Beruf und erfuhr bald Anerkennung für ihren Sachverstand und ihr Engagement. Dieser Parameter setzte eine neue Dynamik in Gang. Frau H. hatte es immer als beschämend erlebt, daß ihre Energien von der letztlich unbefriedigenden Hausarbeit aufgesaugt wurden, ohne daß sie auf ihr Tun hätte stolz sein können. Unbewußt hatte sie aber die Idealisierung der Abhängigkeit betrieben. Sie hatte sich nach der symbiotischen Vereinigung mit einem mütterlichen Objekt und nach oralem Versorgtwerden gesehnt und diesen Wunsch in einer (depressiv-leidenden) Form präsentiert, die geeignet war, ihre aus solchen Bedürfnissen erwachsenden Schuldgefühle via Selbstbestrafung abzusättigen. Jetzt, berufstätig und anerkannt, begann sie, ihre Autonomiewünsche zu spüren, die in verschlüsselter Form manche ihrer Träume und das Übertragungsgeschehen durchzogen hatten und sie positiv zu besetzen.

Selten gab es Therapiestunden, in denen es um die Lust am und im Leben ging, waren doch der Verzicht und das Leiden geadelt. Ich machte die Erfahrung, daß es ganz wichtig und lohnend war, gerade um solche Stunden zu kämpfen und sie nicht dem Orkus der Entwertung zu überlassen. So konnte sich das Engagement der Patientin für ihre Überichbelange lockern, und ihre Triebwünsche wurden spürbar. Frau H. hatte eine sehr vitale Seite und sexuelle Bedürfnisse, die in ihrer Ehe unbefriedigt blieben. Immerhin gelang es ihr im Verlaufe der Analyse, den Konflikt zwischen Triebwünschen und Sicherheitsbedürfnissen bei sich selbst zu halten und sich für die Ehe zu entscheiden, anstatt wie bisher auf ideologische Rationalisierungen („Die Frauen in unserer Gesellschaft haben keine Chance, sich selbst zu verwirklichen.“) zurückgreifen zu müssen.

Beim Lesen der Stundenprotokolle für diesen Behandlungsbericht fiel mir auf, daß Frau H. noch bis in die letzten Therapiestunden hinein ihre Lebenssituation ziemlich düster schilderte. Sie meinte, daß es ihr jetzt, am Ende der Analyse, nicht besser ginge als zu Beginn. Sie rechnete fest mit neuen depressiven Einbrüchen. Dabei hatte sich ihre Lebenssituation erheblich verändert, erlebte sie das Flüggewerden ihrer älteren Kinder zwar mit Traurigkeit, aber jedenfalls ohne größere Angst, und war ihr das Arbeiten in ihrem anspruchsvollen Beruf selbstverständlich geworden. Das wußte ich alles, und die Patientin, nehme ich an, wußte es auch. Aber sie ließ mich mit Zweifeln zurück, ob es ihr gelingen würde, in ihrem Leben auch zukünftig die Freude und Befriedigung zu finden, von der sie mir nur gelegentlich und eher beiläufig erzählt hatte.

Seit dem Ende der Therapie vor mehr als sechs Jahren hat mir Frau H. einige Male geschrieben. In einem ihrer letzten Briefe schreibt sie:

> „Die Jahre der Behandlung bei Ihnen haben mich sehr verändert; sie haben mir eine neue Basis gegeben, etwas, was einfach da ist, ein unsichtbares Skelett, einen Halt und ein Bewußtsein meiner selbst, die Fähigkeit, mich selbst und auch meinen eigenen Wert wahrzunehmen und meine Daseinsberechtigung nicht nur in Abhängigkeit von anderen zu erleben.“

Krankheitslehre

3

Häufigkeit und Verlauf

Herbert Will

In den letzten Jahren hat sich in der Literatur zur Epidemiologie, Klassifikation und Diagnostik depressiver Erkrankungen die Terminologie geändert. Die Depressionen werden derzeit unter der Überschrift *affektive Störungen* geführt: „affektiv" bezieht sich auf die im Vordergrund stehenden Stimmungsveränderungen (manisch bzw. depressiv), „Störung" auf die Erkenntnis, daß die Krankheitslehre psychischer Störungen weit entfernt ist von dem Ideal der Medizin, Krankheitseinheiten zu definieren wie beispielsweise die Tuberkulose mit einheitlicher Kausalgenese, Pathophysiologie, Symptomatologie, Prognose und Behandlungsindikation. So einfach ist es mit den psychischen Störungen nicht. Bei den depressiven Erkrankungen ist die Einteilung in diagnostische Untergruppen besonders unklar und umstritten (vgl. Kapitel 4 *Diagnostik*), weshalb die empirischen Untersuchungen zu Häufigkeit und Verlauf der Depressionen in ihrer Vergleichbarkeit und Aussagekraft einiger Interpretation bedürfen. Im Folgenden beziehe ich mich vor allem auf die zusammenfassenden Diskussionen bei Klerman (1980), Angst (1987a, 1987b, 1987c) und Hautzinger und de Jong-Meyer (1994). Obwohl die grundlegende Unterscheidung von Neurosen und Psychosen derzeit nicht der psychiatrischen Sprachregelung entspricht, verwende ich sie weiter, weil sie für das psychoanalytische Verständnis der Persönlichkeitsstruktur Depressiver und für die Indikationsstellung zu den psychoanalytischen Therapieformen essentiell bleibt.

3.1 Häufigkeit, Geschlecht, Alter und soziale Schicht

Allgemein anerkannt ist die Aussage, daß affektive Störungen und hierbei insbesondere die Depressionen zu den häufigsten psychischen Störungen des Erwachsenenalters gehören. Epidemiologische Untersuchungen in Skandinavien, England, USA und Deutschland weisen darauf hin, daß etwa 15-30% aller Erwachsenen irgendwann während ihres Lebens klinisch manifeste depressive Episoden zumeist mittleren Schweregrades durchmachen. Dabei sind die „neurotischen" und reaktiven Depressionen etwa zehnmal so häufig wie die „endogenen" und psychotischen Depressionen.

Einige Hinweise sprechen dafür, daß die *Häufigkeit* depressiver Störungen in den letzten Jahrzehnten zugenommen hat, zumindest in Nordamerika und Westeuropa, so daß der schwedische Psychiater Hagnell (1982) die Frage formulierte: „Are we entering an age of melancholy?". Andere Autoren halten diesen Anstieg für ein Artefakt und führen ihn zurück auf veränderte Diagnosegewohnheiten und die größere Offenheit männlicher Probanden im Sprechen über ihre emotionale Befindlichkeit, die zu häufigerer Diagnosenstellung führe. Untersucht man in Feldstudien einen repräsentativen Querschnitt der Bevölkerung, so zeigt sich in den westlichen Industriestaaten eine enorm hohe Erkrankungshäufigkeit (Punktprävalenz) von 4,5 bis 9,3% aller Frauen und 2,3 bis 3,2% aller Männer, die zum Untersuchungszeitpunkt an einer depressiven Störung von Krankheitswert leiden (Angst, 1987b). Nur ein Bruchteil von ihnen sucht und findet eine adäquate Behandlung. Epidemiologische Studien in Deutschland fanden für die *oberbayerische Bevölkerung* (Traunstein, Traunreut und Landbevölkerung) 1,4% endogener Depressionen und 12,9% nichtendogener, d.h. neurotischer und reaktiver Depressionen, die jeweils zum Untersuchungszeitpunkt als behandlungsbedürftig eingeschätzt wurden (Dilling et al., 1984). Für die städtische Bevölkerung *Mannheims* fand Schepank (1987) in seiner psychoanalytisch orientierten Feldstudie unter 600 Bürgern 23, die als „depressive Neurose" eingestuft wurden, 187, die über depressive Verstimmungen klagten (übertroffen nur noch von Suchtverhalten und allgemeiner innerer Unruhe), und 224, die von den Untersuchern als „depressive Persönlichkeitsstruktur" ohne aktuellen Krankheitswert eingeschätzt wurden, wobei die Frauen weit überwogen.

Während die Epidemiologen lange Zeit darin übereinstimmten, daß *Frauen* doppelt so häufig wie *Männer* an Depressionen erkrankten, und daß dieses Verhältnis von 2:1 für alle Depressionsformen galt, scheint sich in letzter Zeit die Situation zu ändern. Einerseits zeigen neuere Untersuchungen, daß Frauen nicht häufiger als Männer an depressiven Störungen erkranken, sondern daß sie eine sehr viel höhere Rückfallneigung haben und zu chronischeren Verläufen neigen; andererseits scheinen Männer heute offener als früher über ihre emotionalen Befindlichkeiten zu sprechen, erhalten deswegen häufiger die Diagnose einer Depression (Angst, 1987b) und ziehen insofern mit den Frauen gleich. Depressionen treten in allen *Lebensaltern* auf, wobei die größte Wahrscheinlichkeit, erstmals daran zu erkranken, zwischen dem 30. und 40. Lebensjahr besteht. Die Annahme, daß Depressionen mit dem Alter zunähmen, hat sich als unzutreffend erwiesen. Sie nehmen weder signifikant zu noch ab, jedoch scheint sich das Geschlechtsverhältnis umzukehren, indem relativ mehr alte Männer als Frauen erkranken (ebd.).

Die ursprünglich aufsehenerregende Vermutung, wonach Schizophrenien in niedrigen *sozialen Schichten*, manisch-depressive Störungen eher in höheren entstehen sollen, hat sich ebenfalls nicht bestätigt. Es lassen sich keine Beziehungen zwischen sozialer Herkunftsschicht und dem Auftreten von Depressionen finden; sekundär jedoch erfolgt bei chronisch verlaufenden schweren Depressionen wie bei anderen psychischen Erkrankungen oft ein sozialer Abstieg. Unter den sozialen Faktoren sind Familie, vertrauensvolle persönliche Beziehungen und eine positive Bewertung des beruflichen Bereiches als Schutzfaktoren vor depressiven Erkrankungen gesichert; getrennte und geschiedene Personen und solche ohne vertraute Beziehungen erkranken eher. Arbeitslosigkeit erhöht wahrscheinlich das Risiko für depressive Verstimmungen bei beiden Geschlechtern.

Im Vorfeld depressiver Episoden finden sich gehäuft *belastende Lebensereignisse* (wie bei den meisten psychischen und psychosomatischen Störungen). Selbstverständlich kommt es dabei nicht nur auf die äußeren Ereignisse, sondern auch auf ihre subjektive Bedeutung, die psychischen Verarbeitungsmöglichkeiten und die positive oder negative Attribuierung an. Brown und Harris (1978) fanden in ihrer berühmten Studie über die sozialen Ursprünge depressiver Störungen bei Frauen in Süd-London und auf einer Hebriden-Insel, daß *Verlust* und *Enttäuschung* die zentralen Wirkfaktoren der auslösenden Ereignisse waren. Typische Beispiele hierfür waren u.a.: einer Frau war nach langjähriger Tätigkeit gekündigt worden, da die Firma ihren Sitz verlegte; der Ehemann einer anderen Frau verlor in einer finanziell ohnehin schwierigen Situation seinen Arbeitsplatz; eine Frau zog um, weil starke Spannungen mit Nachbarn bestanden, obwohl eigentlich nicht genug Geld für den Umzug vorhanden war; der Ehemann einer Frau mußte eine Gefängnisstrafe verbüßen. Häufig genannt wurden außerdem Trennung vom Ehepartner und Tod eines Elternteils, also signifikante Objektverluste. Daneben hatte ein Großteil dieser Frauen über Jahre hinweg mit einer oder mehreren ernsthaften sozialen Schwierigkeiten zu kämpfen, zumeist im Zusammenhang schwieriger Ehebeziehungen, der Versorgung und Erziehung der Kinder, den Finanzen, der Wohnsituation oder einer ungünstigen Wohngegend. Angesichts solcher psychosozialer Schwierigkeiten entwickelten v.a. Frauen mit folgenden weiteren Vulnerabilitätsfaktoren eine Depression:

1. dem Fehlen eines intimen, vertrauensvollen Verhältnisses mit einem Ehemann oder Freund,
2. drei oder mehr Kindern unter 14 Jahren im Haushalt,
3. Verlust der Mutter durch Tod oder Trennung vor dem 11. Lebensjahr und
4. Fehlen einer Berufstätigkeit bei alleinstehenden Frauen.

3.2 Krankheitsverlauf

Der Verlauf depressiver und manisch-depressiver Erkrankungen ist außerordentlich variabel und individuell. Es ist kaum möglich, zuverlässige Vorhersagen für Gruppen von Depressiven mit gemeinsamen Merkmalen zu formulieren, geschweige denn für Einzelfälle (Angst, 1987c). Die beste Vorhersage für den Verlauf ergibt sich im Einzelfall aus dem schon bekannten Krankheitsverlauf. Immer deutlicher wird, daß Depression eine oft episodisch oder chronisch verlaufende Krankheit ist, bei der sich vor wie nach den akuten Episoden Residualsymptome, Charakterstörungen und andere Beeinträchtigungen finden (Bemporad & Romano, 1993). In ihrem Verlauf und nach dem Grad der Beeinträchtigung lassen sich depressive Störungen vergleichen mit chronischen internistischen Erkrankungen wie koronarer Herzkrankheit, Diabetes oder Asthma bronchiale. Im Zusammenhang damit wird die Notwendigkeit langfristiger therapeutischer Strategien betont: Depression ist eine Krankheit, die schwer behandelbar und langfristig behandlungsbedürftig ist (Wolfersdorf, 1995).

Was die *manisch-depressiven Erkrankungen* und *unipolaren Melancholien* angeht, ist der Krankheitsverlauf insgesamt gesehen um einiges ungünstiger als lange angenommen. Viele der Fälle verlaufen chronisch, ca. 15% werden durch Suizid beendet, die übrige Mortalität ist ebenfalls erhöht und viele Kranke leiden in den Intervallen an Residualsymptomen. Die Psychopharmakotherapie ist insofern ein großer Fortschritt, als sie erfolgreich die Schwere depressiver Manifestationen und die Rückfallneigung vermindern kann. Die Dauer depressiver Phasen läßt sich dadurch jedoch kaum abkürzen. Doch finden sich Remissionen auch bei langem Krankheitsverlauf und in hohem Lebensalter, was therapeutischem Pessimismus entgegen wirken kann. Die meisten Kenntnisse über den Verlauf affektiver Erkrankungen beziehen sich auf hospitalisierte, d.h. sehr schwer erkrankte Patienten, was eine erhebliche Einschränkung ihrer Aussagekraft bedeutet.

Neurotische Depressionen scheinen ebenfalls keineswegs so positiv zu verlaufen, wie ursprünglich angenommen (ich beziehe mich auf die Literaturübersicht bei Wittchen & von Zerssen, 1987). Je langfristiger die katamnestischen Untersuchungen angelegt sind, desto häufiger finden sich chronische Entwicklungen mit einer sich über die Jahre verstärkenden Tendenz zu Rezidiven. Unter allen Gruppen depressiver Erkrankungen schneiden die neurotischen Depressionen bei weitem *am schlechtesten* ab; unter pharmakologischer Behandlung (Antidepressiva) kommen bis zu 58% von ihnen innerhalb von 4 Jahren zu einem chronischen Verlauf (Akiskal et al., 1978). Dabei wird der Verlauf um so schlechter beurteilt, je genauer neben den depressiven Symptomen auch die psychologischen und interpersonalen Einschränkungen der Patienten untersucht werden. Als einziges gemeinsames Charakteristikum neurotischer Depressionen wird die charakterologische Störung beschrieben, aus der relativ verläßlich ein schlechter Verlauf und ein „Nichtansprechen" auf pharmakologische und psychotherapeutische Maßnahmen vorhersagbar ist. Vor allem finden sich chronische psychosoziale Einschränkungen und Behinderungen in allen Rollenbereichen (Hausarbeit, soziale Kontakte, Interaktion mit Freunden, Familie usw.), wobei der interpersonelle Bereich sehr stark, der berufliche weniger betroffen ist. Die Art der Probleme ist eher durch „Abhängigkeitsgefühle“ und „unterdrückte Feindseligkeit“ charakterisiert als durch offene Auseinandersetzungen und Krisensituationen. Die *psychosozialen Probleme* scheinen auf einem nur relativ niedrigeren Niveau konstant und unverändert bestehen zu bleiben. Ihr Persistieren stellt einen außerordentlich wichtigen Risikofaktor dar, der die Rückfallwahrscheinlichkeit stark erhöht.

Bronisch et al. untersuchten (in Wittchen & von Zerssen, 1987) den Langzeitverlauf von 37 neurotisch-depressiven Patienten über sieben Jahre nach stationärer psychiatrischer Behandlung (verglichen mit einer Gruppe endogen-depressiver). Zweifellos war dies eine Gruppe schwer gestörter Patienten, sonst hätten sie sich kaum in stationär psychiatrische Behandlung begeben. Ihre ambulante Weiterbehandlung war unterschiedlich: psychiatrisch, psychotherapeutisch oder gar nicht; keiner der Patienten hat eine abgeschlossene und gelungene psychoanalytische Behandlung durchgeführt. Bei 21% von ihnen ergab sich ein schlechter, bei 37% ein wechselhafter und nur für 37% ein günstiger Verlauf. Die meisten neurotisch Depressiven waren mit vielfältigen sozialen Problemen behaftet. Ihre Schwierigkeiten zeigten sich in einer stark ausgeprägten Unzufriedenheit und einem Mangel an Bewältigungsstrategien bei alltäglichen Anforderungen und Problemen in Beruf, Haushalt, Freizeit sowie in der sozialen Interaktion. Charakteristisch war das Fehlen einer engen, vertrauensvollen Beziehung und eine andauernde Schwierigkeit beim Aufbau oder Erhalt einer Partnerschaft.

Je neurotischer Depressive in ihrer Persönlichkeit sind, desto ungünstiger ist ihr Krankheitsverlauf. Ein negativer Verlauf scheint nach vielen empirischen Studien mit neurotischen Zügen und Ängsten in der Kindheit, einem frühen Krankheitsbeginn, einem hohen Neurotizismus- sowie niedrigem Extraversionswert zu korrelieren, und mit chronischen depressiven Verstimmungen. Die Verbindung depressiver Störungen mit hypochondrischen Zügen oder Angstsymptomen ist prognostisch besonders ungünstig. Diese epidemiologischen Daten treffen sich mit den psychoanalytischen Beobachtungen, daß viele Depressive an ausgeprägten innerseelischen Konflikten, Störungen der psychischen Struktur und damit zusammenhängenden Problemen in Objektbeziehungen und Realitätsbewältigung leiden, die in der frühkindlichen Entwicklung wurzeln (vgl. Kapitel 5 *Ätiologie und Psychogenese*). Diese werden in Adoleszenz oder Erwachsenenalter manifest und können das weitere Leben erheblich beeinträchtigen.

3.3 Psychotherapeutische Versorgungslage. Zusammenfassung

In den Praxen niedergelassener Nervenärzte machen depressive Patienten etwa 40% der Gesamtklientel aus (Arolt, 1994). Obwohl bei weitem die Mehrzahl von ihnen an einer „psychogenen“ Depressionsform erkrankt ist, wird nur ein verschwindend geringer Anteil mit einer spezifischen Psychotherapie (im Sinne der Psychotherapie-Richtlinien) behandelt. Ähnliches gilt für die Praxen von Allgemeinärzten, in denen ebenfalls der größte Teil der depressiven Patienten ohne spezifische Psychotherapie bleibt (Arolt & Dilling, 1993). Nach einer neuen WHO-Studie in Allgemeinpraxen in Mainz und Berlin wurde deutlich weniger als fünf Prozent der Patienten mit depressiven Störungen eine systematische Psychotherapie vermittelt (Linden et al., 1996). Neurotisch Depressive kommen mit vielfältigen Krankheitsangeboten zum Hausarzt und erhalten unangemessene pharmakologische Behandlungen. In der Studie von Wittchen und von Zerssen (1987) erwies sich ein Viertel der depressiven Neurotiker als medikamentenabhängig (Tranquilizer). Die meisten waren mit ihrer ambulanten Behandlung unzufrieden: sowohl mit den Hausärzten wie mit den Nervenärzten wie mit den Psychotherapeuten inkl. Psychoanalytikern. Zweifellos handelte es sich hier um eine charakterologisch besonders schwierige Gruppe neurotisch Depressiver mit der Neigung, überall vorwiegend das Negative zu finden. Gleichwohl sprechen diese Ergebnisse dafür, wie wichtig es gerade bei Depressiven ist, ihre Psychotherapie-Motivation zu klären und zu stärken, und dabei insbesondere die negativen Übertragungen durchzuarbeiten, die von Anfang an ihre Einstellung zu den Therapieangeboten prägen: die meist versteckte Kritik, Unzufriedenheit und Enttäuschungserwartung („es wird sowieso nichts bringen"), die einem guten Verlauf im Wege stehen können.

In der psychosomatisch-psychotherapeutischen Ambulanz des Münchner Klinikums der Technischen Universität, die der Autor einige Jahre geleitet hat, wurde bei 29,7% der Patienten die Diagnose einer neurotischen Depression gestellt (Haupt- oder Zweitdiagnose), in der stationären Psychotherapie-Abteilung bei 36,1% der Patienten (von Rad et al., 1994). Auch in den psychotherapeutischen und psychoanalytischen Praxen machen depressive Patienten einen Großteil der Klientel aus. Die depressive Neurose ist die von den niedergelassenen Psychoanalytikern mit Abstand am häufigsten genannte Diagnose ihrer Patienten (Schmid et al., 1987). Es ist von daher Unsinn, wenn in letzter Zeit gelegentlich behauptet wurde, die Psychoanalytiker hätten sich aus der Behandlung Depressiver zurückgezogen. Das Gegenteil ist der Fall: Depressive bilden ihre größte Patientengruppe. Depressive Persönlichkeitszüge sind bei psychoanalytischen Patienten oftmals sogar eine wichtige Voraussetzung für einen Therapieerfolg, denn ihre Anhänglichkeit und Zähigkeit hilft Depressiven dabei, den Aufwand und die Belastungen der psychoanalytischen Arbeit durchzuhalten und sie erfolgreich zu beenden.

Zusammenfassend lassen sich aus den vorgestellten Daten folgende Feststellungen ableiten: Depressive Störungen gehören zu den häufigsten psychischen Erkrankungen des Erwachsenenalters. Oft verlaufen sie chronisch und können im Grad ihrer Beeinträchtigung mit chronischen internistischen Erkrankungen verglichen werden. Dabei sind die „neurotischen" und reaktiven Depressionen etwa zehnmal so häufig wie die „endogenen" und psychotischen Depressionen. Diese Verteilung wird in der psychiatrischen Literatur oftmals vernachlässigt. Nosologisch mag die Unterscheidung von „neurotisch" vs. „endogen" umstritten sein (vgl. Kapitel 4 *Diagnostik*), unter dem Gesichtspunkt der Behandlungsindikation ist sie von zentraler Bedeutung. Nimmt man die enorme Häufigkeit depressiver Störungen in der Bevölkerung, so sucht und findet nur ein kleiner Teil der Depressiven bisher eine spezifische Behandlung. In den ärztlichen und nervenärztlichen Praxen machen depressive Patienten die größte Gruppe aus. Obwohl bei der Mehrzahl von ihnen eine intensivere Psychotherapie indiziert wäre, kommen nur die wenigsten von ihnen in den Genuß einer solchen spezifischen und fachlich qualifizierten Psychotherapie. Gleichwohl bilden die Depressiven auch bei den Psychoanalytikern die größte Patientengruppe. Daraus läßt sich folgern, daß das Angebot an gut ausgebildeten Psychotherapeuten vielerorts zu gering ist und daß die Wege depressiv Leidender zu den Psychotherapeuten mit erheblichen Hürden verstellt sind. Bezüglich der Aufklärung der ärztlichen Kollegen, der Psychotherapiemotivation vieler Depressiver und der Verbesserung der psychotherapeutischen Versorgungssituation bleibt noch viel zu tun.

Aus der Perspektive der Psychoanalytiker ist zu vermerken, daß nur eine kleine Gruppe Depressiver den Weg zu ihnen findet und sich in der Lage sieht, erfolgreich eine psychoanalytische Behandlung durchzuführen; d.h. daß wir als niedergelassene Analytiker nur eine Untergruppe aus der Gesamtpopulation Depressiver zu sehen bekommen. Der Autor hat im Verlauf seiner bisherigen Berufstätigkeit depressive Patienten in einer Universitätsnervenklinik, einem psychiatrischen Landeskrankenhauses, zwei neurologischen Kliniken, einer psychosomatisch-psychotherapeutischen Klinik, einer psychotherapeutisch-psychosomatischen Universitätsambulanz und der Ambulanz eines psychoanalytischen Instituts kennengelernt - und es sind jedesmal tendenziell andere Patientengruppen, mit denen man zu tun bekommt, und die unterschiedliche Motivations- und Behandlungsstrategien erfordern. Meiner Ansicht nach hängt ein Großteil der ideologischen Auseinandersetzungen um das Verständnis und die Behandlung Depressiver - derzeit in der Öffentlichkeit dominiert durch den Schulterschluß mancher biologisch-psychiatrisch und verhaltenstheoretisch orientierter Kollegen - zusammen mit der unangemessenen Verallgemeinerung des je eigenen Erfahrungs- und Handlungshorizontes.

4

Diagnose und Differentialdiagnose

Herbert Will

Das Diagnostizieren von Krankheiten ist als Bestandteil der somatischen Medizin entwickelt worden. Die Übertragung des diagnostischen Verfahrens auf die psychischen Störungen lag nahe, hat jedoch ihre Grenzen. Davon zeugen die chronischen Uneinigkeiten, Diskussionen und Weiterentwicklungen im Bereich der psychiatrischen und psychoanalytischen Diagnostik. Während Freud und die meisten Psychoanalytiker, die aus der medizinischen Tradition kommen, eine psychoanalytische Krankheitslehre und damit Diagnostik entwickelten, lehnten und lehnen andere diese „Medizinalisierung“ der Psychoanalyse aus prinzipiellen Gründen ab: nicht nur, weil die Präokkupation mit der Diagnostik die Tendenz begünstigt, „Krankheiten“ zu behandeln und den kranken Menschen zu vernachlässigen, wie es in der Organmedizin weit verbreitet ist. Sondern auch, weil die Definition eines Menschen als „psychisch krank“ und die Versehung mit einer Diagnose zu seiner Pathologisierung beitragen (Labeling-Theorie) und eine Objektivierung und Distanzierung des Diagnostikers/Therapeuten nahelegen. So bevorzugen viele Psychotherapeuten die Bezeichnung KlientIin und viele Psychoanalytiker die Bezeichnung AnalysandIn für ihre Patienten.

In der psychiatrischen Tradition hingegen spielen Fragen der Nosologie, Klassifikation und Diagnostik eine zentrale Rolle. Einige Jahrzehnte lang war man sich darin einig, die depressiven Erkrankungen in drei Gruppen aufzuteilen: in *organisch* bedingte und symptomatische Depressionen, in *endogene* Depressionen mit bipolarer oder monopolarer Verlaufsform, und in *psychogene* Depressionen bei depressiven Neurosen, Persönlichkeitsstörungen und depressiven Reaktionen (Kielholz, 1965). Diese Aufteilung bestimmte noch den Diagnoseschlüssel psychiatrischer Krankheiten der ICD-9 der Weltgesundheitsorganisation von 1978. Sie stellt idealtypisch *psychotische/endogene und neurotische/reaktive* Depressionen einander gegenüber. Unterschiedlich waren die Ansichten darüber, ob zwischen diesen beiden Grundformen ein Kontinuum der Krankheitsbilder oder eine bipolare Verteilung anzunehmen sei. Die Kliniker waren mit diesem Modell zufrieden, weil sich gut damit arbeiten ließ, die Wissenschaftler nicht.

Aus empirischen Gründen (die neurotische Depression ließ sich ebenso wie andere Diagnosen nicht eindeutig genug als Krankheitseinheit abgrenzen) und wegen der umstrittenen ätiologischen Implikationen von „endogen" und „psychogen" wurde diese Einteilung zunehmend in Frage gestellt (Kendell, 1976; Akiskal et al., 1978; Klerman et al., 1979). Der Trend ging in Richtung einer Klassifikation, die theoriefrei sein sollte und sich rein deskriptiv auf die Ordnung nach klinischem Syndrom, Schweregrad und Verlauf stützen sollte. Ergebnisse sind die Klassifikationen der psychischen Störungen durch die *American Psychiatric Association* (DSM-III-R von 1987 und DSM-IV von 1994) und durch die Weltgesundheitsorganisation (ICD-10 von 1991). Auf deren Einteilung der depressiven Störungen werden wir im übernächsten Abschnitt eingehen.

Dieser Ansatz wurde wiederum heftig kritisiert. Das erste Argument dagegen lautet, er sei nicht so theoriefrei, wie behauptet, sondern gehe von Vorannahmen der biologischen Psychiatrie und Bedürfnissen der psychopharmakologischen Forschung aus. Im Zusammenhang damit wird argumentiert, er lege einseitig Wert auf die Reliabilität der Diagnosen (daß sich die Untersucher verläßlich darauf einigen könnten, was sie beispielsweise unter einer „major depression" verstehen), vernachlässige jedoch deren Validität (daß mit der Diagnose auch ein klinisch und nosologisch relevanter Sachverhalt erfaßt sei). Dies mache sie zwar für eine gewisse Form der empirischen Forschung nützlich, für den klinischen Gebrauch jedoch irreführend. Insbesondere im Bereich der depressiven Erkrankungen stellt sich der Verzicht auf die Kategorie der Neurosen mit ihren psychodynamischen Aspekten für viele Autoren nicht als Fortschritt, sondern als Verlust heraus, der durch die Ersatzbildung der dysthymen Störung und die übrigen verwirrenden Unterteilungen der affektiven Störungen nur unzureichend kompensiert wird. Bronisch (1990) beispielsweise diskutiert die Fragwürdigkeiten der Diagnosekategorie *dysthyme Störung*. Hole (1992) beschreibt eine Gruppe von Patienten mit *endo-neurotischer Depression*, deren Erkrankung gleichgewichtig durch endogene und neurotische Faktoren bedingt sei und die nach ICD-10 nicht ausreichend klassifizierbar sei. Bronisch (1992) betont anhand einer empirischen Untersuchung die weiterhin bestehende klinische Relevanz der altertümlichen Diagnosekategorie *depressive Reaktion*, die von den Klassifikatoren aus der Gruppe der affektiven Störungen ausgegliedert wurde. Autoren wie Matussek (1990) und Steck (1988) treten für die psychopathologische und statistische Eigenständigkeit der *neurotischen Depression* ein. Hoffmann (1994) diskutiert die Vorteile des Konzepts der neurotischen Depression gegenüber seiner Auflösung in unterschiedliche Syndrome. Wir schließen uns hier seiner Ansicht an und halten es für berechtigt, auch weiterhin bei der Mehrzahl unserer depressiven Patienten von neurotischer Depression zu sprechen (zur Definition vgl. Kapitel 4.3).

Trotz aller Einwände gegen die syndromale Klassifikation der Depressionen nach ICD-10 und DSM-IV (vgl. auch Vaillant, 1984; Titschner & Strotzka, 1985; Burton & Akiskal, 1990; Schüßler & Köhl, 1993; Brieger & Marneros, 1995; Huber, 1995) werden wir mit ihnen leben müssen.[5] Eine wichtige Relativierung ihres Ansatzes aus psychoanalytischer Sicht liegt neuerdings mit dem Entwurf einer *Operationalisierten Psychodynamischen Diagnostik* (Arbeitskreis OPD, 1996) vor, auf den wir unten eingehen werden. Immerhin haben die syndromalen Klassifikationen einige Vorteile: Ihre klinisch-diagnostischen Leitlinien und Begriffserklärungen bieten ein gutes Kompendium eines Teils der psychiatrischen Krankheitslehre, in dem das weltweite Expertenwissen gebündelt ist; ihre Definitionen sind operational festgelegt, was didaktisch von Vorteil ist; und schließlich gemahnen sie die Psychoanalytiker an den Wert eines genauen Blickes auf die Symptomatik ihrer Patienten. In diesem Kapitel sollen zunächst die psychiatrischen, dann die psychoanalytischen Aspekte der Diagnostik Depressiver behandelt werden. Beide sind wichtig; jeder Kliniker wird in seiner Arbeit eine individuelle Mischung von psychiatrischem und psychoanalytischem Blick realisieren.

4.1 Symptomatik

Die klinische Symptomatik depressiver Patienten ist äußerst vielfältig. Sie ist oftmals beschrieben worden; ich stütze mich im folgenden großenteils auf die Übersicht bei Faust (1987), die besonders erlebnisnah gehalten ist. Dabei differenzieren wir hier nicht nach dem Ausmaß der Störung (neurotisch, Borderline, psychotisch) und beschränken uns auf die Phänomene, die der Patient schildert (Beschwerden) und der Betrachter beobachten kann (Symptome). Wegen der Prägnanz ihrer Symptome werden hier schwer und chronisch Depressive beschrieben; die Patienten in der psychotherapeutischen Praxis zeigen meist ein leichteres Beschwerdebild.

Im *äußeren Eindruck* der Depressiven imponiert ihr bedrückter, niedergeschlagener, trauriger, resignierter Gestus; sie sprechen, wenn überhaupt, mit leiser, monotoner Stimme; das oftmals verhärmte Gesicht, die niedergezogenen Mundwinkel und die reduzierte Mimik und Gestik bezeugen den Verlust an Vitalität und Lebensfreude. Oft wirken sie älter als sie sind, ihre Körperhaltung ist gebeugt und kraftlos, die Schultern hochgezogen, der Gang schwer, die Haut blaß und welk, die Augen dunkel umrandet, der Blick verschleiert und müde. Die Körperbewegungen sind oft gehemmt und reduziert. Ihrer Umgebung gegenüber zeigen sie sich gleichgültig, teilnahmslos, mitunter aber auch mißmutig und gereizt.

[5] Es sei angemerkt, daß auch viele Psychiater keineswegs glücklich darüber sind, daß die diagnostischen Manuale derzeit so hoch gehandelt werden und geradezu für die Psychiatrie insgesamt zu stehen behaupten, obwohl bei ihnen so viel an klinischer Differenzierung und Feinheit der psychopathologischen Beschreibung verloren geht, und obwohl sie anstelle einer diagnostischen Gestaltwahrnehmung den statistischen Blick bemühen.

Unter den *psychischen Symptomen* ist das Leitsymptom die *traurige Verstimmung*. Sie ist verbunden mit Niedergeschlagenheit, Bedrücktheit, gelegentlich stillem Vor-sich-hin-Weinen und einer Verzweiflung, die untröstbar ist. Bei manchen schwer Depressiven steht an Stelle der traurigen Verstimmung ein quälendes Gefühl des „Nicht-traurig-sein-Könnens", der emotionalen Versteinerung und Erstarrung, in der sie auch nicht weinen können. Die bekannten *„...losigkeits-Symptome"* umfassen Freudlosigkeit, Lustlosigkeit, Interesselosigkeit, Energielosigkeit, Passivität und Apathie. Sie können jedoch einhergehen mit *innerer Erregung* und psychomotorischer Unruhe, die besonders quälend sind, da sie kaum motorisch abgeführt werden können. Fast regelmäßig treten *Konzentrationsstörungen* auf mit einer Erschwerung, Verlangsamung und *Hemmung des Denkens*, dessen mühsame, zähflüssige, umständliche Art sich bis zu einer „Leere im Kopf" steigern kann, aber auch eine ausgeprägte Tendenz zum unergiebigen *Grübeln* und Gedankenkreisen mit sich bringt. Mutlosigkeit, Verzagtheit, Resignation und *Pessimismus* der Depressiven sind ein bekanntes Phänomen. Sie neigen dazu, Probleme überzubewerten und die eigene Person, die umgebende Welt und die Zukunft nur noch negativ zu sehen (die „kognitive Trias" der Depressiven nach Beck et al., 1979). Die damit zusammenhängende depressive *Entscheidungsunfähigkeit* und Entschlußlosigkeit kann äußerst unerfreulich werden. Störungen des Selbstwertgefühls und *Minderwertigkeitsgefühle* sind bei Depressiven ubiquitär und können sich von Selbstunsicherheit und negativer Selbsteinschätzung bis zu wahnhaften Kleinheitsgefühlen steigern. *Angstempfindungen* treten häufig auf und sind mit Spannungszuständen, innerer Unruhe und vielen der unten angeführten somatischen Symptome verbunden. Die *Objektbeziehungen* sind durch interpersonalen Rückzug oder Anklammerung charakterisiert. Sie werden beeinträchtigt durch die Gefühlsverarmung und die Konzentration auf die eigene Befindlichkeit, und kompliziert durch einen oft imperativen Wunsch nach Zuwendung, Fürsorge und Liebe, der regelmäßig zu Enttäuschung, Mißtrauen und bitterem oder ängstlichem Vorwurf führt. Bewußte *Schuldgefühle* sind häufig zu beobachten und wirken bei oberflächlicher Betrachtung unbegründet oder maßlos überzogen. Bei schweren Depressionen bekommen manche Denkinhalte das Ausmaß von *Wahnideen* und paranoiden Fehldeutungen, beispielsweise eines Schuld- oder Verarmungswahns, unkorrigierbaren hypochondrischen Überzeugungen oder furchtsam gefärbten Verfolgungsideen.

Eine Fülle *körperlicher Symptome* kann mit der depressiven Verstimmung verbunden sein oder an ihre Stelle treten („larvierte Depression"). Typisch ist hierbei, daß die somatischen Beschwerden diffus, uncharakteristisch und wenig konkret geschildert oder vielmehr beklagt werden, und daß sie als quälend und zäh erlebt werden: die Depressiven fühlen sich ihnen hilflos ausgeliefert. Sie betreffen vor allem die *vegetativen Funktionen* und Mißempfindungen. Oft treten Kopfschmerzen auf, als diffuser Druck empfunden, mit einem Helm- oder Reifengefühl, oder lokalisiert an den Schläfen; unspezifische Störungen des Sehens; Globus- oder Würgegefühl im Hals („Kloß", „Zusammenschnüren"); Druckgefühl auf den Ohren oder Ohrgeräusche, Verminderung des Hörvermögens oder verstärkte Geräuschempfindlichkeit.[6]

Eine Enge im Brustkorb wird empfunden mit Druck und „Reifengefühl", Atemenge, flacher oder unregelmäßiger Atmung und Nichtdurchatmen-Können. Diffuse Schmerzen in der Herzgegend mit Pochen, Klopfen, Herzjagen und -stolpern, „Herzschlag bis zum Hals" können über Wochen und Monate persistieren. Weitere depressiv-vegetative Symptome sind Kreislaufregulationsstörungen und Blutdruckschwankungen; funktionelle Magen-Darm-Beschwerden mit Übelkeit, Magendruck, Blähungen, Durchfall oder Verstopfung; Störungen der Blasenfunktion und des Wasserlassens mit Mißempfindungen, Schmerzen und häufigem Harndrang. Häufig sind Muskelverspannungen im Schulter-Armbereich, Rücken- und Nackenschmerzen und quälend diffuse Gelenk- und Muskelschmerzen. Störungen der Haut und Schleimhäute treten auf und reichen von Zungenbrennen, unangenehmen Geschmacksempfindungen, trockenen Schleimhäuten in Nase und Mund, unklarem Juckreiz, trockener, blasser und eingefallener Haut, welkem und müdem Gesichtsausdruck und tiefliegenden verschatteten Augen, sprödem, struppigem, glanzlosem Haar bis hin zu Haarausfall.

Die Schlafstörungen sind bekannt: trotz Müdigkeit und Abgeschlagenheit erschwertes Einschlafen, um Stunden verfrühtes Erwachen („Früherwachen"), unruhiger Schlaf mit „schweren" Träumen, oftmals dabei „Flucht ins Bett". Das typische Morgentief von Antrieb und Stimmung bessert sich meist im Tagesverlauf („Tagesschwankungen"). Die Lustlosigkeit beim Essen kann zu Appetitverlust und Gewichtsabnahme führen oder zu einer freudlos suchtartigen Steigerung der Nahrungsaufnahme. Die Tränensekretion kann versiegen (glanzlos-verschleierter Blick, „tränenlose Trauer"), die Schweißsekretion sich vermindern oder zu Schweißausbrüchen führen. Das sexuelle Verlangen und die Potenz vermindern sich meist erheblich und gehen einher mit Lustverlust, Scheidenausfluß, Menstruationsstörungen und Schmerzen beim Geschlechtsverkehr. Weitere vegetative Funktionsstörungen können auftreten wie Hitzewallungen, Kälteschauer, Zittern und erhöhte Temperaturempfindlichkeit und herabgesetzter Körpergrundumsatz; und weitere allgemeine Mißempfindungen wie diffuses Ziehen, Reißen, Kribbeln, Schwere oder Unruhe in den Beinen.[7]

---

[6] Die Aufzählung dieser wenigen Symptome zeigt schon, wie leicht Depressionen als körperliche Erkrankungen fehlgedeutet werden können, wenn der gesamte psychopathologische Zusammenhang übersehen wird - was dann zu den bekannten diagnostischen „Mühlen" und Fehlbehandlungen in der somatischen Medizin führt (vgl. Kapitel 3 *Häufigkeit und Verlauf*).

[7] Angesichts der vielfältigen somatischen Symptombildungen, die auf das engste mit den psychischen Symptomen verbunden sind, verwundert es, daß die *Depression als psychosomatische Krankheit* bisher wenig diskutiert worden ist (Widlöcher, 1983, 1988; Haynal et al., 1988; Weiner, 1990; Mentzos, 1995), wobei die Psychiatrie hier bezüglich der biologischen Veränderungen im Gehirn und ihrer psychologischen Korrelate schon ein immenses Wissen erworben hat. Gerade angesichts der Komplexität des Zusammenhanges von körperlichen und psychologischen (bewußten und unbewußten) Auffälligkeiten scheint mir ein psychosomatischer Ansatz zum Verständnis depressiver Störungen besonders fruchtbar zu sein.

Es seien noch zwei Bemerkungen aus psychoanalytischer Sicht angefügt. Viele Depressive gewöhnen es sich an, ihre psychotherapeutische Stunde mit einem Bericht über ihr Befinden zu beginnen, meist negativ getönt: „mir geht es nicht gut". Die körperlichen und seelischen Beschwerden - jeder Depressive hat hier sein persönliches Spektrum - werden geklagt, beklagt, und der Analytiker nimmt sie in der Gegenübertragung oft als Anklagen wahr. Die Art, in der die Patienten sprechen, hat einen vorwurfsvollen Beiklang, als ob sie der ganzen Welt, zumindest aber dem Analytiker zur Last legten, wie schlecht es ihnen geht. Ähnlich ergeht es dem Psychiater, wenn die Depressiven über die Nebenwirkungen ihrer antidepressiven Medikamente klagen, als hätte er sie ihnen persönlich zugefügt. Freuds (1916) prägnanter Satz über die Melancholiker, „Ihre *Klagen* sind ursprünglich *Anklagen*" (S. 434), entfaltet sich hier in der Übertragung. Der ursprüngliche Vorwurf der Depressiven an ihre Mutter wird lebendig. - Im Verlauf langfristiger Psychotherapien und psychoanalytischer Behandlungen treten fast regelmäßig depressive Störungen, verbunden mit Trauerprozessen auf; sie können geradezu als Anzeichen gewertet werden, daß sich etwas verändert (Will, 1994). Oftmals entwickeln die Analysanden im Zusammenhang damit körperliche Symptome aus dem oben angeführten Spektrum, die schon von Ferenczi (1912) beschriebenen passageren Symptombildungen während der Analyse.

4.2 Diagnostik nach ICD-10 und DSM-IV

Wer sich mit der Diagnostik depressiver Störungen nach ICD-10 schwer tut, mag sich damit trösten, daß er nicht allein steht. Empirische Studien zur Interraterreliabilität zeigen, daß sehr viele Diagnostiker mit der neuen Einteilung erhebliche Probleme haben und Depressive „falsch" einordnen. Insbesondere werden Patienten mit Dysthymia (neurotischer Depression) gerne fälschlich als rezidivierende depressive Episoden kategorisiert, d.h. ihre neurotische Depression wird unzutreffenderweise „wegdiagnostiziert", obwohl die Behandlungsindikation einer Psychotherapie gesehen wird. Dabei nennen 2/3 der Rater die neurotische Depression als ihre bisher häufigste Diagnose und möchten nur ungern darauf verzichten (Schüßler & Köhl, 1993; Schneider et al., 1995). Es verwundert nicht, daß die meisten Kliniker zumindest aus psychotherapeutischem Blickwinkel sich eine doppelte Buchführung angewöhnt haben (Dilling & Freyberger, 1994): einerseits für die Dokumentation für Klinik, Wissenschaft oder Krankenkasse operationalisierte ICD- oder DSM-Diagnosen zu chiffrieren, und andererseits in der klinischen Praxis die bewährte Unterteilung in organische/„endogene"/neurotische/reaktive Depressionen zu verwenden.

In der ICD-10 werden die depressiven Störungen überwiegend in die Gruppe der *affektiven Störungen* eingeordnet und von den übrigen neurotischen und psychosomatischen Störungen getrennt. Auch die Dysthymia (neurotische Depression) wird nicht bei den neurotischen Störungen angeführt, sondern bei den affektiven, was ausdrücklich begründet wird mit Annahmen der biologischen Psychiatrie über die neurobiologische Verursachung der affektiven Störungen inkl. der Dysthymie (Dilling et al., 1991). Diese Zuordnung war und ist umstritten und hängt mit der derzeitigen Übermacht deskriptiv und biologisch orientierter Psychiater („Neo-Kraepelianer") im wissenschaftspolitischen Kampf gegen psychodynamisch orientierte Psychiater zusammen (Bronisch, 1990; Brieger & Marneros, 1995). Die depressiven Störungen werden nach Symptomatik, Schweregrad und Verlauf unterteilt. So kommt die ICD-10 zu folgenden Unterscheidungen (der Überblick und die Kommentare in Klammern stammen vom Autor H.W., gestützt auf die Legende von ICD-10, Dilling et al., 1991):

F31 bipolare affektive Störung (mit wiederholten Krankheitsepisoden, mit oder ohne psychotische Symptome - die klassischen manisch-depressiven Psychosen)

F32 depressive Episode, mit der Unterteilung in
F32.0 leichte, F32.1 mittelgradige, F32.2 schwere depressive Episode (von mindestens zwei Wochen Dauer, nur bei erstmaligem Auftreten, sonst F33, mit oder ohne somatisches Syndrom, mit oder ohne psychotische Symptome) (hierher gehören die major depression, aber auch, was ein Psychoanalytiker eine psychogene oder reaktive Depression ohne relevanten Auslöser, aber mit ausgeprägter Symptomatik nennen würde)

F33 rezidivierende depressive Störung (wenn Episoden gemäß F32 sich wiederholen) mit der Unterteilung in
F33.0 gegenwärtig leichte, F33.1 gegenwärtig mittelgradige, F33.2 gegenwärtig schwere Episode (hierunter fallen z.B. monopolare Cyclothymie, saisonale Depression, rezidivierende psychogene Depression)

F34 anhaltende affektive Störungen (mit einer Dauer von mindestens zwei Jahren), dazu gehören
F34.0 Zyklothymia (zyklothyme Persönlichkeit) und
F34.1 Dysthymia (depressive Neurose, depressive Persönlichkeit, neurotische Depression).

In dem Kapitel F4 neurotische Störungen findet sich bei den Angststörungen F41 die Kategorie F41.2 Angst und depressive Störung, gemischt (in leichterer Ausprägung als eine Dysthymia mit generalisierter Angststörung; bei schwererer Ausprägung müßten diese beiden Diagnosen nebeneinander verschlüsselt werden), und in dem Kapitel F 43 Reaktionen und Anpassungsstörungen die

F43.2 Anpassungsstörungen (die herkömmlichen depressiven Reaktionen, im Gegensatz zu den Episoden F32 jedoch nur zu verwenden, wenn ein deutlicher Zusammenhang mit einem belastenden Lebensereignis besteht) mit der Unterteilung in
F43.20 kurze depressive Reaktion (nicht länger als 1 Monat), F43.21 längere depressive Reaktion (nicht länger als zwei Jahre, sonst Dysthymia F34.1) und F43.22 Angst und depressive Reaktion, gemischt.

Wer Patienten mit neurotischer Depression oder Borderline-Depression verschlüsseln will, wählt bei leichterer Symptomatik die Dysthymie (F34.1) oder bei einem Verlauf unter zwei Jahren die rezidivierende depressive Störung (F33). Wenn eine neurotische Depression gemeinsam mit einer ausgeprägten Symptomatik auftritt, ist zusätzlich eine depressive Episode (F33) zu verschlüsseln. Wenn eine neurotische Depression gemeinsam mit einer Borderline-Persönlichkeitsstörung (F60.31) auftritt (die häufige Borderline-Depression), dann sind ebenfalls beide zu verschlüsseln. Hier tritt das für Psychoanalytiker zunächst befremdliche Konzept der *„double* *depression*" in Kraft und das der *Komorbidität*: daß ein Patient an zwei verschiedenen Sorten von Depression gleichzeitig bzw. an mehreren psychischen Krankheiten gleichzeitig leiden können soll, beispielsweise einer Depression und einer Borderline-Persönlichkeitsstörung. Dieses Modell der Komorbidität betont nicht den inneren Zusammenhang der psychischen Störungen eines Menschen, sondern deren verwaltungstechnische Unterscheidung (so wie an der Kasse eines Supermarktes die einzelnen Nahrungsmittel getrennt abgerechnet werden, unbesehen der Idee des Käufers, der ein Abendessen daraus komponieren will). Die genauere Charakterisierung der einzelnen Störungen empfehle ich in den klinisch-diagnostischen Leitlinien der ICD-10 nachzulesen, diese sind sehr nützlich. Eine präzisere Fassung der diagnostischen Leitlinien findet sich in den Forschungskriterien zur ICD-10 (Dilling et al., 1994). Ich gebe hier die Kriterien für die *Dysthymie* wieder, weil sie vermutlich weiterhin die häufigste Diagnose des psychoanalytischen Therapeuten bleiben wird.

„*F34.1 Dysthymia*

A. Konstante oder konstant wiederkehrende Depression über einen Zeitraum von mindestens zwei Jahren. Dazwischenliegende Perioden normaler Stimmung dauern selten länger als einige Wochen, hypomanische Episoden kommen nicht vor.

B. Keine oder nur sehr wenige der einzelnen depressiven Episoden während eines solchen Zwei-Jahres-Zeitraumes sind so schwer oder dauern so lange an, daß sie die Kriterien für eine rezidivierende leichte depressive Störung (F33.0) erfüllen.

C. Wenigstens während einiger Perioden der Depression sollten mindestens drei der folgenden Symptome vorliegen:

1. verminderter Antrieb oder Aktivität
2. Schlaflosigkeit
3. Verlust des Selbstvertrauens oder Gefühl von Unzulänglichkeit
4. Konzentrationsschwierigkeiten
5. Neigung zum Weinen
6. Verlust des Interesses oder der Freude an Sexualität und anderen angenehmen Aktivitäten
7. Gefühl von Hoffnungslosigkeit und Verzweiflung
8. erkennbares Unvermögen mit den Routineanforderungen des täglichen Lebens fertigzuwerden
9. Pessimismus im Hinblick auf die Zukunft oder Grübeln über die Vergangenheit
10. sozialer Rückzug
11. verminderte Gesprächigkeit" (ebd., S. 111f.).

Die neueste Ausarbeitung der amerikanischen Forschungskriterien des DSM-IV (1994) bringt insofern einen Fortschritt gegenüber DSM-III-R und ICD-10 im Bereich der depressiven Störungen, als sie nach vielen Diskussionen (Überblick bei Fiedler, 1994) im Anhang die Kategorie einer *depressiven Persönlichkeit* wieder eingeführt hat, die in der psychoanalytischen Krankheitslehre eine lange Tradition hat mit der Beschreibung oraler, dependenter, masochistischer und zwanghaft-depressiver Charakterstrukturen (Hoffmann, 1979; Masling, 1986).

4.3 Differentialdiagnose - psychiatrisch, psychosomatisch und psychoanalytisch

Wir möchten uns der Ansicht Jacobsons (1975) anschließen, daß differentialdiagnostische Überlegungen für die Psychotherapieplanung in jedem Fall wichtig sind, ganz besonders wichtig aber bei schwer depressiven Patienten. Sie merkt zudem an, daß es mehr Fälle schwerer Depression gibt, als wir gerne zugeben würden, bei denen wir selbst bei großer Sorgfalt kaum sicher sein können, daß unser diagnostisches Urteil valide ist. Bei manchen kann erst eine längere Beobachtung oder eine Probebehandlung Sicherheit geben.

Die wichtigste Differentialdiagnose für die praktische psychoanalytische Arbeit ist die Abgrenzung der neurotischen Depressionen von den *„endogenen" Depressionen.* Diese werden klinisch meist unterteilt in einmalig oder rezidivierend auftretende Depressionen (monopolar)[8], bipolare manisch-depressive Psychosen, Depressionen bei schizoaffektiver Erkrankung, und „larvierte", maskierte Depressionen, die sich weitgehend durch körperliche Symptome äußert (Kielholz, 1973; eine umstrittene Diagnosegruppe). Die wichtigsten klinischen Abgrenzungskriterien der „endogenen" von den neurotischen Depressionen sind:

- phasenhafter Verlauf (mit depressiven, teils auch manischen Phasen, die sich möglichst klar von Zeiten psychischer Gesundheit und Symptomfreiheit abgrenzen lassen sollten)
- Vitalsymptome (Melancholie; vgl. unten das somatische Syndrom) und/oder psychotische Symptomatik (z.B. Wahn, Halluzinationen, Depersonalisation, Derealisation)
- familiäre Belastung (genetischer Faktor).

Diese drei Faktoren sollten in jedem Erstgespräch mit Depressiven genau abgeklärt werden. Bei vielen psychiatrischen Patienten steht die biologische Depression ganz im Vordergrund, doch gibt es andere, die ein gemischtes oder „mehrschichtiges" Bild bieten, für das Bezeichnungen wie endoreaktive/endoneurotische/endomorphe psychoreaktive Depression geprägt worden sind (zusammenfassend zur Einteilung vgl. Wolfersdorf, 1995). Da für das Erkennen der „endogenen" Depressionen bzw. Depressionsanteile die somatischen Symptome von besonderer Wichtigkeit sind, gebe ich hier die Zusammenfassung des sogenannten somatischen Syndroms nach ICD-10 (Dilling et al., 1994) wieder. In ihm sind die körpernahen depressiven Kernsymptome zusammengefaßt:

1. deutlicher Interessenverlust oder Verlust der Freude an normalerweise angenehmen Aktivitäten

---

[8] Eine interessante Hypothese geht aus von der Ähnlichkeit zwischen monopolar endogen Depressiven, larvierten Depressionen und alexithymen psychosomatischen Patienten in ihren alexithymen Eigenarten (Heerlein et al., 1989). Typisch für alle drei Gruppen seien auch in der prämorbiden Persönlichkeit ein Mangel in der Wahrnehmung und Kommunikation von Affekten und ein verarmtes Phantasieleben.

2. mangelnde Fähigkeit auf Ereignisse oder Aktivitäten emotional zu reagieren, auf die normalerweise reagiert wurde
3. Früherwachen, zwei Stunden oder mehr, vor der gewohnten Zeit
4. Morgentief
5. objektivierter Befund einer ausgeprägten psychomotorischen Hemmung oder Agitiertheit
6. deutlicher Appetitverlust
7. Gewichtsverlust (5% oder mehr im vergangenen Monat)
8. deutlicher Libidoverlust.

Zur Diagnose des somatischen Syndroms müssen mindestens vier dieser Symptome vorliegen.

Wenn bei einem Patienten eine biologisch begründete, „endogene" Depression vorliegt, heißt dies nach heutiger Ansicht auch der meisten Psychiater nicht, daß ihm eine Psychotherapie nicht helfen könnte (Wolfersdorf, 1995; Mentzos, 1994; Kahn, 1993); man wird sie vielmehr, wenn indiziert, mit einer antidepressiven Pharmakotherapie kombinieren. Bei einigen Patienten mit manisch-depressiven Psychosen und bei vielen mit gemischten endoneurotischen Depressionen kann eine analytische Psychotherapie mit großem Gewinn durchgeführt werden (bei verändertem Setting, z.B. zweistündig im Sitzen; mit begleitender psychiatrischer Pharmakotherapie).

Differentialdiagnostisch wichtig ist weiterhin die Abgrenzung *somatogener Depressionen* (Überblick bei Tölle, 1990). Damit sind die organisch bedingten Depressionen gemeint, die verursacht sind durch Erkrankungen des Zentralnervensystems, z.B. bei hirnorganisch bedingter Demenz oder bei Hirntumor (gerade bei schleichend sich entwickelnden Depressionen ist hier große diagnostische Aufmerksamkeit am Platz!), daneben die symptomatischen Depressionen bei anderen körperlichen Erkrankungen, z.B. bei Infektionen, Endokrinopathien wie Hypothyreose, bei Intoxikationen, postoperativen Zuständen, Mangelerkrankungen; schließlich Depressionen, die als Nebenwirkung mancher Medikamente, z.B. mancher blutdrucksenkender Pharmaka, auftreten.

Depressive Störungen im Zusammenhang mit *psychosomatischen Erkrankungen* sind häufig, z.B. bei Anorexia nervosa oder chronischen Schmerzsyndromen, ebenso bei vielen *körperlichen Erkrankungen*, z.B. vor und nach Herzinfarkt, bei Krebserkrankungen, bei M. Parkinson, Enzephalomyelitis disseminata (Überblick bei Cameron, 1987). Für die Differentialdiagnose sind hier regelmäßig sowohl medizinische wie psychotherapeutische Untersuchungen nötig, da die kausalen Zusammenhänge nur interdisziplinär zu klären sind - ob die Depression ein symptomatischer Begleitumstand der körperlichen Erkrankung ist (*somatogen*), ob sie einem psychischen Problem der Krankheitsverarbeitung entspringt (*psychogen*), oder ob sie einen wichtigen *psychogenen Kofaktor* für Entstehung und Verlauf der Krankheit darstellt (Indikation für eine intensive analytische Arbeit). Jedenfalls ist Depression in der klinischen Praxis sehr häufig mit anderen Krankheiten oder

Funktionsstörungen verbunden; *Komorbidität* ist eher die Regel als die Ausnahme. In psychosomatischem und lebensgeschichtlichem Zusammenhang stehen meistens auch die depressiven Zustände des Wochenbetts, der Wechseljahre und des höheren Lebensalters (Halberstadt-Freud, 1993; Delius, 1990).

Bei den depressiven Störungen ist auch eine *psychoanalytische Differentialdiagnostik* von Bedeutung. Schwerpunkt unseres Buches sind die neurotischen Depressionen; wir können deshalb hier nicht auf die Fragen ihrer psychoanalytischen Differentialdiagnose zu den manisch-depressiven Psychosen und deren psychodynamischen Aspekten eingehen. Zunächst möchten wir eine zusammenfassende Charakterisierung der *neurotischen Depression* wiedergeben, mit der wohl die meisten Psychoanalytiker übereinstimmen werden, und die die wichtigsten klinischen Merkmale wiedergibt:

> *Neurotische Depression* ist „ein depressives Verstimmungsbild mit schleichendem Beginn, insgesamt chronischem Verlauf, erhaltener Fähigkeit zu Traurigkeit und Aggressivität, erhaltener Reaktivität auf Umweltsituationen und dem positiven Nachweis aktueller und biographischer Belastungserlebnisse, die akut oder chronisch fehlverarbeitet wurden und werden" (Hoffmann, 1994, S. 129).

Die Diagnosegruppe der neurotischen Depression ist sicher nicht einheitlich, sondern heterogen. In der psychoanalytischen Literatur wurde eine Fülle unterschiedlicher klinischer Bilder beschrieben, die den engen Zusammenhang depressiver Strukturen mit anderen neurotischen „Diagnosen" zeigen. Die Typisierungen sind oft mit psychogenetischen und psychodynamischen Hypothesen verbunden und deshalb sehr subjektiv, d.h. autoren- und schulenspezifisch; ein Beispiel für die Sprachverwirrung in der klinischen Psychoanalyse und für die bisher gering entwickelte Bereitschaft zu konzeptionellen Einigungen. Einige der Typisierungen seien hier angeführt: anaklitische Depression (Spitz, 1946), anaklitische vs. introjektive Depression (Blatt, 1974), produktive und unproduktive Depression (Gut, 1989), Objekt-bezogene vs. narzißtische Depression (Glazer, 1979; Lax, 1989), Scham-Depression (Lewis, 1986), depressive Position (Klein, 1935), essentielle Depression (Marty, 1980), Abwehr-Depression (Mollon & Parry, 1984), Depression und Zwang (Quint, 1987), Überich-Depression, Es-Depression, Ich-Depression, Ichideal-Depression (Benedetti 1981; Will, 1994), paranoider Kern der Depression (Bloch, 1989), depressive Reaktion (Müller-Pozzi, 1988), Depression und Angst (Brenner, 1974, 1975; Heimann, 1974), adaptive Depression (Schmale, 1973), masochistische Depression (Berliner, 1942, 1966; Markson, 1993), hypochondrische Depression (Asch, 1966), Wut-Depression (Asch, 1966), hysterische Depression (Feigenbaum, 1926; Erickson & Kubie, 1941), Schuld-Depression (Weiss, 1944), orale Depression (Gerö, 1939), fordernde Depression, selbstzerstörerische Depression (Mentzos, 1995). Angesichts dieser bunten Vielfalt von Typisierungen möchte ich den klinischen Rahmen abstecken, innerhalb dessen sich meiner Ansicht nach alle psychoanalytischen Theorien über depressive Zustandsbilder bewegen:

1. organisch bedingte, symptomatische Depressionen

2. psychotische Depressionen oder Melancholien (affektive Psychosen; „endogene“ bipolare oder monopolare Cyclothymien - mit im psychotischen Zustand desintegrierter Persönlichkeitsstruktur nach OPD-1)
3. Borderline-Depressionen (Depressionen bei schweren Persönlichkeitsstörungen mit gering integriertem Strukturniveau nach OPD-1)
4. depressive Neurosen und depressive Persönlichkeiten auf mittlerem Strukturniveau (mit mäßig integrierter Persönlichkeitsstruktur nach OPD-1 - z.B. viele narzißtische Depressionen und psychosomatisch Depressive)
5. depressive Neurosen und depressive Persönlichkeiten auf ödipal-neurotischem Strukturniveau (mit gut integrierter Struktur nach OPD-1)
6. depressive Reaktionen auf belastende Lebensumstände.

Zu den „neurotischen Depressionen“ gemäß der oben gegebenen Definition gehören aus psychoanalytischer Sicht die Gruppen 3 bis 5, in abgeschwächter Form auch 6.

In der psychoanalytischen Krankheitslehre setzt sich immer stärker die Tendenz durch, die Krankheitsbilder nicht nur nach Symptomatik, typischen Konflikten und Psychogenese zu unterscheiden, d.h. die Gruppe der depressiven Störungen beispielsweise abzugrenzen von den Angst- oder Zwangserkrankungen. Es erweist sich zunehmend als nützlich, die Patienten außerdem nach dem Niveau ihrer jeweiligen Persönlichkeitsorganisation (-struktur, Charakterpathologie) einzuschätzen, da diese für die Indikation, das Setting und die Behandlungstechnik in der analytischen Psychotherapie von erheblicher Bedeutung ist. Oft wurden dafür neben dem psychotischen zwei weitere Strukturniveaus unterschieden: neurotisch/ödipal auf dem höheren und Borderline/Frühstörung/strukturelle Ichstörung auf dem niederen Niveau. Klinische Erfahrungen führten zu einer weiteren Differenzierung des sehr weitgespannten niederen Niveaus (Lohmer et al., 1992), die in dem *Operationalisierten Psychodynamischen Diagnosesystem OPD-1* standardisiert wurde. So liegt nunmehr eine sehr brauchbare Einteilung des Strukturniveaus unserer Patienten auf vier Ebenen der psychischen Struktur vor: gut integriert („neurotisch“), mäßig integriert („mittleres Niveau“), gering integriert („Borderline“) und desintegriert („psychotisch“) (Arbeitskreis OPD, 1996). Das heißt, daß Patienten mit einer neurotischen Depression nach Hoffmanns (1994) oben angeführter Charakterisierung je nach ihrer Persönlichkeitsstruktur einer der drei Gruppen gut/mäßig/gering integriert zugeordnet werden können. Auf die psychodynamische und klinische Unterscheidung dieser drei Gruppen gehen wir in Kapitel 6.2 genauer ein.

4.4 Psychoanalytische Diagnostik

Während in der psychiatrischen Diagnostik die „harten“ Daten von Anamnese, psychischem Befund usw. eine zentrale Bedeutung haben, setzt das psychoanalytische

Erstgespräch bei den „weichen" Daten der subjektiven Eindrücke an. Es versucht, eine Atmosphäre herzustellen, die es dem Patienten ermöglicht, sein Übertragungsangebot in einer szenischen Interaktion zu gestalten, und dadurch eine für ihn typische Beziehungskonstellation mit dem Analytiker herzustellen, welche dieser wiederum mit Hilfe seiner Gegenübertragung beantworten und reflektieren kann. Ziel ist es dabei, Informationen zu bekommen über die aktuellen Konflikte und gestörten Beziehungsmuster des Patienten, über deren unbewußte Zusammenhänge und Genese, über sein Selbstverständnis, seine Introspektionsfähigkeit und den Zugang zu seinen Emotionen, seine Ich-Funktionen und Abwehrstrukturen, über seinen Umgang mit Deutungen und die Art und Weise, wie er die Gespräche für sich nutzen kann, was prognostisch natürlich von erheblicher Bedeutung ist. Insgesamt ist die psychoanalytische Diagnostik nicht nur daran orientiert, einen „objektiven" Befund des Patienten zu erheben, sondern zugleich, prozeßorientiert die Möglichkeiten und die Prognose eines psychoanalytischen Zuganges zu erkunden, und dabei einen analytischen Prozeß einzuleiten.

Über die Technik des psychoanalytischen Erstgesprächs ist viel gearbeitet und geschrieben worden; neuere Stellungnahmen dazu finden sich beispielsweise bei Argelander (1970), Eckstaedt (1991), Thomä und Kächele (1988), Mertens (1990), Schubart (1990), Ermann (1991), Wegner (1992), Janssen und Schneider (1993), Hoffmann (1994) und in Auseinandersetzung mit der ICD-10-Diagnostik bei Janssen (1993) und Schneider und Schüßler (1993). Wir können hier nicht darauf eingehen, doch ist wesentlich, daß in der psychoanalytischen Praxis in aller Regel neben dem im engeren Sinn psychoanalytischen Erstgespräch auch eine biographische Anamnese und ein Überblick über die psychosoziale Situation, über Symptomatik, Verlauf und Krankheitsanamnese erhoben werden müssen. Methodisch sitzt der Psychoanalytiker dabei zwischen zwei Stühlen: seiner psychoanalytischen Haltung einerseits und einer eher explorativen, strukturierenden Interviewhaltung andererseits, welche natürlich das psychoanalytische Arbeiten empfindlich stört. Das daraus entstehende methodisch-technische Problem kann auf unterschiedliche Weise gelöst werden. Im Endeffekt geht es immer darum, das psychoanalytische Arbeiten nicht durch ein distanzierendes Diagnostizieren zu konterkarieren, aber dennoch zu einer realistischen und differenzierten Einschätzung des Patienten, seines Krankheitsbildes, seiner Ressourcen und der Indikation und Prognose zu kommen.

Doch nun zur psychoanalytischen Diagnostik Depressiver. In aller Regel stellen Psychoanalytiker ihre Diagnosen auf zwei Ebenen:

1. Klinische Symptomatik und Syndrome (Symptomdiagnose),
2. Persönlichkeit, psychische Struktur und Abwehrmuster (Strukturdiagnose).

In der neu entwickelten *Operationalisierten Psychodynamischen Diagnostik* (Arbeitskreis OPD, 1996) wird eine Einschätzung auf fünf Achsen vorgeschlagen. Wenn man einen Patienten auf all diesen Ebenen einschätzt, ergibt sich tatsächlich ein sehr differenziertes und brauchbares Bild: neben den klinischen Syndromen (V) und der psychischen Struktur (IV) die gestörten Beziehungsmuster (II), die Konflikte (III) und das Krankheitserleben und die Behandlungsvoraussetzungen des Patienten (I). Aus dieser Sicht ist die syndromale Betrachtung von ICD-10 nur ein Aspekt einer komplexen diagnostischen Stellungnahme. Im weiteren Verlauf wollen wir hier nicht nach diesem Schema vorgehen (ich empfehle jedoch, es im Kopf zu behalten), sondern uns der vorgängigen *subjektiven Wahrnehmung* im Erstgespräch zuwenden. Zunächst sei der erste szenische Eindruck von der Begegnung eines männlichen Psychoanalytikers mit einem männlichen Depressiven wiedergeben.

Der Patient wird von einer Kollegin, die ihn zusammen mit seiner Partnerin gesehen hatte, zu mir geschickt. Daß ich mich an den telefonischen Erstkontakt mit ihm gar nicht mehr erinnern kann, erscheint mir nachträglich als symptomatisch für seine Schwierigkeit, selbst wirklich in Erscheinung zu treten bzw. sich spürbar zu machen. Zum Erstgespräch begrüße ich einen mittelgroßen, schlanken jungen Mann, der sich leicht vornübergebeugt hält und mit seiner tonlosen Stimme und seinem traurigen Gesichtsausdruck einen sehr bedrückten Eindruck auf mich macht. Sein Name, aber auch sein dunkler Typus mit kräftigen dunklen, krausen Haaren, die sich vorne z.T. schon zu lichten beginnen, und sein dunkler Schnauzbart lassen ihn unschwer als Italiener erkennen. Obwohl bei ihm ein gewisser Akzent anklingt und er gelegentlich einmal einen geringfügigen grammatikalischen Fehler macht, habe ich nie das Gefühl, mich ihm durch einfache Worte oder eine besonders deutliche Sprechweise verständlich machen zu müssen. Erst nachdem ich mir das klar gemacht hatte, konnte ich über seine offensichtliche Sprachbegabung und Ausdrucksfähigkeit staunen.

Sein erster Satz, daß er die falsche Telefonnummer gehabt hätte, die eines Kollegen, aber mit meinem Namen, verwirrt mich. Spontan frage ich mich, ob er wirklich zu mir möchte. Bei seiner anschließenden Schilderung, daß sich seine langjährige Partnerin in einen anderen Mann verliebt habe, spüre ich stark seine innere Not und Verzweiflung. Mein Eindruck, daß er dringend einen Anker auswerfen muß, weil er in schwere Seenot geraten ist - ich ihm also helfen muß (auch wenn er nicht genau hinschauen kann, wer es da ist, der ihm hilft) - verstärkt sich noch im Verlauf der weiteren Vorgespräche. Ohne daß er mit seinen Worten dies klar gesagt hätte, habe ich das Gefühl, er könnte sich sogar umbringen, wenn er nicht gleich Halt und Stütze bekäme. Erst retrospektiv sehe ich, wie wichtig es offensichtlich für ihn war, in Anbetracht des drohenden Verlustes seiner Freundin ein Ersatzobjekt zu finden. Dabei fühle ich mich aber zu keinem Zeitpunkt irgendwie erpreßt, sondern gerade dadurch aktiviert, daß er so vieles in masochistischer Weise mit sich machen läßt (was ich anscheinend nur schwer ertragen kann).

Im Erstgespräch fühle ich mich von seiner Schilderung der Szene, wie ihn seine Mutter an seinem 3. Geburtstag ins Waisenhaus gebracht hat, sehr berührt: Ich werde unmittelbar traurig. Die auf diese Schilderung folgende spontane Erzählung eines Traumes spricht mich auf einer anderen Ebene an. *Und am Tag danach* (als er von dem neuen Freund seiner Partnerin erfahren hatte) *hatte ich einen Traum: Ich war am Meer, in einem Café. Einer hat gespielt, die Leute ein bißchen bei Laune gehalten und ein komisches Lied gesungen. Er schaute mich an: „Paß auf Deine Brieftasche auf, jemand könnte versuchen, sie Dir wegzunehmen.“ Ich dachte, das geht nicht, ich fasse nach, sie ist weg. Ich sehe jemand davonlaufen, ich renne nach; aber in dem Augenblick kommen andere Leute rein, und dann konnte ich den Typ nicht mehr erwischen.* Ich denke mir, daß er einen lebendigen Zugang zu seinem Unbewußten besitzt. Sein Traum-Selbst hat ihn sozusagen gewarnt, bzw. versucht, ihn wachzurütteln. Im Nachhinein glaube ich, daß er auf mimetische Weise gespürt haben muß, was ich von ihm erwarte bzw. „brauche“. Die innere Verbindung zwischen uns hatte sich gewissermaßen unmerklich und doch sehr rasch etabliert. Er hatte sich sozusagen schon bei mir eingenistet, bevor wir dann „offiziell“ eine Psychoanalyse vereinbarten. Als sich im Verlauf der weiteren Vorgespräche herausstellt, daß seine Partnerin von ihrem neuen Freund schwanger geworden ist, bekommen die folgenden Stunden z.T. den Charakter einer Krisenintervention. Als er sogar in Betracht zieht, das Kind seines Rivalen mit diesem und seiner Freundin gemeinsam aufzuziehen, gerate ich in Gefahr, für ihn um seine Grenzen zu kämpfen, anstatt ihm „nur“ dabei behilflich zu sein, sich selbst klarer zu werden, was er wohl möchte. (Diesen Bericht hat dankenswerterweise Dr. A. Herrmann zur Verfügung gestellt).

Ich möchte einige Aspekte an diesem Bericht diskutieren, die typisch für eine depressive Konstellation im Erstgespräch sind. Viele Depressive kämpfen über Jahre hinweg mit der Frage, ob sie sich Hilfe suchen sollten; dabei geht es ihnen sehr schlecht. Sie zweifeln, ob ihr Leiden ausreichend sei, ob sie der Krankenkasse in diesem Ausmaß zur Last fallen dürften, ob andere einen der raren Psychotherapieplätze nicht viel nötiger hätten, ob sie sich nicht einfach stärker zusammennehmen sollten, dann würde es schon wieder gehen, und brauchen oft einen Anstoß und die „Erlaubnis" von außen, um sich an einen Psychotherapeuten zu wenden. So auch dieser Patient, der nicht „für sich", sondern angestoßen durch das Handeln seiner Partnerin (neuer Freund) und ermuntert durch die Analytikerin im Paargespräch sich um eine Therapie bemüht. Am Telefon ist er ganz unscheinbar, aus Schüchternheit und depressiver Zurückhaltung - ein Hinweis auf seine Aggressionshemmung -, nachdem er vorher von der überweisenden Analytikerin noch die falsche Telefonnummer bekommen hatte. Diese Fehlleistung der Analytikerin und jene, daß der Analytiker sich an den telefonischen Erstkontakt gar nicht mehr erinnern kann, könnten Ausdruck eines sadistischen Impulses aus der Gegenübertragung sein - nicht selten reizt die freundliche Schwäche des Depressiven dazu, ihm wehtun zu wollen. Oft fühlt sich der Analytiker daraufhin selbst schuldig („warum habe ich ihn vergessen?"). Möglicherweise ist die Verhaltenheit des Patienten am Telefon aber auch Ausdruck seines eigenen Zweifels gegenüber dem Therapeuten: des typischen depressiven Ambivalenzkampfes zwischen Hilfewunsch einerseits und Autarkiestreben andererseits mit heimlichem Trotz und Selbstgenügsamkeit („ich brauche doch niemanden"). Darauf antwortet vielleicht die spontane Überlegung des Analytikers, ob der Patient wirklich zu ihm möchte. Doch könnte sich in dieser Gegenübertragung auch der innere Rückzug und die mangelnde libidinöse Besetzungkraft der Depressiven auswirken, durch die ihre Kontaktaufnahme oft soviel Schwebendes und Ungewisses bekommt.

Der äußere Eindruck des Patienten ist typisch (vornübergebeugt, tonlose Stimme, trauriger Gesichtsausdruck). Daß er so gut Deutsch kann, verwundert angesichts des Leistungswillens und der Zähigkeit der meisten Depressiven (vgl. Kapitel 1) nicht und hängt wahrscheinlich auch mit seiner starken Anpassungsbereitschaft und Einfühlungsfähigkeit zusammen. Er „glänzt" jedoch nicht mit seiner Sprachbegabung, wie es einem narzißtischen Patienten naheläge, sondern findet fast aus Versehen das Staunen und die Bewunderung des Analytikers. Dabei wünschen sich viele Depressive angesichts ihrer Selbstwertzweifel nichts sehnlicher - sie tun viel dafür, bewundert zu werden, verstecken sich jedoch gleichzeitig, aus Exhibitionsangst und Beschämung. Wenn man, früher oder später, ihre Fähigkeiten und Leistungen anspricht und würdigt, und zugleich ihren Wunsch nach Anerkennung und die übermäßige Zurückhaltung analysiert, kann dies eine recht befreiende Wirkung haben.

Der Analytiker kann die Not des Patienten gut (konkordant) nachvollziehen. Die Erzählung des infantilen Trennungstraumas (Waisenhaus) läßt ihn traurig werden, d.h. er kann sich in das Erleben des kleinen Jungen und des erwachsenen Patienten hineinversetzen. Dessen aktuelle Verlustangst wird dadurch noch lebendiger, auch der unbewußt starke Drang, den Analytiker für sich zu gewinnen. Dieser fühlt sich jedoch nicht von ihm zum „Helfen" erpreßt und genötigt, wie es bei Angstpatienten eine so häufige Gegenübertragungswahrnehmung ist. Vielmehr sieht er sich aktiviert und aufgerufen, ihn zu unterstützen und aus seiner Hilflosigkeit und seinen masochistischen Unterwerfungen zu führen. Diese dem Analytiker zugeschobene Aktivität trägt den Keim einer sadistisch-masochistischen Übertragungskonstellation in sich, wie sie in den Analysen Depressiver häufig entsteht und dann wiederum analytisch bearbeitet werden kann. Doch im Vordergrund ist hier eine positive Übertragung, in der der Analytiker als Hilfsich/Selbstobjekt/ideale Vatergestalt erscheint. Im Traum könnte dargestellt sein, wie sehr der Patient den befürchteten Verlust der Freundin auch als Selbstverlust erlebt (Brieftasche gestohlen), und zwar durch die Tat eines anderen Mannes (als Opfer einer ödipalen Konstellation). Auf der Ebene der unbewußten Kommunikation schafft er es nicht zuletzt durch die Erzählung des Traumes, den Analytiker für sich zu gewinnen. Die Einfühlsamkeit des Patienten gegenüber dem Analytiker - ein bei Depressiven häufiges Phänomen, das einerseits für die Analyse hilfreich ist, andererseits selbst der Analyse bedarf - scheint das Entstehen eines intensiven unbewußten Kontakts zwischen beiden gefördert zu haben.

4.5 Typische Gegenübertragungen im Erstgespräch

Das eben angeführte Beispiel zeigt, daß für die psychoanalytische Arbeit die individuelle Beziehungsaufnahme und -gestaltung mindestens genauso wichtig sind wie die Einordnung des Patienten in eine diagnostische Gruppe. Dabei zeigt sich, daß jeder „Fall" neu und einzigartig ist: eine höchst individuelle Konstellation zwischen diesem Patienten und diesem Analytiker in der gegenwärtigen Situation. Für die Ausbildung der analytischen Fähigkeiten ist es deshalb ungemein wichtig, eine innere Flexibilität und Breite der Denk- und Wahrnehmungsmöglichkeiten zu entwikkeln, um möglichst offen die Angebote der Patienten aufnehmen zu können. Die Gegenübertragungen sind immer mit Emotionen verbunden, die oft extrem oder einseitig wirken, aber in jedem Fall wichtige Indikatoren sind. In welcher Weise die Gegenübertragungs-Wahrnehmungen für die Interventionstechnik verwendet werden können, soll im nächsten Kapitel ansatzweise besprochen werden. Hier geht es zunächst um einige mögliche Reaktionsweisen im Kontakt mit Depressiven. Um sie nachzuvollziehen, möchte ich eine kleine Sammlung von Gegenübertragungen aus den Erstgesprächen mit Depressiven wiedergeben. Sie entstammen spontanen Aufzeichnungen nach den Interviews. Daß sie dadurch sehr subjektiv sind und wir uns damit ungeschützt zeigen, läßt sich nicht vermeiden; daß sie auf den ersten Blick eher „negativ“ klingen, muß nichts Schlechtes für die Beziehung zum Patienten bedeuten.[9]

Analytikerin mit 27jährigem Patient: „Massiver Ambivalenzkonflikt des Patienten in der ersten Stunde. Er wirkt wie eine Karikatur seiner selbst, wie wenn er jemanden spielen würde. Ich denke eher an eine stationäre Einrichtung, werde wütend auf den überweisenden Kollegen. Entscheidung für den Patienten in der zweiten Stunde, aus Interesse an seiner Geschichte und auch in dem Gefühl, vielleicht doch etwas bewirken zu können (ein Stück Bearbeitung der Ambivalenz in einer Probedeutung war möglich). Der Patient evoziert in mir Schuldgefühle und Retterphantasien und Empörung über Dritte; dies erweist sich später als eine typische familiäre Grundkonstellation. Sein Wechsel zwischen Idealisierung und Anpassung bewirkt bei mir nicht nur den Ärger auf seine Ansprüchlichkeit (‚so eine tolle Analytikerin muß mir doch Besonderes bieten können’) wie auch dazugehörige Schuldgefühle (‚kann ich ihm genug bieten?’), sondern auch ein ständiges Schwanken zwischen Ihn-loswerden-Wollen und Ihn-annehmen-Wollen“.

Analytikerin mit 33jährigem Patient: „Ich lasse mich von dem Patienten verführen, ihm viel zu erklären und ihn damit auch vom Sinn einer Therapie bei mir überzeugen zu wollen, um gegen seine Ambivalenz und seine untergründige Entwertung anzukommen, was wohl dazu führt, daß er sich schnell bei mir wohl fühlt, was aber auch bereits ein Vorbote für die kommende Analyse ist, in der der Patient jedesmal enttäuscht und verärgert sein wird, wenn er keine Tips und Ratschläge bekommt. Die Schilderung seiner kargen und kalten Mutter, gegen deren Gefühlskälte er immer und heute noch anrennt, rührt mich an. Ich denke, ‚so ein großer und kräftiger Mann, in dem das hungrige Kind immer noch nach Zuwendung und Liebe schreit’. Seine spürbare zwanghafte Abwehr läßt mich vermuten, daß es nicht einfach werden könnte, mit ihm an seine massiv abgewehrten Gefühle zu kommen, aber ich bin zuversichtlich, als er ausdrücken kann, daß er ein warmes Gefühl mir gegenüber hat. Von Anfang an habe ich aber auch bei ihm die Phantasie, er wird über kurz oder lang davonlaufen, wenn ich ihn nicht so füttere, wie er es will.“

Analytikerin mit 25jähriger Patientin: „‘Ach du je’ - ist mein erster Eindruck beim Sehen einer lächelnden, merkwürdig unpersönlichen ‚grauen Maus’, die im Gespräch auf meinen Startschuß wartet. Einerseits werde ich immer wieder dazu verführt, über sie hinwegzusehen, als wäre nichts; andererseits evoziert sie in mir mütterliche Gefühle, sie zu bemuttern, für sie das Klima zu schaffen, in dem es ihr möglich sein könnte, die mühsam zurückgehaltenen Affekte (Freude wie Angst wie überhaupt alles) zu äußern. Diese Bemutterungsgefühle wechseln ab mit Phasen von großer Langeweile und von Desinteresse. Ich entscheide mich für die Patientin, weil sie sehr verändert ist in dem Moment, wo ein Zugang zu ihren Affekten gefunden werden kann.“

[9] Vgl. dazu die Diskussion im Anschluß an die Vignetten. Diese stammen von Mitgliedern unserer Arbeitsgruppe, daneben von Psychoanalytikerin Edith Geus, der wir für ihre Mitarbeit danken. Hier geht es zunächst um die Phänomenologie der Gegenübertragung bei Depressiven. Was sie über die Patienten und über ihre jeweilige Beziehung zum Analytiker aussagt, und wie man sie behandlungstechnisch einsetzen kann, wird in Teil III *Behandlungstechnik* ausgeführt. Ich habe die Vignetten nach dem Geschlecht von AnalytikerIn und PatientIn geordnet, so daß sich nebenher ein Eindruck von geschlechtsspezifischen Unterschieden ergeben kann. Die Daten der PatientInnen haben wir aus Gründen des Persönlichkeitsschutzes so verändert, daß sie nicht mehr identifiziert werden können.

Analytikerin mit 34jähriger Patientin: „Interessierter Respekt vor ihrer Lebensbewältigung. Angst vor Durchbrüchen aggressiver und gewalttätiger Art. Selbstzweifel, ob es zu schaffen ist.“

Analytikerin mit 52jähriger Patientin: „Die Patientin hat schon einige Therapievorerfahrungen und möchte unbedingt zu mir; ich empfinde etwas Manipulatives, daß sie sich bei mir reindrückt, obwohl ich eigentlich keinen Platz frei habe, und man kriegt sie dann nie wieder raus. Ich fühle mich herausgefordert, geschmeichelt und leicht mißtrauisch skeptisch beäugt; fühle mich bedrängt, und gleichzeitig, daß ich sie doch nicht mehr wegschicken kann. Sie kämpft um mich, indem sie sich unterwürfig anbietet; dabei wird in ihrer Ansprüchlichkeit auch unterschwellige Aggression spürbar. Sie bemerkt wie nebenbei: ‚Da ist ja ein Fleck auf ihrem Teppich!'. Für mich typisch der depressive Beziehungsmodus: vorwurfsvoll klagend, dabei ansprüchlich, negatives Selbstbild und negative Erwartungshaltung. Wahrgenommener Ärger wird gegen sich selbst gewendet, aber im Kontakt emotional spürbar.“

Analytikerin mit 45jähriger Patientin: „Ich fühle mich bedrängt, sofort schuldig, wenn ich sie nicht nehmen würde, überfordert, da die Patientin im ersten Gespräch derartig weint, daß zusammenhängende Sätze überhaupt nicht möglich werden. Entscheide mich erst nach dem zweiten Gespräch für sie.“

Analytikerin mit 42jähriger Patientin: „Ich bin einerseits zwiespältig, ob ich die Pat. nehmen möchte, hoffend, sie möge die Kollegin aufsuchen. Andererseits beeindruckt mich ihre Zähigkeit, ‚dranzubleiben', als ob sie mir damit sagen wolle, nur ich könne ihr helfen. Die bei mir ausgelöste Unlust und Ambivalenz wird da geringer, wo es möglich wird, mit der Pat. zu besprechen, wie sie mit der Kollegin und anderen Angeboten umging, nämlich, daß sie sie gleich verunmöglicht hat und für sich überhaupt nicht erprobt. Daß es möglich war, dies zu bearbeiten, wie auch, sie in den Affekten besser zu erreichen, wie auch das Lächeln bei belastenden Details ihrer Biographie zu hinterfragen, läßt mich hoffen, mit ihr arbeiten zu können.“

Analytikerin mit 32jähriger Patientin: „Ich will sie eigentlich nicht nehmen, weil ich etwas Mühsames spüre; andererseits rührt sie mich. Ich spüre unter ihrer massiven Abwehr auch ihre Not. Es gestaltet sich eine Art Machtkampf um die Stundenzeiten, in dem ich (zunächst) unterliege, weil ich mich zu einer sehr späten Stunde überreden lasse.“

Analytiker mit 27jähriger Patientin: „Sie ist freundlich, lächelt oft, weint schnell. Will es mir recht machen. Manchmal empfinde ich sie nervend, beziehe das auf ihre grelle Stimme. Es ist wohl die (An)klage, die ich spüre: ‚Ich bin so gut, Ihr seid so schlecht zu mir.' Bei aller Einpassung, die sie praktiziert, hat sie auch etwas Dominantes: Sie will, daß es einem gut geht, und will das unbedingt durchsetzen. Hinterher habe ich das Gefühl, daß ich ihr zuviel zugemutet habe; leichte Schuldgefühle. Manchmal fühle ich mich wie gelähmt. Ich vermisse ihre Aggressionen. Sie wirkt auf mich wie ein sauberes Mädchen aus der Wäschewerbung.“

Analytiker mit 32jähriger Patientin: „Ich spüre einen starken Drang der Patientin, Geborgenheit zu finden und sich anlehnen zu können. Oft schaut sie mich so intensiv und fragend an, daß es mir zuviel wird und ich meinen Blick abwenden muß. Dabei empfinde ich weniger eine Kontrolle, als vielmehr einen drängenden Wunsch nach Sicherheit und Orientierung. Ich denke, wenn ich sie ablehnte, wäre sie extrem enttäuscht, doch ich sehe auch überhaupt keinen Grund dafür, sondern fühle mich schnell von ihr gewonnen. Sie wirkt verschämt und scheu, überspielt aber die aufkommende Befangenheit zwischen uns durch Aktivität. Sie wundert sich selbst, wie unternehmungslustig, neugierig, voller Elan und Erwartung sie bezüglich der Analyse sei. Sie hat Humor, was mir gut gefällt. Doch manchmal ist sie wie maniform aufgedreht; als ich es anspreche, kann sie darauf eingehen und entspannt sich.“

Analytiker mit 40jährigem Patient: „Der Patient schaut unsicher-fragend, ist bemüht, es ‚recht' zu machen. Im Gespräch neigt er dazu, sich zu überfordern und mehr von sich preiszugeben, als er psychisch verkraften kann. Entsprechend abrupt ist dann sein Rückzug. Am Ende kann er sich nur schwer trennen und ist verstört. Ich fühle mich unbehaglich. Er steht unter hohem Leidensdruck, signalisiert aber zugleich Ablehnung. Er ist spürbar aggressionsgehemmt. Ich möchte ihm gerne helfen, daß er lockerer wird, scheitere aber damit völlig."

Analytiker mit 38jährigem Patient: „Ich kann das Ausmaß seiner Klagen und Beschwerden, von denen er breit erzählt, nicht ganz ernst nehmen und denke: ‚Er ist doch gesund und intelligent, was beklagt er sich eigentlich?'. Ich bin gefangen von seinem Gesichtsausdruck, der verhärmt wirkt, mit verkniffenen Lippen, ernst, und empfinde jede fröhliche Regung wie ein Geschenk. Er erscheint mir emotional weich und anhänglich hinter seiner abweisenden bissigen Schale. Ein interessanter Mensch mit sehr guter Selbstbeobachtung, der seine Wahrnehmungen gut in Worte fassen kann. In seiner sehr zuvorkommenden und höflichen Art wirkt er fast skurril."

Analytiker mit 27jährigem Patient: „Ich möchte oft mitschweigen (der Patient schweigt viel), schweife ab, werde müde und will ihn am Stundenende schnell loswerden (stehe rasch auf, während er noch sitzt, um ihn dadurch zum Gehen aufzufordern). Ich fühle mich oft von ihm hängengelassen. Wenn ich etwas gesagt habe, habe ich oft das Gefühl, zuviel gesagt zu haben, möchte am liebsten nichts gesagt haben oder das Gesagte zurückholen. Ich habe oft die Phantasie, daß meine Interventionen in einen weit geöffneten Mund hineinfallen, ohne daß er Saug- oder Schluckbewegungen machte - meine Worte sind einfach in ihm verschwunden, ohne daß er davon auch nur ein bißchen satt geworden wäre."

Analytiker mit 30jährigem Patient: „Er wird mir angekündigt als ein ‚ganz Netter'. Er tut mir Leid mit seinen hängenden Schultern und seinem hoffnungslosen Körperausdruck, wie er da in seinem Stuhl hängt. Ich fühle mich aufgerufen, ihn aufzumuntern und ihm zu innerer Stärke zu verhelfen - ‚das werden wir schon packen zusammen'. Ich habe die Phantasie, daß er sich am Ende der Analyse aufrecht und stolz von mir verabschieden kann. Tatsächlich finde ich ihn recht nett, einen ‚guten Charakter', und kann mich gut in ihn einfühlen. Doch bin ich zunehmend enttäuscht, da ich von ihm stärkere Emotionen, vielleicht auch Tränen erwarte, er jedoch unangemessen ‚sachlich' bleibt (anale Affektisolierung). Daneben ärgere ich mich zunehmend über ihn, daß er sich trotz seiner Freundlichkeit mir gegenüber über fünf Vorgespräche hinweg nicht entscheiden kann, ob nun Analyse, und ob bei mir, und immer neue Entscheidungsprobleme und Unsicherheiten findet."

Aus diesen vielfältigen Erstgesprächs-Situationen mit neurotisch Depressiven möchte ich - zusammenfassend - die Gegenübertragungswahrnehmungen in folgender Weise typisieren:

1. Das Leise, Zurückhaltende, oft Passive der Depressiven weckt im Analytiker den *Drang, Aktivität zu entfalten.* Er reicht von dem Bedürfnis, genau zuzuhören, viel zu fragen und zu sagen, viel zu erklären, dem Patienten ein förderliches Klima zu schaffen oder ihn seinen Bedürfnissen gemäß zu „füttern" bis zu heftigen Bemutterungs-Phantasien. Bei männlichen Patienten entsteht der Wunsch, sie aufzumuntern, ihnen Kraft zu geben, einen „richtigen Mann" aus ihnen zu machen. Bei Partnerkonflikten möchte man gerne für die Patienten eintreten, sie unterstützen gegen die Partner oder gegen eigene selbstschädigende Tendenzen. Retterphantasien - man fühlt sich aufgerufen, den Patienten aus seiner unerfreulichen Situation zu retten - sind nicht selten. Gelegentlich wird durch den Aktivitätsdrang eine viel schmerzlichere Gegenübertragung abgewehrt: die Wahrnehmung von *Mutlosigkeit, Hoffnungslosigkeit und Depotenzierung* nicht nur am Patienten, sondern auch im Analytiker selbst.

2. Meist empfindet der Analytiker, daß sich nach anfänglichen Schwierigkeiten eine *schnelle Bindung* zu den Depressiven entwickelt; diese scheinen die Fähigkeit zur Herstellung einer intensiven Objektbeziehung zu besitzen. Bei manchen Patienten wird schnell eine *warmherzige, positive Grundeinstellung* väterlicher oder mütterlicher Ausprägung evoziert: „nett; ich mag sie/ihn; Interesse an seiner Geschichte; rührt mich an; schnell von ihr gewonnen". Bei vielen wird diese Bindung jedoch nicht nur als angenehm und erleichternd erlebt: „Ich kann sie nicht mehr wegschicken, das würde ihr zu weh tun. Ich fühlte mich sofort schuldig, wenn ich sie nicht nehmen würde. Ich fühle mich *eingefangen* und kann da nicht mehr raus. Ich habe keine Freiheit mehr, mir die Indikation usw. zu überlegen, muß ihm irgend etwas anbieten".
3. Oft entsteht eine sehr *ambivalente Gefühlseinstellung* gegenüber dem Depressiven. Einerseits fühlt sich der Analytiker idealisiert, emporgehoben („Der einzige, der noch helfen kann. Der einzige, der paßt"); andererseits empfindet er indirekte Kritik, Herabwürdigung, Entwertung, Zweifel und Zögern („Doch der richtige? Vielleicht doch nicht genügend? Was wert?"). Dies spiegelt sich in den häufigen eigenen *Zweifeln*, ob man den Patienten wirklich gerne nähme oder lieber nicht, oder nur gezwungenermaßen aus schlechtem Gewissen usw.
4. Der häufige *Ärger* in der Gegenübertragung wird mit der Wahrnehmung untergründiger, indirekt vom Patienten ausgehender Aggression in Zusammenhang gebracht. Die Patienten werden als zwingend oder kontrollierend erlebt, ihre Affekte zurückhaltend bis sich verweigernd; gleichzeitig anspruchsvoll bis bedrängend; sie erwarten und fordern - oft nur atmosphärisch spürbar - besonders viel hinter ihrer Bescheidenheit; sind schnell enttäuscht und machen indirekte Vorwürfe; klagen viel und klagen an; entwerten sich selbst oder sind überheblich, was alles Ärger beim Analytiker auslöst. Dieser wiederum kann seinen Gegenübertragungsärger agieren durch solch beliebte Vokabeln wie „Versorgungshaltung/Ansprüchlichkeit/Verweigerungshaltung", die er dem Depressiven an den Kopf wirft.
5. *Schuldgefühle und Selbstzweifel* in der Gegenübertragung sind ebenfalls häufig und nicht verwunderlich („ungenügend, uneinfühlsam, zu wenig, zu schlecht, zu versagend etc.").
6. Oft wird eine Neigung der Depressiven zu starker Anpassung bis Unterwerfungsbereitschaft wahrgenommen („Aggressionshemmung"): Die Patienten versuchten, freundlich und zuvorkommend zu sein, es recht zu machen; sie übertrieben es aber und seien dadurch nicht zu fassen, entzögen sich, wichen aus. In der Gegenübertragung entsteht ein Gefühl der *Lähmung* („vermisse Aggression") oder *Langeweile* oder *sadistischer Impulse*, zu provozieren, zu quälen und reinzuhauen. Daneben kann der Analytiker Desinteresse, Leere („schweife ab, werde müde"), etwas Mühsames oder Unpersönliches empfinden, was mit dem Rückzug der Patienten oder einer depressiven Alexithymie zusammenhängen kann.

Sexuelle Gegenübertragungen fehlen fast völlig in den Erstgesprächen. Die in diesem Kapitel beschriebenen Gegenübertragungen sind extreme Spitzen in der Wahrnehmung Depressiver durch ihre Analytiker. Sie könnten das Mißverständnis aufkommen lassen, die Beziehung zu Depressiven im Erstgespräch sei geradezu monströs in ihren negativen und unerfreulichen Aspekten. Bei unserer Sammlung fällt auf, daß fast ausschließlich komplementäre (d.h. nicht-übereinstimmende, entgegengesetzte) und kaum konkordante Gegenübertragungen wiedergegeben wurden. Dieser negative Eindruck stimmt in der Realität nicht, denn in den meisten Erstgesprächen mit Depressiven, und in allen, die zu einer gemeinsamen analytischen Arbeit führen, überwiegen die positiven Aspekte der Beziehung die negativen bei weitem[10]; wenn nicht, müßten die positiven zunächst freigeräumt werden, sonst wäre eine erfolgreiche Therapie überhaupt nicht möglich. Es geht ja nicht nur um neurotische Übertragung und verzerrte Beziehung, sondern auch um ein als verständnisvoll und hilfreich erlebtes Miteinander in der analytischen Arbeit.

4.6 Zur Interventionstechnik im Erstgespräch mit Depressiven

So unterschiedlich jeder „Fall" ist, so individuell jede Konstellation von Übertragung und Gegenübertragung im Erstgespräch, so wenig lassen sich auch allgemeine Regeln für das angeben, was der Analytiker spricht. Seine Grundhaltung ist klar: eine der Offenheit, des Interesses, des Zuhörens und Verstehenwollens. Seine verbalen Interventionen können Fragen sein (möglichst nicht in Frageform formuliert), Bestätigungen, Zusammenfassungen, Klärungen, Konfrontationen, und vor allem, als wichtigste psychoanalytische Intervention, Deutungen. Strenge Techniker unter den Analytikern stellen die Deutungen ganz in den Vordergrund. Die mannigfachen Wahrnehmungen und Gedanken im Analytiker (vgl. die oben angeführten Vignetten) ermöglichen ihm enorm viele potentielle Interventionen. Er wird diejenigen davon auswählen, die das aktuell Wichtigste, die „psychische Oberfläche" und den „point of urgency" beim Patienten ansprechen und die dieser vermutlich produktiv verarbeiten kann. Im Gegensatz zur psychiatrischen Diagnostik wird der Patient im Erstgespräch nicht objektiv betrachtet, sondern mit dem Analytiker gemeinsam in eine menschliche Beziehung verwickelt. Die Tätigkeit des Analytikers liegt nicht zuletzt darin, ihn zu dieser Verwicklung zu „verführen" (Grunert, 1989). Wiederum möchten wir anhand eines klinischen Beispiels diskutieren, wie sich die Gesprächsführung mit einem Depressiven in einer Serie von Erstgesprächen gestalten kann. Ich fasse es zusammen aus dem Buch Eckstaedts (1991); es sind die Erstgespräche

[10] Offenbar lag es uns hier nahe, zusammenzufassen, wo wir uns nicht einfühlen konnten, und wegzulassen, wo wir einen Zugang zur Not unserer Patienten finden konnten. Möglicherweise hängt das damit zusammen, daß in der Gegenübertragung bei Depressiven nicht selten ein Ärger-„Überschuß" verbleibt, selbst bei ausreichender Verarbeitung der Gegenübertragung durch den Analytiker, der dann in solchen eher negativen Charakterisierungen kathartisch abgeführt wird. Vielleicht kommt darin auch zum Ausdruck, daß der Therapeut im Umgang mit Depressiven das Negative und Aggressive als eine Belebung empfinden und festhalten kann, als eine Kraft, die in der analytischen Arbeit zum Motor der Heilung wird.

der Autorin mit einem 20jährigen Studenten unter der Überschrift „'Der Schatten des Objekts fiel... auf das Ich'. Melancholie eines Ersatzkindes" (S. 85-102). Die Kommentare in Klammern stammen von mir (H.W.).

Der erste Satz des jungen Mannes war, nach einem kurzen Augenblick: „Ich habe keinerlei Beziehungen, weder zu Menschen noch zu Dingen". Dann schwieg er. Er schwieg beharrlich weiter, und die Analytikerin fühlte sich schließlich aufgerufen, aktiv zu werden und ihm vorsichtig Fragen zu stellen in Form von Vermutungen, wie sein Leben aussehe und weshalb er gekommen sein mochte („offene" Fragen). Er reagierte nicht; in ihm herrschten offenbar depressive Stimmung und Apathie. Schließlich redete er doch über sein einziges Interesse, die Musik, daß er Choreograph werden wolle, daß er aber durch mehrere Aufnahmeprüfungen gefallen sei. Die Analytikerin war irritiert durch sein häufiges Schweigen und — durch das Unwirkliche und Undeutliche im Kontakt. Sie bot ihm, „um endlich Anker zu werfen", und unwillkürlich (d.h. spontan aus der unbewußten Gegenübertragung heraus) als Erklärung für seine nicht bestandenen Aufnahmeprüfungen die Frage an, ob er verwöhnt worden sei. Überraschend ging er darauf ein und bejahte, und begann dann über seine Familie zu erzählen (offenbar hatte ihre Frage einen Widerstand bei ihm gelöst). Eine Fehlleistung - er habe vier, nein drei Schwestern - ließ sie überrascht und interessiert schauen (eine nonverbale Intervention), woraufhin er erstmals seinen Bruder erwähnte - das vierte Geschwister -, der zwölfjährig an Leukämie gestorben war; der Patient war damals neun gewesen.
Er sprach immer ausführlicher und immer emotionaler von dessen Krankheit und Tod, und die Analytikerin hörte nur noch zu. Nun hatte er doch eine intensive Beziehung zu ihr herstellen können. Zum Ende der Stunde sagte sie, sie müßten jetzt ein Ende finden, und schlug ihm einen Termin in wenigen Tagen vor. Er reagierte nicht darauf, und sie fühlte sich veranlaßt, wie zum Trost für ihn, ihm zu sagen, daß er sicher analytische Hilfe brauche (aus einem spontanen Schuldgefühl heraus, ihn so abrupt aus dem Kontakt herauswerfen zu müssen, und das angesichts der Verlustthematik?). Er ging auf den Termin ein, sagte sonst jedoch nichts; sie hätte ihm am liebsten noch eine Deutung dieser Verabschiedungs-Inszenierung mit auf den Weg gegeben, verzichtete jedoch darauf, da er in der knappen Zeit wahrscheinlich nicht mehr hätte verstehen können, was sie meinte.
Zu Beginn der zweiten Stunde fragte er, ob er das letzte Mal nicht irgend etwas hätte liegenlassen, er sei sich ganz sicher gewesen, wisse aber nicht, was; sie versicherte ihm, nichts gefunden zu haben (klärende Intervention). Er berichtete, weiterhin zögernd und mit vielen Pausen, daß seine Eltern ihn immer an den Platz des Bruders gestellt hätten; daß er das Ersatzkind war und an der Stelle des Bruders verwöhnt worden sei und mit hohen Erwartungen konfrontiert. Die Analytikerin sagte ihm, daß er wohl in der letzten Stunde, durch das Sprechen über den Tod des Bruders, den Bruder bei ihr gelassen habe (Übertragungsdeutung). Ein bewegtes Gespräch zwischen beiden entfaltete sich über seine Beziehung zu dem Bruder, zu den Eltern und zu sich selbst. Einen Tag vor seinem Tod hatten die beiden sich noch eine Kissenschlacht geliefert - die Analytikerin vermutete bei dieser Erzählung unbewußte Gedanken der Schuld am Tod des Bruders, behielt die Überlegung jedoch für sich für einen späteren Zeitpunkt, weil sie ihn jetzt damit überfordert hätte. Statt dessen sagte sie zu ihm am Ende der Stunde: „Aus weiß muß schwarz werden". Er war beide Male fast ganz weiß gekleidet gewesen, was ihr sehr aufgefallen war, und sie meinte damit, daß Trauer getragen werden müßte von ihm, Trauer um den Bruder, aber auch Trauer um seine eigene besondere, unwirkliche Rolle als Brudersatz (d.h. sie deutete ihm die jahrelange Verleugnung des Todes, des Verlustes und des Schmerzes und der sekundären Gratifikationen dafür als Abwehr seiner Trauer; gleichzeitig zeigte sie ihm ihr Verständnis und teilte ihm mit, daß es einen Weg aus seiner depressiven Erstarrung gebe).
Sie hatten noch eine dritte Stunde vereinbart. Er kam jedoch vor diesem Termin in die Praxis, mit schneeweißem Gesicht, und sagte mit leiser Stimme, er könne nicht mehr, er glaube, daß er sterben müsse, er müsse eingeschlossen werden, um vor sich selbst bewahrt zu sein. Sie solle ihn in eine Klinik bringen. Die Analytikerin hatte eine so stürmische Entwicklung nicht erwartet. Sie versuchte, mit ihm zu reden, bot ihm an, er könne täglich wieder zu ihr kommen, doch er

bestand auf der Klinik. Schließlich vermittelte sie ihm kurzfristig einen stationären Aufenthalt zur Krisenintervention (strukturierende Interventionen). Zwei Wochen später kam er in viel besserem Zustand wieder zu ihr; sie begannen umgehend die analytische Behandlung.

Ich habe die Erstgespräche zusammengefaßt mit Blick auf die Interventionen der Analytikerin. Sehr schön wird meiner Ansicht nach deutlich, in welcher Mischung aus vorbewußt geleiteter Spontaneität, feiner Beobachtung und Einfühlung, theoretischer Überlegung und klinischer Erfahrung sie ihre Äußerungen setzt. Einige Erwägungen zur Diagnostik, Indikation und Prognose sind implizit darin enthalten (in ihrem Originaltext sind sie klarer erkenntlich). Vor allem aber zielen sie von Anfang an darauf ab, einen emotionalen Kontakt zu dem Patienten zu finden und einen analytischen Prozeß einzuleiten, der ihn schließlich zentral berührte. Daß diese psychoanalytische Arbeitstechnik durch eine strukturierende diagnostische Exploration empfindlich gestört würde, ist klar.

4.7 Zusammenfassung

Die psychoanalytische Diagnostik Depressiver hat zwei Ziele. Zum ersten geht es darum, dem Patienten eine *persönliche Begegnung* mit dem Analytiker zu ermöglichen und eine intersubjektive Szene entstehen zu lassen, in der Übertragung und Gegenübertragung sich entwickeln können und der Patient selbst in seiner Präsentation und seiner Beziehung zum Analytiker sich erleben kann. Dies dient der Entfaltung eines *analytischen Prozesses* schon in den Vorgesprächen, der Klärung der Frage, wie der Patient mit der analytischen Verfahrensweise zurechtkommt, und der Klärung der weiteren Frage, ob dieser Patient und dieser Analytiker „miteinander können" (subjektive Indikation). Unter diagnostischem Gesichtspunkt dient es weiterhin der *Beziehungsdiagnostik*, *Konfliktdiagnostik* und *Strukturdiagnostik*: Gesucht wird nach dem für den Patienten typischen Beziehungsmodus, nach typischen Verhaltensweisen, Denkweisen und Emotionen (vgl. Kapitel 1), typischen Konflikten und Abwehrmustern (vgl. Kapitel 6) und nach spezifischen Gegenübertragungen. In der psychoanalytischen Differentialdiagnose wird das *Niveau der Persönlichkeitsorganisation* bestimmt, das für Indikation, Setting, Behandlungstechnik und Prognose von erheblicher Bedeutung ist. Durch die spontanen Erzählungen zur *Biographie* verbinden sich diese diagnostischen Perspektiven zu der unverwechselbaren Gestalt dieses einen Patienten, der uns gegenübersitzt.

Zum zweiten geht es um eine *objektivierende (klinisch-psychologische und psychiatrische Einschätzung)* des Patienten zur Präzisierung von Indikation und Prognose der geplanten Psychotherapie. Sie ist bei Depressiven besonders wichtig - wegen der Vielfalt und unterschiedlichen Ätiologie depressiver Syndrome. Hier sind die diagnostischen Kategorien von klinischer Symptomatik, Krankheitsverlauf, psychiatrischer und psychosomatischer Differentialdiagnose von Bedeutung. Die Patienten mit einer neurotischen Depression werden in der Terminologie der ICD-10 die Diagnose einer *Dysthymia* erhalten, oder einer Dysthymia mit depressiver Episode, einer Dysthymia bei Borderline-Persönlichkeitsstörung, von Angst und depressiver Störung gemischt, oder einer depressiven Reaktion. Zur Illustration fügen wir noch das praktische Beispiel einer Diagnosenstellung an, wie wir sie in unserer klinischen Arbeit und für die Krankenkassenanträge verwenden, mit Symptomdiagnose (standardisiert nach ICD-10) und Strukturdiagnose (standardisiert nach OPD-1):

1. Chronische depressive Symptomatik (ICD-10: Dysthymia). Ausgeprägte Ein- und Durchschlafstörungen. Häufiger Spannungskopfschmerz. Chronische Rückenschmerzen bei Skoliose, V.a. psychosomatisches Schmerzsyndrom.
2. Narzißtisch-depressive Persönlichkeit mit analer Abwehr. Mäßig integrierte Persönlichkeitsstruktur (OPD-1).

5
Ätiologie und Psychogenese

Herbert Will

Eine der psychoanalytischen Grundannahmen lautet, daß psychische Störungen des Erwachsenenalters in frühkindlichen Erfahrungen begründet sind und mit pathogenen Verarbeitungen zusammenhängen. Dies gilt auch für die depressiven Erkrankungen, soweit sie nicht rein somatogen sind. Das heißt, daß aus der frühen Entwicklung heraus pathologische Charakterzüge, neurotische (dysfunktionale) Konfliktlösungen und Störungen in der psychischen Strukturentwicklung angenommen werden, die im Erwachsenenalter zur depressiven Erkrankung prädisponieren. Bei manchen, den neurotisch Depressiven, stehen sie im Vordergrund, bei anderen ergibt sich eine Interaktion mit biologischen und/oder sozialen Belastungsfaktoren in der Entwicklung und im aktuellen Krankheitsbild. Die psychoanalytischen Aussagen zur Ätiologie und Psychogenese von Depressionen stammen aus drei Quellen:

1. aus den *Erinnerungen und Rekonstruktionen* erwachsener Depressiver über ihre Kindheit, von denen sie uns in den Erstinterviews und Behandlungen erzählen. Über diese Erinnerungen liegt auch eine Fülle retrospektiver empirischer Studien vor (Überblick bei Bemporad & Romano, 1993; Söldner, 1994),

2. aus den speziell psychoanalytischen Erkenntnissen, wie sie sich in *der Übertragung und Gegenübertragung* angesichts der analytischen Situation ergeben. Aus ihnen erfahren wir etwas über die psychischen Repräsentationen frühkindlicher Erfahrungen und Beziehungserlebnisse der Depressiven, wie sie in der Beziehung zum Analytiker aktualisiert werden,

3. aus der psychoanalytischen *Entwicklungspsychologie*, die inzwischen großenteils empirisch fundiert ist (Überblick bei Mertens, 1992; Kapfhammer, 1995), und aus dem neuen Forschungszweig der empirischen *Entwicklungspsychopathologie* (Cicchetti & Toth, 1992).

Im Folgenden möchte ich einige Befunde zur Ätiologie der depressiven Störungen zusammenfassen und dann auf die Psychogenese und die Psychodynamik (Kapitel 6) eingehen. In der psychoanalytischen Literatur wird oft nicht klar zwischen diesen drei Bereichen unterschieden. Ich verwende *Ätiologie* hier als Bezeichnung für die ursächlichen Faktoren exogener oder endogener Art, die eine depressive Entwicklung verursachen oder verstärken - z.B. einen frühkindlichen Objektverlust oder eine depressive Mutter. Mit *Psychogenese* bezeichne ich die innerpsychische Verarbeitung dieser ätiologischen Faktoren und die unbewußte Beteiligung an ihnen. Sie bewirkt die depressive Struktur- und Persönlichkeitsentwicklung mit ihren pathologischen Konfliktlösungen, etwa eines überstrengen Überichs mit häufigen Schuldgefühlen, oder einer Tendenz zum hilflosen Rückzug in Belastungssituationen. Von manchen populären Autoren wie Miller oder Masson wird diese Psychogenese geleugnet; sie behaupten, traumatische Eingriffe in der Kindheit führten direkt zu seelischen Verletzungen und Pathologie - „was hat man dir, du armes Kind, getan?" Mit dieser simplen Kausalidee schließen sie die inneren Konflikte des „Opfers" aus und verbinden die Ätiologie unter Umgehung seines Innenlebens direkt mit dem Leiden des Erwachsenen. Es gibt für sie deswegen im Grunde auch keine Psychodynamik. Psychodynamik verwenden wir hier als Bezeichnung für die psychischen Mechanismen, Abwehrkonstellationen und Konfliktlösungsmodi des erwachsenen Depressiven, wie wir ihn kennenlernen - sein Gegenwartsunbewußtes nach Sandler und Sandler (1984) im Gegensatz zum Vergangenheitsunbewußten der Psychogenese.

Wenn wir hier die psychoanalytische Sicht hervorheben und überwiegend auf die unbewußten Prozesse mit ihren emotionalen und Beziehungsaspekten eingehen, heißt das natürlich nicht, daß andere Dimensionen des Psychischen nicht existierten und wichtig wären: die der bewußten Kognitionen und der Verhaltensstereotypien etwa, wie sie in den kognitiven und verhaltenstheoretischen Depressionsmodellen im Vordergrund stehen (Hautzinger & de Jong-Meyer, 1994). Vielmehr müßten sie sich bei genügender theoretischer Durchdringung mit den unbewußten Vorgängen verbinden lassen, denn die Psyche des Depressiven ist eine einheitliche, sie ist nicht so disparat, wie die Depressionstheorien es derzeit sind. Eine interdisziplinäre Diskussion der Depression steht jedoch erst am Anfang (Basch, 1975; Cornell, 1985; Freedman, 1986; Willick, 1990; Blatt & Maroudas, 1992).

Ich möchte noch eine Bemerkung anfügen zu den Unterschieden in der Psychogenese und Psychodynamik verschiedener Untergruppen von Depressionen (psychotisch/Borderline/mittleres Niveau/neurotisch): Die klassischen psychoanalytischen Untersuchungen von Abraham (1912, 1916, 1924), von Freud (1916) und Radó (1927) waren von der Analyse überwiegend manisch-depressiver Patienten ausgegangen und hatten implizit postuliert, daß deren Psychogenese und Dynamik für alle Depressiven zuträfe und daß es nur quantitative Unterschiede gäbe zwischen ihnen - eine Ansicht, der auch Fenichel (1931, 1945) in seiner großen Neurosenlehre folgt und die noch heute gelegentlich vertreten wird (z.B. Kutter, 1967). Jacobson (1971) demgegenüber hat komplexer argumentiert, aufgrund ihrer intensiven klinischen Studien und der Integration triebtheoretischer, ichpsychologischer und objektbeziehungspsychologischer Perspektiven. Sie hat die heute weitgehend akzeptierte Ansicht formuliert, daß der depressive Grundkonflikt in allen depressiven Zuständen gleichartig zu sein scheint, daß es daneben jedoch erhebliche strukturelle und entwicklungsdynamische Unterschiede gibt und Verschiedenheiten in den Abwehr- und Restitutionsmechanismen. Diese legten eine klare Unterscheidung zwischen dem neurotischen, Borderline- und psychotischen Niveau der Depression nahe, wie auch zwischen verschiedenen Formen der depressiven Zustände; erst mit einer klaren Unterscheidung solcher Untergruppen sei eine aussagekräftige psychoanalytische wie neurophysiologische Depressionsforschung möglich. Daneben vertrat Jacobson die heute ebenfalls weitgehend akzeptierte Ansicht, daß die Unterschiede zwischen neurotischen und psychotischen Depressionen eng mit konstitutionellen neurobiologischen Vorgängen zusammenhängen (S. 233ff.). Wir werden im folgenden Überblick gelegentlich auf diese notwendigen Differenzierungen eingehen, insbesondere im Kapitel über die Strukturniveaus (Kapitel 6.2).

5.1 Ätiologie

In der psychoanalytischen und älteren psychiatrischen Depressionsliteratur wurden Kindheitserfahrungen als ätiologische Faktoren für die Depressionsgenese entdeckt. Freud (1916) postulierte die pathologische Verarbeitung eines frühkindlichen Objektverlustes oder Liebesverlustes als Prädisposition zur Erwachsenendepression. Abraham (1924) sprach von einer schweren Liebesenttäuschung an der Mutter, welche dem Kind plötzlich unerreichbar wurde, und einer darauf folgenden kindlichen Urverstimmung, die in der Erwachsenendepression wiederbelebt werde. In einer Fülle von Fallberichten und klinischen Übersichten über die Kindheitssituation depressiver Patienten kristallisierten sich in den nächsten Jahrzehnten folgende Themen heraus: (1) das Vorliegen signifikanter Objektverluste in der Kindheit; (2) eine widrige Lebensumwelt, die nicht adäquat auf das Kind eingehen konnte; und (3) das Vorherrschen elterlicher oder familiärer Bedürfnisse, denen das Kind sich anzupassen hatte - und nicht umgekehrt -, was seine Entwicklung zur psychischen Verselbständigung behinderte (Literaturüberblick bei Arieti & Bemporad, 1978; Mendelson, 1979).

Während der letzten Jahrzehnte wurden in einer Vielzahl kontrollierter retrospektiver Studien weltweit ca. 2000 Depressive und ca. 2000 Kontrollpersonen mit der Fragestellung untersucht, inwieweit ihre frühen Kindheitserfahrungen mit der Entstehung einer Erwachsenendepression zusammenhingen (ich beziehe mich im Folgenden auf die Diskussion bei Bemporad & Romano, 1993). In einer Reihe von Studien zeigte sich, daß die Eltern überdurchschnittlich häufig eine spezifische Mischung von mütterlicher Überbehütung („greater maternal overprotection") und gleichzeitig reduzierter elterlicher Anteilnahme („less parental care") an den Tag legten. Daneben erlebten die Kinder oft eine Situation von gefühlsarmer Kontrolle („affectionless control"). Diese Erfahrungen machten überwiegend neurotisch Depressive (heute klassifiziert als Dysthymia), Manisch-Depressive unterschieden sich darin nicht von den Kontrollgruppen. Andere Studien fanden, daß neurotisch Depressive häufiger als Gesunde bei ihren beiden Eltern Zurückweisung erlebt hatten - schon Abraham hatte von einer doppelten Enttäuschung Depressiver an Mutter und Vater gesprochen. Sie berichteten in signifikanter Häufung von einer geringen emotionalen Wärme zu Hause bei gleichzeitiger Überbehütung oder Einengung. In einer brasilianischen Untersuchung zeigte sich, daß die Eltern später Depressiver bei ihren Kindern häufige Schuldgefühle erzeugten. Depressive beschreiben häufiger als Vergleichspersonen unglückliche Erfahrungen in ihrer Kinderzeit, berichten von einer insgesamt eher unglücklich erlebten Kindheit und einer größeren Anzahl traumatischer Ereignisse mit wiederholten Abbrüchen emotional bedeutsamer Beziehungen. Am stärksten ausgeprägt ist dies wiederum bei Patienten mit „gemischten“ Depressionen und Dysthymia.

Die Ergebnisse bezüglich Objektverlusten und Trennungstraumata sind uneinheitlich. Viele Studien berichten von einer Häufung in der Kindheit Depressiver im Vergleich zu anderen psychischen Krankheitsgruppen, andere konnten dies nicht bestätigen. Zwischen 20% und 40% der später Depressiven haben bis zum 16. Lebensjahr einen Elternteil durch Tod verloren (Söldner, 1994), wobei dies nicht für die Manisch-Depressiven gilt. Es ist eine enorm große Häufigkeit kindlicher Traumatisierungen, die darin zum Ausdruck kommt; dabei sind die Trennungstraumata durch Trennung und Scheidung der Eltern noch gar nicht berücksichtigt, die zunehmend häufiger werden. Die vorliegenden Daten sprechen jedoch nicht dafür, daß Objektverluste per se eine hervorgehobene Bedeutung für die Ätiologie einer späteren Depression haben, verglichen mit anderen psychischen Störungen. Vielmehr hat die wahrgenommene Qualität der Objektbeziehungen die größte Bedeutung für eine spezifisch depressive Verarbeitung. Verlusterlebnisse scheinen ihr besonderes pathogenes Gewicht durch eine mangelhafte Unterstützung des Kindes nach dem Verlust zu bekommen: in der unzureichenden emotionalen Hilfestellung bei der Verarbeitung der Trennungstraumata.

In ihrer berühmt gewordenen englischen Studie untersuchten Brown, Harris und Bifulco (1986) 225 Frauen, die in der Kindheit ihre Mutter verloren hatten. Nur eine Untergruppe von ihnen entwickelte später eine depressive Erkrankung. Diese war charakterisiert durch einen schlechteren sozioökonomischen Hintergrund, so daß die Mädchen nach dem Verlust nicht zu Hause bleiben konnten, sondern in Heimen oder bei Verwandten - unwillkommen - aufgezogen werden mußten. Die Erinnerungen daran waren sehr unerfreulich, sie fühlten sich nie akzeptiert, sicher oder anerkannt. Nach der Pubertät bekamen sie überstürzt Kinder, heirateten früh, durchliefen keine ausreichenden Berufsausbildungen und boten als Erwachsene alle psychosozialen Risikofaktoren, inklusive nicht zufriedenstellender und unterstützender Partnerschaften, die zu einer depressiven Erkrankung prädisponieren (vgl. Kapitel 3 *Epidemiologie*). Im Kontrast dazu konnte die Gruppe der nicht Depressiven vom Vater mit weiblicher Unterstützung (Kindermädchen, Stiefmutter o.ä.) zu Hause aufgezogen werden, fühlte sich wohler, machte eine Berufsausbildung und heiratete später und zufriedenstellender.

Die Gesamtheit der empirischen Befunde wurde zu folgenden Hypothesen über die spezifischen Verarbeitungsweisen später Depressiver angesichts ihrer Kindheitserlebnisse komprimiert (Bemporad & Romano, 1993, modifiziert durch mich, H.W.):

1. Aus den häufigen negativen Erfahrungen, die sie nicht beeinflussen konnten, formen die potentiell Depressiven ein Selbstbild von *Hilflosigkeit und Hoffnungslosigkeit* angesichts späterer schwieriger Situationen, nach dem Muster: „Ich kann wichtige Geschehnisse, die mich intensiv betreffen, nicht aktiv beeinflussen; ich bin ihnen ausgeliefert“.

2. Zusammenhängend damit entwickeln sie ein *negatives Selbstbild* mit dem Gefühl, inkompetent, inadäquat und wenig wert zu sein.

3. Ihre Hilflosigkeit bezieht sich insbesondere, wie Bowlby (1980) hervorhob, auf die zunächst reale und später angenommene *„Unfähigkeit", emotional wichtige Beziehungen* von sich aus aufrechterhalten zu können - der Beziehungsgestaltung der anderen ausgeliefert zu sein.

4. Durch die Erfahrung einengender Fürsorge bei gleichzeitiger emotionaler Einsamkeit haben sich atavistische *Abhängigkeitsbedürfnisse verewigt*; eine adäquate Autonomieentwicklung und Individuation wurde dadurch behindert.

Die daraus sich entwickelnden Persönlichkeitszüge und interpersonalen Verhaltensweisen stellen wesentliche Risikofaktoren für spätere depressive Erkrankungen dar. In der psychoanalytischen Behandlung führen sie zu zentralen und typischen Übertragungsmustern und ermöglichen dadurch eine Durcharbeitung und Veränderung. Es versteht sich von selbst, daß biologisch-genetische Faktoren, Konstitution, Temperament, Intelligenz und Charakteranlagen wesentliche weitere Ausgangspunkte für die depressive Prädisposition darstellen. Wie sie in Interaktion mit den gerade dargestellten ätiologischen Faktoren die Kindheitspersönlichkeit später Depressiver prägen, diskutiert Söldner (1994) anhand seiner intensiven empirischen Studie, die im Zusammenhang des psychoanalytisch orientierten Depressionsprojekts am Münchener Max-Planck-Institut für Psychiatrie entstanden ist (Matussek, 1990). Söldner gelang es, spezifische Unterschiede in den Kindheitserfahrungen für die Untergruppen der manisch-depressiven, der monopolaren, der neurotischen und der Grenzfall-Depressiven herauszuarbeiten.

Nach diesem Überblick über die ätiologischen Faktoren wenden wir uns nun der Innenwelt, der individuellen psychischen Entwicklung und der Psychogenese der Depressionen zu.

5.2 Psychogenese

Die Arbeiten zur Psychogenese der Depressionen füllen eine Bibliothek, wobei in der bisherigen Literatur meist eine Mischung aus psychogenetischen und psychodynamischen Überlegungen hergestellt wurde. Die klassischen Autoren sind Abraham (1911, 1912, 1916, 1924, 1925), Freud (1916) und Radó (1927). In ihren Arbeiten findet sich fast alles in nuce, was in späteren Depressionstheorien ausgearbeitet wurde. Einen Überblick über die weitere Theorieentwicklung geben Wisdom (1962), Fischer (1976), Haynal (1976), Eicke-Spengler (1977), Mendelson (1979) und Will (1997). Insgesamt kann man sagen, daß die Depression zu den in der Psychoanalyse am besten untersuchten Krankheitsbildern gehört; einschränkend ist hinzuzufügen, daß ein eklatanter Mangel an systematischen und empirischen Studien besteht (erfreuliche Ausnahmen z.B. Basch, 1975; Freedman, 1986; Masling, 1986; Blatt et al., 1990; Matussek, 1990; Söldner, 1994 und das breite Feld der empirischen Säuglings- und Kleinkindforschung, dazu Bettighofer, 1994). Dies trägt dazu bei, daß die psychoanalytischen Depressionstheorien bis heute stark durch die subjektiven Vorlieben und die Schulenzugehörigkeit ihrer jeweiligen Autoren geprägt sind, ein Zustand, der für die Frühphase einer Wissenschaft kennzeichnend ist. Was das Verständnis von Psychogenese, Psychodynamik und Therapie der Depressionen angeht, befindet sich die Psychoanalyse seit etwa zwei Jahrzehnten in einer Phase der Konsolidierung. Seit den Arbeiten Jacobsons (1971) und einer Serie von Studien über die narzißtischen Aspekte der Depressionen (z.B. Kohut, 1971; Rosolato, 1975; Lax, 1989) ist nichts wesentlich Neues mehr beschrieben worden. Der Trend geht vielmehr zu einer Vereinheitlichung, inneren Differenzierung und Vertiefung von Einzelfragen; d.h. die Psychoanalyse ist, was die Depressionserforschung angeht, auf dem Weg zu einer Normalwissenschaft.

Da unser Buch klinisch ausgerichtet ist, kann die Psychogenese der Depressionen hier nicht extensiv diskutiert werden. Statt dessen möchte ich einige mir wesentlich erscheinende Punkte herausheben und zusammenfassend charakterisieren. Sie werden regelmäßig in der psychoanalytischen Behandlung Depressiver aktiviert und prägen dadurch die depressionstypischen Übertragungen, Gegenübertragungen und behandlungstechnischen Fragen (vgl. Teil III *Behandlungstechnik*).

5.2.1 Die „böse" Mutter

Abraham (1911) hat in seiner Studie über den Maler Giovanni Segantini die Bedeutung entdeckt, die dem frühkindlichen Erleben einer „bösen" Mutter für die Psychogenese der Depression zukommt (May-Tolzmann, 1997). Bei den meisten Depressiven ist das negative Mutterbild verdrängt und durch das Gegenteil gegenbesetzt: durch das Bild einer idealen Mutter, die zugewandt, nährend und liebevoll eine harmonische Einheit mit ihrem kleinen Kind herstellt. Die Haßeinstellung der Depressiven gegenüber ihrem Objekt ist überwiegend unbewußt; ihre Aktivierung führt zum späteren Ausbruch depressiver Störungen. Segantini hatte als Erwachsener unter häufigen melancholischen und hypomanischen Stimmungsschwankungen gelitten. Er hatte einen älteren Bruder gehabt, der qualvoll in einem Feuer umgekommen war, bevor Segantini geboren wurde. Man kann sich vorstellen, daß seine Mutter den kleinen Giovanni besonders liebte, als Ersatz für den entsetzlichen Verlust des Bruders, daß sie jedoch zugleich in Trauer „gefroren" war und möglicherweise auf basaler Ebene emotional nicht zugänglich für ihn. Seit seiner Geburt war sie kränklich und schwach gewesen, in seinem sechsten Lebensjahr starb sie. Wie mag er dieses Schicksal verarbeitet haben? Depressive fixieren sich in ihren ersten Lebensjahren in typischer Weise an die Mutter (bzw. an ihr Mutterbild), sie entwikkeln eine starke Liebessehnsucht - Liebe zu bekommen und Liebe zu geben. Dabei erreichen sie in aller Regel die Ebene einer objektalen Differenzierung, d.h. die Mutter ist als Objekt präsent, von dem das Kind sich getrennt fühlt; deshalb kann es die zentrale depressive Angst entwickeln, die Liebe des Objekts oder das Objekt selbst zu verlieren (*Angst vor Liebesverlust, Trennungsangst, Objektverlustangst*). Typisch ist weiterhin, daß die Depressiven die Liebe ihrer Mutter gekostet haben müssen, oftmals sogar besonders ausgeprägt, und sich vorübergehend als Liebling der Mutter fühlten, von ihr auserwählt. Daraus resultiert ihre Phantasie von einem ursprünglichen paradiesischen Zustand, den sie verloren haben, und die unendliche Sehnsucht nach einer Rückkehr in diesen Zustand primärer Harmonie. Meist ist es jedoch eine Illusion besonders inniger Mutterliebe, der sie nachhängen, und von der sie nur schwer Abschied nehmen können.

Die grundlegende Frustration später Depressiver liegt deshalb in dem Erleben eines *Verlustes*: Liebe, Zuwendung und Einfühlung verloren zu haben und nicht mehr zu bekommen - die einmalige Qualität der Beziehung voll tiefer Vertrautheit und Verständnis sei ihnen weggenommen, der Verlust ihnen unberechtigterweise zugefügt worden. Ihre Enttäuschung darüber ist immens, ihre daraus entstehende Wut ebenfalls: ein Konglomerat aus Enttäuschungswut, Abhängigkeitswut, Kränkungswut und narzißtischer Wut. Psychogenetisch zentral ist, daß sie aufgrund ihrer Anhänglichkeit und Liebessehnsucht diese starke Aggressivität nicht zeigen und in der Interaktion mit den Eltern usw. verarbeiten können, sondern sie verdrängen müssen. So kommt es zu dem typischen depressiven *Ambivalenzkonflikt* zwischen liebevollen und haßerfüllten Strebungen, in dem die Aggression abgewehrt, unintegriert und neurotogen bleibt. Abraham (1911) meint, daß Segantini den Schmerz seiner Mutter um den toten Bruder gespürt und sie wegen ihrer Trauer gehaßt haben müsse. Zudem hätte die Einsamkeit nach dem Tod der Mutter die Qualen der Angst in ihm erregt und den unbewußten Wunsch wach werden lassen, die eigene Mutter zu strafen, Rache an ihr zu nehmen. Todeswünsche, Haß- und Rachegefühle gegenüber der als versagend erlebten, „bösen" Mutter stehen so im Zentrum des unbewußten depressiven Konflikts. In ihrem Erscheinungsbild jedoch sind die später Depressiven meist besonders liebe und brave Kinder.

5.2.2 Die „tote" Mutter

Green (1983) hat in seiner bekannten Arbeit über „Die tote Mutter" die Erfahrung des Kindes mit einer äußerlich anwesenden, innerlich aber aufgrund einer Depression abwesenden Mutter beschrieben. Diese Konstellation scheint uns für die Psychogenese der Depression typisch zu sein; nicht unbedingt, daß alle Mütter später Depressiver selbst depressiv waren - viele waren es, wie sich im Verlauf unserer Analysen oft erst spät herausstellt. Alle unserer Patienten erlebten jedoch zeitweise oder durchgehend die psychische und emotionale *Abwesenheit* ihrer Mutter: einer Mutter, die selbst krank war, durch eigene Konflikte oder Überlastungen abgezogen und unempathisch gegenüber den Bedürfnissen des Kindes, oft auch räumlich abwesend, so daß das Kind alleingelassen war; oder einer Mutter, die auf das Kind bezogen war, es jedoch weitgehend für ihre eigenen Bedürfnisse mißbrauchte und es nicht wegen seiner Individualität bewunderte und förderte; oder eine, die es tatsächlich schlecht behandelte, ausnützte und herabwürdigte; oder die Kinder selbst waren durch lange Krankenhaus- oder Heimaufenthalte isoliert und vereinsamt. Für den später Depressiven hieß die „tote" Mutter dabei immer: die in wichtigen Entwicklungsphasen *nicht antwortende Mutter*.[11]

Was, mag man sich fragen, soll daran depressionsspezifisch sein, lassen sich doch bei fast allen psychisch Kranken analoge Störungen in der frühen Mutterbeziehung nachweisen. Ich meine, die Reaktion des Kindes ist spezifisch: Die später Depressiven introjizieren dieses Bild einer fernen, starren, gleichsam unbeseelten Mutter und identifizieren sich partiell damit. So erwerben sie eine durch Identifizierung „geliehene" Depression, die jedoch ihre Objektbesetzungen bis in die Tiefe durchdringen kann.

Das Kind reagiert auf die „tote" Mutter mit einem massiven, radikalen Besetzungsabzug vom mütterlichen Primärobjekt. Im Unbewußten hinterläßt dieser narzißtische Rückzug Spuren in Form „psychischer Löcher". Sie gehen einher mit Empfindungen von Leere, innerer Einsamkeit und Negativität, die für das Kind so unerträglich sind, daß sie durch sekundäre Besetzungen ausgefüllt werden. Dazu gehören zunächst tief unbewußte paranoide Phantasien, welche die Quelle des so häufigen depressiven Mißtrauens sind. Bloch (1989) spricht geradezu von dem gemeinsamen Kern von Paranoia und Depression. Im ersten Kapitel *Phänomenologie* waren wir auf die atmosphärische Besonderheit vieler Träume Depressiver gestoßen, die in einer tendenziell feindlichen, anonymen und kalten Welt spielen, deren Gefahr und Bedrohung unpersönlich ist und die sich nicht direkt gegen sie richtet. Weitere sekundäre Bildungen sind vor allem die aggressiven Besetzungen der Objekte mit ihren projektiven Varianten, in denen das Kind sich schließlich bedroht und verfolgt fühlt. Wir stimmen mit Green (1983) überein, daß das unheilvolle Schwarz der Depression, das wir auf den Haß zurückführen können und das mit dem Bild der „bösen" Mutter zusammenhängt, ein sekundäres Produkt ist, eher Folge als Ursache der „weißen" Angst, die die Übersetzung des auf der narzißtischen Ebene erlittenen Verlusts darstellt. Das Erleben der „toten" Mutter ist primär und unerträglich; aus ihm wird das Erleben der „bösen" Mutter sekundär gestaltet.

In der zeitweisen „toten" Kontaktlosigkeit des Kindes liegt auch der tiefste Grund für die *Störungen* in der Entwicklung des *Selbst*, die wir bei fast allen Depressiven in unterschiedlichem Ausmaß finden, und die sich in ihren Selbstwertproblemen auswirken. Aus der empirischen Säuglings- und Kleinkindforschung (vgl. Bettighofer, 1994) und der Bindungs- und Emotionsforschung (vgl. Kapitel 12) liegen viele interessante Befunde zu diesem Zusammenhang vor, deren Integration in

[11] Das Kind interpretiert diese Situation regelmäßig als Ablehnung durch die Mutter und erlebt diese von daher als die ablehnende Mutter - selbst wenn das durch die Mutter gar nicht beabsichtigt war. Die nächste Frage für die kindliche Logik ist folgerichtig: Warum lehnt sie mich ab?, was zu der typisch depressiven Suche nach eigenem Verschulden, Versäumnissen, Fehlern und Mängeln führt. So verstärkt das Erleben der „toten" Mutter einerseits ihre Dämonisierung (die „böse" Mutter), andererseits das depressive Selbstbild des Kindes, wenig wert zu sein.

die Depressionstheorie noch aussteht. In klassischen Termini ist es die reaktive *orale Fixierung* (Abraham) und die Tendenz zur *narzißtischen Objektbesetzung* (Freud) neben der objektalen, die so typisch für viele Depressive ist. In der Behandlungssituation und der Übertragung wirkt sich diese Problemkonstellation zentral aus (vgl. Kapitel 9 *Übertragung*): Die Depressiven besetzen nicht nur den Analytiker intensiv, sondern auch die vorobjektale „Analyse" selbst, das Setting, die regelmäßige und intensive Zuwendung, die narzißtisch-basale Ebene der Übertragung.

5.2.3 Die doppelte Enttäuschung

Abraham (1924) hat beschrieben, wie seine depressiven Patienten in ihrer Kindheit, nach der schweren Enttäuschung an der Mutter, versucht hatten, sich an den Vater zu wenden, und wiederum scheiterten. Sie erlebten deshalb eine Enttäuschung von zwei Seiten, was den Eindruck ihres völligen Verlassenseins verstärken mußte. Dies scheint uns ein wesentlicher psychogenetischer Faktor zu sein: daß die später Depressiven in der Regel auch einen nicht anwesenden Vater erlebten, sei es, daß er gar nicht vorhanden war, oder durch Trennung der Eltern verloren ging, von der Mutter massiv abgewertet und entwürdigt wurde, Alkoholiker war, durch sein Berufsleben abgezogen war oder aus anderen Gründen nicht auf die Bedürfnisse des Kindes antwortete. In der Phantasie dieser Kinder spielt der Vater gleichwohl eine starke Rolle: als Nicht-Existenter. Das Vaterbild ist sehr lebendig und wirksam, aber verleugnet. Dies ist wiederum eine spezifisch depressive Konstellation; sie spiegelt sich in der psychoanalytischen Behandlung und Übertragungsentwicklung wider, wenn eine meist enge dyadische Beziehung zum Analytiker hergestellt wird und die Triangulierung verleugnet zu werden droht. Ein schönes Beispiel dafür bringt der Analytiker in Henseler und Wegner (1993), der in besonders schwierigen Behandlungsphasen dazu überging, seine eigenen Phantasien während der Stunde aufzuschreiben, um eine innere Triangulierung wiederzufinden.

Trotz ihrer *Enttäuschung am Vater* findet sich bei vielen Depressiven eine vage Sehnsucht nach ihm und eine *Idealisierungstendenz*, die wenig Konkretes hat, aber sehr stark sein kann. Beides wird zwar intensiv erlebt, aber kaum ausgedrückt - so wie es für die später Depressiven insgesamt typisch ist. Ihre Aggressionsabwehr und die mangelnde Expressivität aggressiver und sexueller Triebregungen verstärken so die passiven, ängstlichen und selbstunsicheren Persönlichkeitszüge. Dadurch werden sie wiederum an einem aktiven Erleben der *ödipalen Konstellation* gehindert: das gegengeschlechtliche Elternteil sexuell zu begehren und das gleichgeschlechtliche ausschalten zu wollen. Leider kann ich hier nur kurz auf die Bedeutung der ödipalen Konflikte für die meisten Depressiven eingehen. Sie wird meiner Ansicht nach oft vernachlässigt, was zu der widersprüchlichen Situation führt, daß der Theorie nach der Depressive an einer zutiefst präödipalen Störung leiden sollte, der Therapie, nach der jedoch behandelt wird, wie ein „richtiger Neurotiker", und dies erfolgreich. Die analytische Praxis ist dabei klüger als die Theorie, in der oft zu kurz kommt, in welchem Ausmaß die durchaus vorhandenen präodipalen Fixierungen während der weiteren Entwicklung neurotisiert werden, d.h. strukturell gesehen ein ödipales Niveau erreichen können.

In der vaginal- bzw. phallisch-narzißtischen Entwicklungsphase (3. und 4. Lebensjahr) kommt es beim später depressiven Mädchen zu verstärktem Penisneid und einer mangelnden Besetzung der weiblichen Sexualfunktionen, beim Jungen zu verminderter phallischer Sicherheit und einer verstärkten Kastrationsangst. Diese bleibt nicht zuletzt als präödipale Kastrationsangst an der rächend-verschlingenden Mutter-Imago orientiert. Bei Mädchen und Junge nehmen Exhibitionshemmung, Anklammerung, Scham und Selbstunsicherheit zu.

In der ödipal-genitalen Phase wird weiterhin die Triangulierung vermieden und die genitale Sexualität unterdrückt; die regressive Fixierung an orale und anale Befriedigungen verstärkt sich. Beim Mädchen verfestigt die ungelöste Rivalität mit der Mutter den Ambivalenzkonflikt, die weiblichen Selbstwertzweifel und die Aggressionshemmung. Die Liebe zum Vater wird zurückgehalten oder heimlich gelebt, aus Angst vor einer präödipal-rächenden Mutter. Der später depressive Junge wiederum bleibt in seiner Liebe zur Mutter prägenital geprägt; eine rivalisierende Auseinandersetzung mit dem Vater wird vermieden oder ist nicht möglich, so daß es zur passiven Fixierung im Ödipuskomplex kommt. Was die Beziehung der Eltern zueinander angeht, so ist auffällig, daß sie für die später Depressiven kaum zu existieren scheint. Insbesondere die libidinösen und sexuellen Seiten am Dreieck, das elterliche Schlafzimmer, wird massiv verleugnet; ebenso wie die sexuellen Anziehungen des Kindes zu Mutter und Vater. Schon Abraham (1924) hatte auf die auffällige Bisexualität der Depressiven hingewiesen, die aus ihrem Ausweichen vor der ödipalen Auseinandersetzung und vor eindeutigen sexuellen Identifizierungen resultiert. Die spezifische Weise, in der die Depressiven die ödipale Situation nicht bewältigt haben, liegt in ihrem Vermeiden und Ausweichen.

5.2.4 Urverstimmung, Hilflosigkeit, Rückzug und Passivität

Man könnte von einem Feld der Hilflosigkeit sprechen, zu dem die folgenden Besonderheiten gehören. Abraham (1924) hatte den Begriff der Urverstimmung geprägt für die kindlichen depressiven Zustände, die in einer Situation der Enttäuschung an beiden Eltern und einer inneren Vereinsamung auftreten. Mahler (1966) hat aufgrund ihrer empirischen Untersuchungen die Entwicklung der kindlichen Fähigkeit, depressive Stimmungen zu empfinden, in der Zeit der Wiederannäherungskrise angesiedelt. Nun hat die neuere Bindungsforschung gezeigt, daß massive Ambivalenzkonflikte in der Wiederannäherungsphase nicht ubiquitär sind, sondern nur bei den ambivalent-unsicher gebundenen Kindern auftreten, also bei etwa 10-25%

aller Kinder (Dornes, 1997). Deren Probleme und frühkindlichen Auffälligkeiten haben eindeutig interpersonelle Wurzeln in einem auffälligen und pathogenen Verhalten ihrer Eltern. Vieles spricht dafür, daß gerade diese Kinder zu depressiven Verstimmungen, einer ausgeprägten Trennungsvulnerabilität und späteren depressiven Störungen neigen. Mehr als andere Kinder zeigen sie passive, abhängig-ängstliche und hilflose Züge, halten sich zurück, wenden sich anderen Menschen nicht direkt zu, obwohl sie es wollen, werden verschämt, schüchtern und gehemmt. Es leuchtet ein, daß sie häufig Situationen erleben, in denen eine starke Spannung auftritt zwischen ihren narzißtisch besetzten Strebungen (sich selbstsicher, anerkannt, nicht minderwertig usw. zu fühlen) und der akuten Selbstwahrnehmung der eigenen Unfähigkeit, diese Ziele zu erreichen - sei diese Unfähigkeit nun real oder imaginär. Jeder Umstand, der in dem infantilen Ich ein Gefühl der Ohnmacht und Hilflosigkeit erweckt, kann diese Disposition zur Depression verstärken. Es ist dieses Trauma der Hilflosigkeit des Ichs in dem Versuch, seine wesentlich unbewußten Ziele zu erreichen, das seit Bibring (1952) als ein wichtiger Faktor in der Psychogenese der Depression gelten kann.[12]

Damit verbunden ist eine Tendenz zum interpersonalen Rückzug; das Kind verschließt sein Unglück in sich. Intrapsychisch bedeutet dies, daß nach Freuds Ausdruck (1916) die unbewußte Objektbesetzung aufgelassen wird und eine Regression der erotischen und aggressiven Libido ins Ich stattfindet. Es kommt zum narzißtischen Rückzug vom Objekt auf das eigene Ich, der tendenziell von einer depressiven Verstimmung begleitet ist. Die zentrale Situation dafür ist natürlich die doppelte Enttäuschung an den primären Objekten, die wir oben erwähnt haben, an Mutter und Vater, in der das Kind das Urbild seiner angenommenen Wirkungslosigkeit erfährt und sein Selbstbild prägt.

5.2.5 Introjektion, narzißtische Identifizierung und Überich-Bildung

Für die Psychogenese der Depression bedeutsam ist schließlich die Ausbildung eines sehr mächtigen Überichs, die verbunden ist mit den Vorgängen der Introjektion und der narzißtischen Identifizierung. Die Anhänglichkeit und Liebessehnsucht der später Depressiven gehen einher mit einer Idealisierung von Mutter und Vater. Entsprechend ausgeprägt bildet sich ihr eigenes *Ichideal* aus mit hohen Idealvorstellungen und Erwartungen an sich selbst und die anderen. Tritt nun durch den Einfluß einer realen Kränkung oder Enttäuschung von seiten der geliebten Person eine Erschütterung der primären Objektbeziehung ein, zieht das Kind sich zurück. Es gibt das Objekt gewissermaßen äußerlich auf, hält es innerlich jedoch fest, indem es sich

[12] Bibring hatte behauptet, dieser Faktor sei der zentrale in der Depressionsgenese. Insgesamt ist erstaunlich, wie monokausal und einander widersprechend viele frühere Autoren die Psychogenese der Depression beschrieben haben und daß bisher kaum ein Versuch gemacht worden ist, sie in ihrer Komplexität zu erfassen, wie ich es hier andeutungsweise versuche.

mit ihm identifiziert. Freud (1916) bezeichnet die *narzißtische Identifizierung* mit dem Objekt zurecht als den zentralen Mechanismus der Depression. Die Identifizierung wird zum Ersatz der Liebesbesetzung, was den Erfolg hat, daß die Liebesbeziehung trotz des Konflikts mit der geliebten Person nicht aufgegeben werden muß, zumindest nicht in der Phantasie. Abraham (1924) verwendet den Begriff der *Introjektion* für den Versuch, das geliebte und verlorene Objekt im Ich wiederzuerrichten; heute würde man von einer psychologischen Abfolge von Introjektion und Identifizierung mit dem introjizierten Objekt sprechen.

Der verdrängte Haß gegen die „böse" Mutter beginnt nun jedoch unheilvoll zu wirken, da das Objekt als „gutes" festgehalten werden muß und alle Aggressionen in Selbstvorwürfe umgewandelt werden. Die später Depressiven bilden neben dem hohen Ichideal ein überstarkes *Gewissen* aus, in dem zunächst die präödipale Mutter, dann der ödipale Vater zur überkritischen inneren Instanz werden. Die Kinder werden meist brav, verantwortungsbewußt, ernsthaft und vernünftig und neigen dazu, sich Gewissensbisse, Selbstanklagen und Vorwürfe zu machen, wenn sie den Forderungen ihres Überichs nicht genügen. Oft verstärken die Eltern dieser Kinder noch deren Überich-Angst durch Kritik, Vorwürfe oder Zurechtweisungen oder durch das Lob, was für gute Kinder sie doch seien. Die eigentlich gegen das Objekt gerichtete Aggression des Kindes wird dadurch im Überich gebunden und richtet sich nun gegen das eigene Selbst. Schuldgefühle unbewußter und bewußter Art sind die untrüglichen Kennzeichen dieses Mechanismus; sie können das Kind quälend verfolgen und sein Leben lang begleiten.

5.2.6 Zusammenfassung

Die Psychogenese seelischer Störungen geht in der Regel aus von einer infantilen, tief unbewußten Leitphantasie; daraus werden kindliche Folgephantasien entwikkelt. Es folgt eine sekundäre charakterologische Verarbeitung und schließlich treten Chronifizierungsfaktoren hinzu. Was die pathogene Leitphantasie später Depressiver, ihre frühkindlich verdichtete Kernerfahrung angeht, so möchte ich sie wie folgt zusammenfassen:

> „Ich habe die mich tragende Liebe des Objekts verloren und kann nichts dagegen machen. Ich bin allein gelassen, hilflos, voller Angst und Einsamkeit. Ich explodiere fast vor ohnmächtiger Wut und habe Angst vor meiner Zerstörungskraft. Ich fühle mich verfolgt und bedroht. Dabei muß ich doch versuchen, das geliebte Objekt wieder für mich zu gewinnen! Zumindest kann ich versuchen, es in mir selbst festhalten".

Diese Leitphantasie ist natürlich in der kindlichen Realität nicht in klaren Sätzen repräsentiert, wie ich sie hier ausformuliert habe, sondern in Form emotional hochbesetzter Szenen und Bilder. Aus ihr entspringt eine Vielzahl infantiler Folgephantasien, welche die weitere psychische Entwicklung charakterisieren. Sie kreisen vor allem um die klassische *depressive Trias* von Oralität, Ambivalenzkonflikt und Narzißmus. Depressive haben ein besonders lebhaftes Phantasieleben, in dem es beispielsweise um Folgendes geht: um Sehnsüchte und Paradiesvorstellungen, Enttäuschungen und Kränkungen, denen sie unendlich nachhängen, Rachephantasien und Sadismen, Verfolgungsängste, Schuldgefühle, Angst vor der eigenen Destruktivität, Idealisierungen von sich und anderen und im Wechsel damit Phantasien über die eigene Minderwertigkeit und Wirkungslosigkeit, Omnipotenzphantasien und defensive Größenvorstellungen, die um so ausgeprägter sind, je schwerer gestört die später Depressiven sind.

Sekundäre Verarbeitungen führen zu typischen Charakterausprägungen. Die Kinder entwickeln Persönlichkeitszüge mit zwanghaft-depressivem (anal-sadistischem) Gepräge oder werden passiv-aggressiv, entfalten einen oral betonten Charakter mit optimistisch-süchtiger oder pessimistisch-bissiger Ausprägung, werden masochistisch oder, heutzutage besonders häufig, narzißtisch. Hinzu kommen Chronifizierungsfaktoren wie der Negativismus, die Tendenz zu Rückzug und Passivität, die Selbstwertzweifel und Aggressionshemmung, die schon von der Kindheit an depressive Lebensarrangements verstärken. Bei dieser Aufzählung leidvoller und problematischer Eigenarten soll jedoch nicht unter den Tisch fallen, daß Kinder und Erwachsene mit einer Disposition zu depressiven Störungen meist auch sehr erfreuliche Persönlichkeitszüge entwickeln. Sie sind auf ihre Mitmenschen bezogen, helfen gerne, sind verantwortungsbewußt und zuverlässig, arbeiten viel und sorgfältig, sind nachdenklich und engagiert.

Die angeführten psychogenetischen Faktoren sind einzeln genommen kaum spezifisch für die Entstehung späterer Depressionen; sie treten auch bei anderen psychischen Störungen auf. Doch aus dem Zusammenspiel mehrerer dieser Faktoren ergibt sich das spezifisch depressive Profil. Auch in der Psychoanalyse, nicht nur in der Psychiatrie, müssen wir deshalb meiner Ansicht nach von einer *multifaktoriellen Genese* der Depression ausgehen. Entwicklungspsychologisch finden wir bei den meisten Depressiven einen *mehrzeitigen Ansatz der Psychogenese*: Meist liegen pathogene Faktoren aus den ersten 18 Lebensmonaten vor, welche die depressiven Interaktionsmuster und Verhaltensweisen prägen (z.B. die Tendenz zum Rückzug); durch weitere Belastungen im zweiten und dritten Lebensjahr erhalten sie das typische Gepräge depressiver Auffälligkeiten (in dieser Phase des „verbalen Selbst" nach Stern bilden sich die zentralen depressiven Phantasien aus.[13] Daneben entsteht aus der Wiederannäherungsphase nach Mahler die Neigung zu depressiven Verstimmungen). Schließlich kommt es zu einer weiterhin pathogenen Bewältigung der präödipal-genitalen und der ödipalen Entwicklungsphasen.

[13] Sandler und Dare (1970) haben zurecht betont, daß die Gestaltung oraler Phantasien zwar an das reale Erleben der Säuglingszeit anknüpft, aber erst ab dem zweiten Lebensjahr erfolgen kann. So entsteht auch das „orale" Bild vieler Depressiver von ihren passiv-abhängigen Sehnsüchten nicht zu der Zeit, da das Saugen vorherrscht, sondern erst später, nämlich dann, wenn das Kind wahrzunehmen beginnt, daß es von der Mutter getrennt ist und sich danach sehnt, mit ihr wieder eins zu sein.

Wie bei fast allen psychischen Krankheiten kann man wiederum verschiedene Untergruppen der Depressiven voneinander abgrenzen und nach einer jeweils unterschiedlichen Psychogenese suchen. Auch die Depressionen sind kein homogenes, sondern ein heterogenes Krankheitsbild. Blatt (1974) beispielsweise hat einen anaklitischen und einen introjektiven Typ der Depression unterschieden und in einer ganzen Anzahl von Studien auch empirisch eine unterschiedliche Psychogenese nachzuweisen versucht. Glazer (1979) hat einen objektbezogenen Typ der Depression einem narzißtischen gegenübergestellt. Doch ist die Psychoanalyse dabei nicht über einen bunten Strauß klinisch relevanter, doch bisher wissenschaftlich nicht verifizierter Depressionstypen hinaus gekommen (ich habe sie im Kapitel 4.3 zusammengestellt). Eine andere Differenzierung ist die nach der Art der Persönlichkeitsstruktur und der Schwere der Störung. Im Kapitel 4.3 waren wir in der Differentialdiagnostik auf die Unterscheidung von psychotischer Depression, Borderline-Depression, neurotischer Depression auf mittlerem Strukturniveau und neurotischer Depression auf neurotisch-ödipalem Niveau gestoßen. In einer sorgfältigen Psychogenese müßte man natürlich, darauf bezogen, die Entwicklung der Persönlichkeitsstruktur/-organisation der Depressiven berücksichtigen (die Repräsentation ihrer Objektbeziehungen, die Ausprägung des Narzißmus und die Struktur des Ichs, das Ausmaß der Triebintegration, die Gestaltung der Emotionen und des Körperbildes, das Niveau der Angst, die Überich-Struktur); hier käme man auf erhebliche Unterschiede in der Strukturgenese.

6
Psychodynamik

Herbert Will

Wie zu Beginn des letzten Kapitels erläutert, versuche ich in diesem Abschnitt die Psychogenese und die Psychodynamik der Depressionen möglichst klar voneinander zu trennen. Meines Erachtens haben Joseph und Anne-Marie Sandler (1984) überzeugend gezeigt, welch großer Unterschied zwischen dem Vergangenheitsunbewußten der ersten sechs Lebensjahre besteht, das wegen mächtiger Verdrängungen nur schwer zugänglich ist, und dem Gegenwartsunbewußten, das mit der Aufrechterhaltung des seelischen Gleichgewichts hier und heute zu tun hat und das „Oberflächen"-Material der aktuellen analytischen Arbeit bereitstellt. Die Psychogenese kann somit für das Vergangenheitsunbewußte stehen, die Psychodynamik für das Gegenwartsunbewußte.

Den Begriff der Psychodynamik verwende ich nur mit Bauchgrimmen. „Psychodynamik" ist - wir nehmen hier eine Überlegung Paul Parins (1990) auf - eine amerikanische Erfindung. Der Begriff war in der klassischen europäischen Psychoanalyse nicht üblich gewesen; die Freudsche Psychoanalyse hatte statt dessen von der Tragik der menschlichen Natur und von der unausweichlichen Konflikthaftigkeit des Seelischen gesprochen. Dies trifft unserer Ansicht nach ganz besonders auf die Depressiven zu, die unter einer Zuspitzung solch tragischer menschlicher Grundkonflikte leiden, und nicht unter einer bedauerlichen und vermeidbaren Pathologie. Diese Anerkennung der unausweichlichen Konflikthaftigkeit des Menschen trennt die Psychoanalyse vollkommen von der kognitiv-verhaltenstherapeutischen und der rein biologischen Auffassung, in denen Depression als Krankheit, als Störung, als Pathologie definiert wird, die wegzutherapieren sei. Die Vorstellung von einer „Psychodynamik" kann analog zu dieser Auffassung nahelegen, daß die menschliche Psyche nach einem dynamisch-funktionellen Modell arbeiten sollte wie eine gut geölte, vielfältig brauchbare Maschine, die allen und jeden Anforderungen genügen kann, solange sie nur richtig läuft. Menschliches Leid sei im Grunde unnötig, die inneren Konflikte des leidenden Individuums und der Konflikt mit seiner Umwelt seien Ausdruck von krankhaften Störungen in der Psychodynamik bzw. in der Anpassungsfähigkeit. Das Konfliktmodell der Psyche wird so unversehens durch ein medizinisches Modell gesunder oder eben kranker Funktionsabläufe ersetzt, analog beispielsweise dem Herz-Kreislaufsystem oder den Neurotransmittersystemen. Wenn wir im Folgenden von den unbewußten Konflikten und Mechanismen der Depressiven und von ihrer Persönlichkeitsstruktur sprechen, so haben wir damit nicht eine solche Pathologisierung ihrer Psychodynamik im Sinn, sondern den Versuch, sie besser zu verstehen.

Einen historischen Überblick über die Entwicklung der psychoanalytischen Depressionstheorien mit Literaturempfehlungen geben wir ansatzweise in der Einleitung zu

Kapitel 5.2 und in Kapitel 7. Da die depressiven Störungen kein homogenes Krankheitsbild darstellen, sondern aus einer ganzen Reihe von Untergruppen bestehen (vgl. die Kapitel zur Diagnostik und Psychogenese), kann man natürlich von „der" Psychodynamik „der" Depression überhaupt nicht sprechen. In diesem Kapitel geht es mir deshalb darum, zentrale Konflikte und Mechanismen zu benennen, die wir bei depressiven Patienten finden, und die in ihrer je individuellen Konstellation die Persönlichkeit des Depressiven ausmachen.

6.1 Zentrale Konflikte und Mechanismen

Bekanntlich legt die psychoanalytische Krankheitslehre seit Freud nicht nur Wert auf die Beschreibung typischer Konflikte bei den einzelnen Krankheitsbildern, sondern versucht auch, die jeweils spezifischen intrapsychischen Abläufe (Mechanismen) zu beschreiben. So wollen wir es im Folgenden auch halten.

6.1.1 Der depressive Grundkonflikt

Bei der Entstehung einer depressiven Störung im Erwachsenenalter wird der infantile Grundkonflikt der Depressiven aktiviert. Dieser ist jedoch nicht direkt zugänglich, da er tief unbewußt verankert ist und durch eine ganze Reihe von sekundären Verarbeitungen und psychischen Abläufen überlagert wird. Gleichwohl möchte ich ihn hier an den Anfang stellen und die typisch depressiven Konfliktlösungsversuche und Verarbeitungsmodi im Anschluß daran diskutieren.

Der depressive Grundkonflikt ist - so würde ich ihn zusammenfassen - begründet in der Unverträglichkeit zweier Wünsche: einerseits dem Liebesobjekt nah sein zu wollen bis zur Verschmelzung, andererseits eine Wut ausleben zu wollen, die bis zur Zerstörung des Objekts oder seiner selbst gehen könnte.[14]

Die Zuspitzung dieses Grundkonflikts geschieht durch die Sehnsucht der Depressiven nach einer engen, präödipal getönten Bindung an *ein* Objekt (ideales Mutterbild). Dritte (Vater, Geschwister, Freunde, äußere Realität usw.) werden zumindest in den zentralen Phantasien und Wünschen heruntergespielt. Das mütterliche Objekt wird mit intensiver Liebessehnsucht und Anhänglichkeit gesucht. Dabei fürchten

---

[14] Liebe und Haß sind beim Depressiven nicht integriert, da sie durch die Mechanismen der Introjektion und der narzißtischen Identifizierung seit seiner Kindheit getrennt gehalten worden sind (vgl. Kapitel 5.2): das „gute" Objekt und Selbstbild wurde ins Überich (Ichideal und Gewisseninstanz) aufgenommen; das „böse" Objekt in Verdrängung gehalten; die Wut dabei wird durch Wendung gegen das eigene Selbst abgeführt (das entwertete und angeklagte Ich/Selbst). Die mangelnde Integration von Liebe und Aggression beim Depressiven hat von daher nichts mit dem Abwehrmechanismus der Spaltung in Gut und Böse zu tun.

die Depressiven Abweisung, Enttäuschung und Kränkung. Kein Wunder, daß sie ihre aus verschiedenen Quellen genährte Wut (Abhängigkeitswut, Kränkungsärger, Enttäuschungswut, narzißtische Wut, Schamspannung) zurückhalten müssen. So entsteht ihre große Angst einerseits vor Liebesverlust (passiv erlitten), andererseits aber vor einer phantasierten Objektzerstörung (aktiv), mit der sie paradoxerweise in ihrer unbewußten Angst gerade ihr geliebtes Objekt bedrohen. Viele der pathologischen Erlebens- und Verhaltensweisen Depressiver lassen sich aus dem Umgang mit diesen Ängsten erklären.

Zentrale Grundlagen der Psychodynamik Depressiver sind also nach meiner Auffassung ihr Drang nach einer *dyadisch idealisierten Objektbeziehung*, ihr ungelöster *Ambivalenzkonflikt* und die Mechanismen der *Introjektion*, der *narzißtischen Identifizierung* und der *Wendung von Aggression gegen das eigene Selbst*. Im Folgenden gehen wir auf die Konflikt"lösungen" der Depressiven ein, wie sie aus der Verarbeitung dieser Grundsituation entstanden sind (oral, narzißtisch, Gewissen). Schließlich wenden wir uns den Mechanismen zu, die in der manifesten depressiven Erkrankung vorherrschen.

6.1.2 Orale Konflikte und Regressionen

Die Konflikte der Depressiven um orale Wünsche und Versagungen sind vor allem von Abraham (1916, 1924, 1925), Radó (1927), Gerö (1939) und Masling (1986) untersucht worden. Sie sind in sehr unterschiedlichem Ausmaß vorhanden und hängen davon ab, wie sehr die Depressiven sich in einer regressiv-oralen Fixierung ihrer Charakterhaltung eingerichtet haben. Ihr Leitgefühl ist dann eine ängstliche Sehnsucht und Enttäuschung; sie drücken gewissermaßen aus: „Ich brauche Liebe, Trost und Unterstützung, aber du gibst mir zu wenig!" Ein wesentlicher Unterschied zur Trauer kommt hier zum Ausdruck, denn die Trauernden trauern um das, was sie verloren haben; die Depressiven hängen dem nach, was sie nicht bekommen haben.

In einem passiven Modus führen die Wünsche nach Versorgung und Geborgenheit zu einer starken Abhängigkeit der Depressiven vom Objekt. Dies kann ein Partner sein, ein Kind, eine tatsächliche Mutter, die am besten immer verfügbar sein sollten, um konfliktfrei und ohne Frustration seelische Nahrung, Trost und Befriedigung bereitzustellen. Die oralen Wünsche/passiven Liebeswünsche sind dabei voller *Gier* (versteckt oder offen), übermäßig und unerfüllbar, da sie die ursprünglich erlebte Leere und den Mangel überdecken müssen. So leben diese Depressiven in der dauernden Erwartung, ihre subjektiv berechtigten Sehnsüchte würden unzureichend erfüllt werden, und dies erfahren sie auch regelmäßig. So entstehen Enttäuschung, Vorwürfe und Feindseligkeit gegenüber dem Objekt, das zugleich als das einzige empfunden wird, das die dringend benötigte Liebe spenden könnte. Es kommt zu einer speziell oralen Fassung des depressiven *Ambivalenzkonflikts*, in dem die Depressiven durch die Unverträglichkeit von Versorgungswünschen einerseits und Frustrationswut andererseits unter Druck geraten. Dabei ist ihre Aggression oft nicht mehr verdrängt. Aus dem Dilemma ihrer frustrierten Oralität saugen sich manche Depressive nach einem Ausdruck Radós (1927) förmlich an ihren Objekten fest und hassen diese gleichzeitig dafür, in einer Art „marternder Liebe". Darin zeigt sich ihr oraler und analer Sadismus mit seiner vorwurfsvollen, fordernden Beißlust, die vielen Depressiven die Charakterisierung des „dependent and demanding" eingetragen hat. Diese Eigenarten finden sich gehäuft bei chronifizierten depressiven Neurosen; bei ihnen herrschen dann *orale Regression* und eine *oral-sadistische Fixierung* vor. Häufig äußert sich die depressive Oralität auch in süchtigen Tendenzen, mit einer Neigung zum übermäßigen Alkohol- oder Medikamentenkonsum oder einer Eßstörung.

Andere Depressive bevorzugen gemäß ihrer unbewußten Konstellation den aktiven Modus und lösen den *Versorgungs-/Autarkiekonflikt* durch die Betonung des autarken Pols, der aus Abwehrgründen neurotisch übersteigert ist. Sie versuchen, möglichst selbstgenügsam und anspruchslos zu sein und geben anderen gerne Hilfe und Unterstützung, während sie Hilfe für sich selbst zurückweisen. Zu ihrem Selbstbild gehört, daß sie nichts von anderen brauchen. Sie vertreten dies sogar mit Stolz, der jedoch meist einen Beiklang von Bitterkeit hat, in der die ursprüngliche Enttäuschung an den elterlichen Objekten noch nachklingt. Bei diesen Depressiven läßt sich der Abwehrmechanismus der *altruistischen Abtretung* in Reinkultur studieren. Sie verdrängen die eigenen Versorgungswünsche, indem sie sich als die „besseren Mütter" oder Väter geben und voller Einsatz für andere da sind, denen sie all das Gute zukommen lassen können, das sie sich eigentlich für sich selbst wünschten. Sie haben ihnen die eigenen Ansprüche abgetreten und zugestanden; so können sie diese nun auf altruistisch verschobene Weise erfüllen. Bei diesem aktiven Bewältigungsversuch der oral-depressiven Konflikte sollte ebenso wie bei dem passiv-abhängigen nicht vergessen werden, daß die Sehnsucht der Depressiven nach einem oralen Paradies subjektiv berechtigt ist. In Kapitel 5.2 *Psychogenese* hatten wir gesehen, wie die intensiven Phantasien und Wünsche nach einem Zustand von Harmonie, Befriedigung und Einheit mit dem Objekt, nach einer Art seelischem Schlaraffenland, entstanden sind und welche defensive Bedeutung sie haben; dienen sie doch dazu, das Selbst zu stabilisieren angesichts der Abgründe von Enttäuschung, Haß, Zerstörungsphantasien und Einsamkeit.

6.1.3 Selbstwertkonflikte

Daß Vorgänge, die mit dem Narzißmus zu tun haben, in der Psychodynamik Depressiver eine erhebliche Rolle spielen, ist seit Freud (1916) bekannt. Nach ihm haben sich Radó (1927), Fenichel (1945), Jacobson (1971), Kohut (1971) und viele andere Autoren mit diesem Zusammenhang beschäftigt. Mit Narzißmus bezeichne ich hier die libidinöse und aggressive Besetzung der eigenen Person im Gegensatz zur Objektliebe. Freud hatte postuliert, daß die Melancholiker eine narzißtische Form der Objektbeziehung ausbildeten (keine objektlibidinöse), die im Falle einer Irritation schnell zu einem narzißtischen Rückzug führte. Es käme dann zu einer Auflassung der unbewußten Objektbesetzung und zu einer Regression der erotischen und aggressiven Libido ins Ich. Fenichel hatte die Störung des Selbstgefühls mit den narzißtisch besonders verletzlichen Objektbeziehungen der Depressiven in Zusammenhang gebracht; diese seien auf die narzißtische Zufuhr durch andere besonders angewiesen. Jacobson hat den depressiven Selbstwertkonflikt schließlich als einen *Konflikt* zwischen einem *überhöhten Ichideal* und einem *entwerteten Selbstbild* lokalisiert. Sowohl die Liebesobjekte als auch das eigene Selbst werden in einem Ausmaß idealisiert und überschätzt, daß die Erwartungen an beide niemals befriedigt werden können. Das Ichideal und das wunschbestimmte Selbstbild - wie man gerne sein möchte - sind so überhöht, daß sie unerreichbar werden. So kommt es zu einer chronischen narzißtischen Differenz zwischen dem eigenen Wunschbild und dem Bild des immer wieder scheiternden, entwerteten Selbst. In den Vordergrund tritt die Selbstwahrnehmung des Versagens und Nicht-Schaffens dessen, was man gerne schaffen würde, und dies führt zur heftigen Selbstentwertung und Selbstverachtung. Der Leitaffekt dabei ist die Scham; die Beschämung wird noch verstärkt durch die Tendenz zur Selbsterniedrigung („Ich bin nichts wert, bin ein Versager").

Die Depressiven neigen nun nicht dazu, ihre Selbstwertzweifel und Selbstbeschämungen aktiv zu überspielen, um zu glänzen und großartig dazustehen, wie es die im engeren Sinn narzißtischen Menschen zu tun pflegen. Es ist ein wichtiges differentialdiagnostisches Kriterium, daß sie vielmehr ein *manifestes Kleinheitsselbst* zeigen, in offener Weise schüchtern und selbstunsicher sind und immer wieder auf ihre eigene Kleinheit, Selbstzweifel und ihr Ungenügen stoßen sowie sich unzulänglich, minderwertig und gedemütigt fühlen. So meinen sie nicht selten, sie seien es kaum wert, geliebt zu werden. Mit ihren Selbstwertzweifeln hängen die große Kränkbarkeit vieler Depressiver zusammen, ihr Mißtrauen und ihre Neigung zu Neid und Eifersucht. Oft ist ihnen gar nicht bewußt, wie sehr sie sich im Grunde selbst überschätzen und welch überhöhte Ansprüche sie an sich stellen. Neben dem übermäßigen Ichideal sind als weitere Quellen der depressiven Selbstwertzweifel zu nennen die häufigen Zustände von Hilflosigkeit, die orale Abhängigkeit und die Selbstverurteilungen durch das Überich - die Herabsetzung des Selbstgefühls scheint die gemeinsame Endstrecke einer ganzen Reihe von depressionstypischen Mechanismen zu sein.

6.1.4 Überich- und Schuldkonflikte

Zugespitzt könnte man die Depression eine Überich-Krankheit nennen. Neben dem Ichideal, der wunschbetonten Seite des Überichs, spielt das Gewissen als die aggressive und kritische Instanz im Überich der meisten Depressiven eine ebenbürtige Rolle. Mit Hilfe des Gewissens gelingt es, den unlösbar scheinenden Ambivalenzkonflikt gegenüber dem geliebt-gehaßten Objekt durch die Verschiebung ins eigene Innere zu „lösen", das reale Objekt zu verschonen und so aus dem eigentlich interpersonalen Konflikt einen intrapsychischen zwischen Ich und Überich zu machen: den *pathologischen Gewissenskonflikt*. Das ursprüngliche Liebesobjekt war (vgl. Kapitel 5.2.5 *Psychogenese*) - in seine geliebten und gehaßten Aspekte geteilt - einerseits als ideales Objekt ins Überich aufgenommen worden, von wo aus es als Ichideal, aber auch als pathologische Gewissensinstanz weiter wirkte. Das aus Enttäuschung gleichzeitig gehaßte, wertlose Objekt war andererseits ins Ich geraten, das sich mit ihm identifizierte. So wird in der aktuellen Psychodynamik der Depressiven ihre unbewußte, abgewehrte Enttäuschungswut durch den Mechanismus der *Wendung von Aggression gegen das eigene Selbst* abgeführt. Die überaus strengen Forderungen, Gebote und Verbote des depressiven Gewissens äußern sich in einer Selbstkritik, die sich mit Härte gegen das Ich entfaltet. Das Überich wird zum Aggressor, das Ich zum Opfer; dabei wird die Selbstkritik in ihrem pathologischen Ausmaß gleichsam von der introjizierten Person ausgeübt.

Zugleich kommt jedoch in den Selbstvorwürfen der Depressiven ihre ursprüngliche Anklage gegen das Liebesobjekt zum Ausdruck; das Ausmaß der Selbstvorwürfe steht für ihr Ausmaß an Enttäuschung. Ihre Klagen über sich selbst sind eigentlich Anklagen an das Objekt.

Die bisher beschriebenen Vorgänge laufen allesamt unbewußt ab. Was die Depressiven wahrnehmen, sind Selbstanklagen, Gewissensbisse, Selbstvorwürfe und Selbsterniedrigung, und vor allen Dingen Schuldgefühle. Ein Teil der Schuldgefühle bleibt unbewußt; der andere Teil, die bewußten Schuldgefühle, entspringt der Wahrnehmung der Überich-Kritik im Ich - sie sind Ausdruck seiner Überich-Angst. Diese Schuldgefühle setzen nun eine äußerst bedeutsame Reihe im Phantasieleben der Depressiven in Gang: *Schuldgefühl/Selbstanklage - unbewußter Strafwunsch - (Selbst-) Bestrafung - Absolution*. Die Spannung im Ich, die durch die Schuldgefühle angezeigt wird, sucht nach einer Erleichterung; und für die subjektive, primärprozeßhafte Logik liegt nichts näher, als nach einer Bestrafung zu suchen, durch welche die „Schuld" abgetragen werden könnte. Es ist ganz wichtig, daß das depressive Unbewußte die Bestrafung nicht fürchtet, sondern sie geradezu sucht, und daß die Strafe in diesem Sinn eine Wunscherfüllung darstellt (Groddeck, 1920). Hier ist der Ort, an dem der so häufige *moralische Masochismus* Depressiver sich entfaltet. Sie suchen sich unbewußt Situationen und mitmenschliche Konstellationen, in denen sie belastet oder ausgenützt oder anderweitig geschädigt werden, um dadurch die eigenen Schuldvorwürfe abzutragen. Viele Depressive neigen dabei dazu, ihre Opferhaltung moralisch zu überhöhen und sich darin - im Einklang mit ihrem sehr hehren Ichideal - selbst zu bestätigen, wodurch sie es schaffen, ihr im Grunde selbstschädigendes Verhalten ichsynton und „gut" zu machen. Wie prägend diese Haltung für das depressive Unbewußte ist, zeigen die empirischen Studien über die Träume Depressiver, in denen Themen des Masochismus einen spezifischen und hohen Stellenwert haben (vgl. Kapitel 1.2). Der moralische Masochismus muß nicht unbedingt wie der sexuelle Masochismus mit einem Lustgewinn verbunden sein, doch findet sich bei vielen Depressiven eine libidinöse Komponente in ihrem masochistischen Selbstbild und Verhalten, die daran spürbar wird, daß sie mit der (Selbst)bestrafung eine große Befriedigung verbinden.

Rado (1927) hat angemerkt, „daß die Selbstbestrafung in Hoffnung auf Absolution erfolgt und der Sehnsucht nach Liebe entspringt" (S. 444). Das Ausmaß der depressiven Selbstbestrafung scheint subjektiv zur Verzeihung zu berechtigen, die das Überich schließlich gewährt. Freud (1916) hat in Analogie zur Trauerarbeit von der melancholischen Arbeit gesprochen, in der die akute Depression sich allmählich erschöpft durch das unbewußte Wüten, mit dem die Destruktion gegen das Ich und das entwertete Objekt sich austobt.

6.1.5 Verlust, Hilflosigkeit und die akute Depression

Während die bisher diskutierte Psychodynamik mit den Charaktereigenarten der Depressiven zu tun hat, geht es nun um Vorgänge, die mit der aktuellen depressiven Erkrankung verbunden sind. Diese äußert sich durch depressive Verstimmungen und die weitere typische Symptomatik (vgl. Kapitel 4.1). In aller Regel wird eine akute Depression durch einen *Verlust*, durch ein Trennungstrauma ausgelöst, mit dem die Depressiven nicht fertig werden. Oft handelt es sich dabei überwiegend um einen „Verlust in der Phantasie" (Mahler, 1966). Er mag äußerlich kaum wahrnehmbar sein, hat jedoch immer eine erhebliche unbewußte Bedeutung, weil die Erinnerungsspuren früheren Verlusterlebens wachgerufen werden - daneben auch Phantasien, der Depressive selbst sei Schuld an der Situation, er habe sie gewissermaßen selbst herbeigeführt. Dies verstärkt noch die Wahrnehmung, der Verlust sei eine endgültige, unumstößlich scheinende Tatsache, an der man nichts ändern könne und vor der man kapitulieren müsse - vielleicht sogar die Idee, der Verlust sei eine berechtigte Strafe. Neben wichtigen Objektbeziehungen können eigene Fähigkeiten, Gesundheit oder die körperliche Integrität ebenso verloren gehen wie Werte, Ideale, Ziele, Freiheit, Heimat, Arbeitsplatz, materieller Besitz. Für die infantilen Quellen des Unbewußten sind all diese Verlustmöglichkeiten mit den primären Objekten von Mutter, Vater, Geschwistern usw. verbunden, so daß es im Kern der Depression immer um die Wahrnehmung von Objektverlust geht, auch wenn in der äußeren Realität kein Objektverlust stattgefunden haben muß. Entscheidender als sein äußeres Gewicht ist der innere Konflikt, der durch das Verlusterleben angestoßen wird und der anstelle einer Trauerreaktion den depressiven Prozeß anstößt. Dieser läuft weitgehend unbewußt ab. Es kommt schließlich zu einem innerpsychischen Verlust der mit dem Verlorenen verbundenen Selbstanteile, Ich-Funktionen und Affekte, etwa von Liebe, Hoffnung und Interesse (Grinberg, 1978). Man kann den

Vorgang mit Joffe und Sandler (1965) geradezu so beschreiben, daß beim Objektverlust letztlich ein befriedigender Selbstzustand verlorengehe, für den das Objekt Vehikel gewesen sei. So ist für die Depressiven - begründet in ihrer narzißtischen Vulnerabilität - mit dem Objektverlust gleichzeitig ein Selbst- und Ichverlust verbunden.[15]

Im Verlauf des Depressiv-Werdens werden nun psychophysische Vorgänge angestoßen, die durch ihre zirkelhaft-pathologische Selbstverstärkung zu einer Intensivierung und Verlängerung des depressiven Zustandes führen: die *depressive Verstimmung*, die psychomotorische Hemmung, die Hilflosigkeit, der Rückzug, die negativen Phantasien. Die depressive Verstimmung ist ein komplexer emotionaler Zustand, der zusammengesetzt ist aus mehreren Primäraffekten, insbesondere aus Traurigkeit, Angst, Ärger, Ekel und Scham. Jacobson (1971) hat hervorgehoben, daß Depression, anders als andere Affektzustände wie die Angst, eine Stimmung ist und damit ein generalisierter affektiver Ich-Zustand. Dieser hält im Gegensatz zu den einfachen Affekten über eine längere Zeitspanne an und beeinflußt während dieser Zeit die Eigenart aller Gefühle, Gedanken und Handlungen der Depressiven. Ähnlich ist es mit der *psychomotorischen Hemmung* (Freedman, 1986). Diese führt zu einer Verlangsamung motorischer und vegetativer Funktionen, zu einem „Anschlag" auf das Körperselbst, einer Hemmung der Phantasie- und Symbolisierungstätigkeit, einer Verarmung an emotionalen Trägern für libidinöse und aggressive Phantasien und einer Behinderung der höheren psychischen Funktionen wie Assoziieren und Bedeutungsgebung. Beide, die depressive Verstimmung und die Hemmung, tragen zu einer Generalisierung des depressiven Zustandes bei.

Die Wahrnehmung ihrer aktuellen Einschränkungen fördert bei den Depressiven den Zusammenbruch ihres Selbstgefühls. Das Ich (anthropomorph gesprochen) verzweifelt über den Verlust seiner eigenen Fähigkeiten und generalisiert diesen Verlust. Bibring (1952) hat die dabei erlebte *Hilflosigkeit* als narzißtische Kränkung beschrieben, die das Selbstwertgefühl weiter herabsinken läßt. Das aktuelle Trauma der Hilflosigkeit des Ichs geht einher mit Gefühlen der Ohnmacht, Lähmung, Mutlosigkeit, Erstarrung, Leblosigkeit, Gefühllosigkeit, Beziehungslosigkeit. Diese „Losigkeits-„Symptome verstärken die passive Resignation; die Depressiven sind enttäuscht von sich selbst und sehen sich unfähig, irgend etwas zu unternehmen. Engel und Schmale (1968) haben zur Beschreibung dieses Zustandes den Begriff des giving-up-given-up-complex geprägt: In der Hilflosigkeit (giving-up) der Depressiven stecke noch ein passiver Appell, eine Quelle in der Umgebung solle doch Hilfe bringen; in ihrer *Hoffnungslosigkeit* (given-up) eine objektlose Verzweiflung mit dem Empfinden: es ist alles zu spät.

Bei all diesen Vorgängen der akuten Depression ist oft nicht leicht zu entscheiden, was daran nun Physiologie und was Psychologie ist. Die Gegenübertragung

[15] Bezogen auf den depressiven Grundkonflikt wird die akute Depression ausgelöst durch eine Zuspitzung der unbewußten Ambivalenz und durch die Freisetzung unbewußter Aggressivität im Zusammenhang mit den auslösenden Verlusten, Enttäuschungen und Frustrationen.

kann dabei sehr unterschiedlich sein: Neben einer konkordant erlebten eigenen Hilf- und Hoffnungslosigkeit des Therapeuten können Wahrnehmungen von Empathie, Mitgefühl, Trösten und Helfenwollen entstehen, Impulse zur Fürsorge im Sinne einer angemessenen Übernahme von Realitätsfunktionen oder der Anregung von Aktivität, bis hin zum Drang nach einem unmäßigen Aktivismus oder einem distanzierten „ist doch nicht so schlimm“, womit meist die eigene Hilflosigkeits-Wahrnehmung der Therapeuten abgewehrt wird.

6.1.6 Die Fähigkeit zur Depression

Nur kurz wollen wir hier anmerken, daß ein depressiver Zustand nicht notwendig ein Krankheitszeichen darstellen muß, sondern im Gegenteil eine innere Entwicklung anzeigen kann. So erleben fast alle AnalysandInnen im Verlauf ihrer Analysen depressive Zeiten; und im klinischen Jargon psychosomatischer Kliniken gehören Aussagen zum Alltagsgeschäft wie „sie muß die Depression nicht mehr abwehren“, „er kann die Depression zulassen“, „wird depressiv und das ist ein therapeutischer Fortschritt“. M.Klein (1935, 1940) hat mit der *depressiven Position* einen komplexen inneren Zustand beschrieben, der auf eine solche Veränderung hinweist: auf die Überwindung der paranoid-schizoiden Einstellung. Winnicott (1955) hat ihre Theorie aufgenommen und die depressive Position als eine Errungenschaft der normalen emotionalen Entwicklung bezeichnet. Er schlug vor, von einem *Stadium der Besorgnis* zu sprechen, bei dem nicht die eigenen Bedürfnisse und Frustrationen, sondern die Besorgnis um das Objekt in den Vordergrund tritt; die Frage, was man ihm möglicherweise angetan habe und wie man das wieder gut machen könne. Zetzel (1953, 1965) spricht von der Fähigkeit, Depression zu ertragen und sie nicht abwehren zu müssen. Auch Balints (1952) Ansichten über den Neubeginn im Verlauf einer Analyse und die damit verbundene *therapeutische Depression* beleuchten diesen Aspekt der inneren Entwicklung und der Fähigkeit, unvermeidliche Verluste, Enttäuschungen und Frustrationen auch emotional anerkennen zu können. Es ist eine realistische und schöpferische Depression, um die es hier geht. Für die allermeisten Menschen ist es unumgänglich und angemessen, wenn sie gelegentlich im Leben Zustände einer solchen normalen depressiven Reaktion erleben. Aus psychoanalytischer Sicht wird man mit Green (1983) geradezu sagen können, daß ein Subjekt, das die Depression nicht kennt, wahrscheinlich mehr gestört ist als eines, das gelegentlich depressiv ist.

6.2 Der Einfluß der psychischen Struktur

Wie wir in Kapitel 4.3 *Differentialdiagnose* gesehen haben, hat sich die Einteilung unserer Patienten in Untergruppen gemäß dem Ausmaß ihrer Persönlichkeitsstörung unter klinischen Gesichtspunkten außerordentlich bewährt. Durch die intensive Bemühung zweier Arbeitsgruppen von Psychoanalytikern (Lohmer et. al., 1992; Arbeitskreis OPD, 1996) ist es in den letzten Jahren gelungen, ein konsensfähiges Schema für eine solche Unterteilung nach Strukturniveaus auszubilden. Auf deren Vorlagen beziehen wir uns im Folgenden weitgehend. Es hat neben seiner praktischen Brauchbarkeit den Vorteil, daß die zuvor verwendeten, allzu vagen Begriffe der „Frühstörung“ und der „schweren Störung“ nun überflüssig geworden sind. Kernberg (1975) hatte den Vorschlag gemacht, auch die depressiven Störungen nach der Schwere ihrer Charakterpathologie abzustufen. Er hatte in einem kurzen Überblick die depressive Persönlichkeit auf „höherem Niveau“ abgegrenzt von dem sadomasochistischen Charakter im „mittleren Bereich“, und diesen wiederum von einer depressiv-masochistischen Charakterstörung auf „niederem Niveau“ mit primitiverer Selbstdestruktivität. Dabei vertrat er die Ansicht, daß das Niveau der Charakterstörung bei Depressiven um so höher zu veranschlagen sei, je besser ihr Überich integriert ist. Meines Wissens sind die depressiven Störungen noch nie ausführlicher unter diesem Gesichtspunkt untersucht worden. Wir wollen deshalb genauer darauf eingehen.[16] Bevor wir zu den in unserer Praxis wichtigsten drei Gruppen kommen, möchte ich die anderen für die Psychotherapie bedeutsamen zwei Gruppen - die am schwersten und die am leichtesten Erkrankten - kurz charakterisieren.

Die Patienten mit einer *psychotischen Depression* werden in aller Regel einen Psychiater konsultieren und erhalten Hilfe durch eine Pharmakotherapie und, je nach Indikation, durch eine begleitende oder eine zusätzlich intensive analytische Psychotherapie. Was die Persönlichkeitsstruktur dieser Patientengruppe angeht, so wirken sie in ihrer Phänomenologie durchaus unterschiedlich: manche scheinen im Intervall psychisch gesund zu sein, manche neurotisch gestört, manche scheinen eine Borderline-Störung zu haben. Bei allen Patienten mit einer affektiven Psychose besteht jedoch eine große Vulnerabilität des Ichs, die vermutlich bedingt ist durch den biologisch-genetischen Faktor, der wiederum von der frühen Kindheit an die Ichbildung beeinflußt hat. So besteht bei allen die Gefahr des Strukturverlustes im Sinne einer psychotischen Regression. Dies ist in der Gestaltung des psychotherapeutischen Settings zu berücksichtigen - gut bewährt haben sich für mich zwei Wochenstunden im Sitzen, parallel zu den regelmäßigen Terminen beim Psychiater, der

[16] Erinnert sei an den in Kapitel 4.3 angeführten Überblick über die depressiven Untergruppen: 1. symptomatische Depressionen, 2. psychotische Depressionen, 3. Borderline-Depressionen, 4. neurotische Depressionen auf mittlerem Strukturniveau, 5. neurotische Depressionen auf ödipal-neurotischem Niveau, 6. depressive Reaktionen.

die medikamentöse Therapie durchführt. Die Angst vor einem psychotischen Strukturverlust führt bei diesen Patienten oft dazu, daß sie ihre inneren Konflikte und neurotischen Persönlichkeitszüge verleugnen und - unterstützt durch manche unverständige Psychiater - keine analytische Psychotherapie suchen, obwohl diese ihnen helfen könnte. Diese Tendenz zur Konfliktverleugnung scheint mir der Hauptgrund dafür zu sein, daß Patienten mit affektiven Psychosen so viel seltener ihren Weg zum Psychoanalytiker finden als Kranke mit einer schizophrenen Psychose.[17] Die Prognose der manisch-depressiven Patienten hängt in der Regel weniger von der Psychose als vielmehr von der Art ihrer Persönlichkeitsstruktur ab. Patienten mit einer sehr ausgeprägten Symptomatik und einer Borderline-Struktur haben den kompliziertesten Verlauf.[18] Ein wichtiges differentialdiagnostisches Kriterium zur Einschätzung dieser Struktur auch bei Psychotikern ist die Gegenübertragung, die je nach Strukturniveau stark variiert. Während die meisten Manisch-Depressiven eher gefühlvolle und wahrnehmungsfähige Menschen sind, leiden viele Patienten mit monopolaren Psychosen und psychosomatisch „larvierten" Depressionen an einer nur gering ausgeprägten Konflikt- und Gefühlswahrnehmung. Sie ähneln darin den psychosomatischen Patienten mit einer alexithymen Persönlichkeit, die meistens auf dem mittleren Niveau angesiedelt sind.

Die Patienten, die mit einer *depressiven Reaktion* zu uns kommen, haben in aller Regel ein sehr *belastendes Lebensereignis* als Auslöser ihrer Depression erlebt. Entweder ist es der Tod ihres Lebenspartners oder eine Trennung oder Scheidung oder eine Abtreibung oder eine schwere körperliche Erkrankung wie Krebs oder Multiple Sklerose, die zu der depressiven Reaktion geführt haben. Die prämorbide Persönlichkeitsstruktur kann unterschiedlich sein, durchaus nicht nur „neurotisch"; in der Regel ist sie durch depressive Verarbeitungsmuster geprägt. Auch wenn eine Borderline-Struktur vorliegt, können die derzeitigen Patienten über lange Jahre hinweg gut kompensiert und ihrem Selbstverständnis nach psychisch gesund gelebt haben. Meist sind es infantile Konflikte, welche durch das Verlustereignis aktiviert worden sind, doch immer steht deren aktuelles Erleben für die Patienten im Zentrum ihres Leidens. Sie suchen deshalb meist eine niederfrequente Psychotherapie als Hilfestellung zur Verarbeitung der aktuellen Situation, keine intensive analytische Psychotherapie. Von einer analytischen Kurztherapie oder tiefenpsychologischen Psychotherapie können sie in aller Regel viel profitieren; manchmal entdekken sie in deren Verlauf, daß eine weiterführende analytische Psychotherapie angebracht ist.

---

[17] Für Diskussionen zu diesen Fragen danke ich Dr. F.Schwarz und Dr. K.Hoffmann.

[18] Was die Effektivität der Pharmakotherapie angeht, so ist nach meiner Erfahrung aufgrund der spezifisch depressiven Psychodynamik zu erwarten, daß die Medikamente um so schlechter wirken, die Nebenwirkungen um so gravierender erlebt werden und die Compliance um so geringer ist, je ausgeprägter die neurotische Störung der Depressiven ist (negativer Placebo-Effekt aufgrund der negativen Übertragung der Patienten auf Medikament und Behandler).

6.2.1 Borderline-Depression

Da die nun folgende Materie sehr trocken ist („Schwarzbrot", hat eine Kollegin dazu gesagt, mühsam zu kauen, aber sehr nahrhaft), möchte ich neben der Charakterisierung des Strukturniveaus jeweils einen dazu gehörenden Patienten kurz schildern. In den Fallberichten finden aufmerksame Leser nebenher auch viele typische Hinweise auf die Ätiologie, Psychogenese und Psychodynamik Depressiver.

Frau Martina M. ist eine 33jährige, jünger wirkende Frau mit einem halb verhärmten, halb interessanten und schönen Gesicht. Sie ist immer sehr gepflegt und ungewöhnlich gekleidet, wobei sie unendliche Stunden vor dem Spiegel und mit Selbstprüfungen verbringt, wie sie aussehe, voller Verzweiflung über ihr Alter und die Falten im Gesicht, sich abgrundtief häßlich fühlt und meint, sie sei für keinen Mann in irgendeiner Weise anziehend. Mehrmals in der Woche geht sie ins Fitneßstudio. Sie ist überhaupt enorm ehrgeizig, steht unter ununterbrochenem Aktivitätsdruck und kommt auch in den Behandlungsstunden kaum jemals zur Ruhe. Wenn in den Stunden Schweigepausen auftreten, erträgt sie es kaum und beginnt sofort darüber nachzudenken, warum ich als Analytiker nichts sage: ob ich böse auf sie sei, was sie falsch gemacht habe, ob sie mich gelangweilt oder gekränkt habe. Sie wird wütend, fühlt sich zurückgewiesen und bekommt wiederum ein enorm schlechtes Gewissen, weil sie so stark auf mich bezogen ist. Ihre Angst und Verunsicherung stülpen sich in solchen Situationen über mich, ich werde furchtbar müde oder tatsächlich ärgerlich und kann mich dem kaum entziehen.
Beruflich war sie pharmazeutisch-technische Assistentin. Derzeit bildet sie sich an einer Fachhochschule weiter, mit enormem Einsatz und sehr gutem Erfolg, wobei sie in ihrer Selbsteinschätzung extrem schwankt, einen Tag alles hinwerfen will, weil sie überhaupt nichts könne, die anderen unendlich viel besser seien und sie im Konkurrenzkampf untergehen werde, an anderen Tagen, wenn sie einen Erfolg erlebt hat und vom Professor oder Kommilitonen gelobt worden ist, wie im siebten Himmel schwebt und ich in der Gegenübertragung in ein gemeinsames Glücksgefühl mit ihr hochgetragen werde. Sie hatte vor einigen Jahren eine kognitive Verhaltenstherapie mit insgesamt 80 Stunden gemacht, in der sie eine Menge gelernt habe, beispielsweise sich in der Öffentlichkeit besser zu behaupten. Die Beendigung der Behandlung konnte sie jedoch nicht ertragen; es kam zu einer depressiven Dekompensation, aus der sie in eine psychosomatische Klinik aufgenommen wurde. Dort war sie gute drei Monate in stationärer Psychotherapie, wobei ihr insbesondere die gruppentherapeutischen Maßnahmen des Borderline-Settings und die Kontakte mit Mitpatienten weitergeholfen haben. Im Anschluß daran begann sie bei mir eine analytische Psychotherapie, zweistündig im Sitzen.
Die bisherige Psychotherapie hat ihre maßlos überzogenen Ichideale und Selbstkritik schon so weit ermäßigt, daß sie - früher hatte sie immer nur von ihren Hoffnungen und Wunscherfüllungen geträumt - es tatsächlich schafft, im beruflichen Bereich, in privaten Kontakten und der Alltagsrealität so etwas wie eine Kontinuität zu finden. Während sie sich früher nur für andere aufgeopfert hatte, um deren Zuneigung zu gewinnen, ist sie stolz, „egoistischer" geworden zu sein, was sie für meine Einschätzung nun wieder maßlos überzieht. Ihre emotionalen Krisen kann sie mehr als früher psychisch „halten", sie ist weniger dazu gezwungen, ihre Ängste zu agieren. Gleichwohl hat sie noch immer ein Überich, das in einem fast ununterbrochenen Selbstgespräch sie abfällig kommentierend begleitet: „Ich fühle mich die ganze Zeit beobachtet, streng beobachtet, als ob Leute da wären, die die ganze Zeit was an mir auszusetzen hätten. Z.B. das T-Shirt heute, daß ich das nicht gerade gezogen habe, wie unmöglich ich aussehe! Oder daß ich vorhin die Klingel verwechselt habe und dann vor der Stunde noch auf die Toilette bin, was denkt der dann von mir, ärgert der sich, daß ich seine Toilette benütze. Warum bin ich nicht vorher schon woanders auf die Toilette gegangen! Ich bin selbst schuld. Dann habe ich gezögert, hatte Schwierigkeiten, Ihnen die Hand zu geben, dachte, Sie könnten sich ekeln. So als ob ich direkt schmutzig wäre, dabei habe ich mir gerade noch die Hände gewaschen..." Es ist eine große Erleichterung für sie, daß sie mit Hilfe des Analytikers zunehmend Distanz zu diesem

kommentierenden Überich gewinnen kann und die Fähigkeit entwickelt, sich selbst mit den Augen eines Dritten anzuschauen.

Die Lebensgeschichte von Frau M. ist geprägt von inkonstanten Objektbeziehungen. Ihre Mutter, eine Hausangestellte, hatte mit dem Vater nur eine kurze Affäre gehabt und habe die Patientin eigentlich abtreiben wollen. Nach der Geburt wurde diese zur Oma (ms) gegeben, die dick, herzkrank, „überfordert mit mir war", und im dritten Lebensjahr der Patientin starb. Sie kam nun zu Pflegeeltern, welche sie weitergaben („die macht ins Bett, die können wir nicht brauchen") an andere Pflegeeltern („die waren ganz nett; im siebten Lebensjahr heiratete die Mutter einen Alkoholiker, nahm die Tochter zu sich und bekam noch weitere Kinder. Die Mutter sei psychisch labil gewesen, lag oft Tage lang nur phlegmatisch im Bett und habe die Kinder kaum richtig versorgt. Die Patientin mußte die mütterlichen Funktionen für sich und die Geschwister übernehmen, auf sie aufpassen und den Haushalt machen. Sie versuchte, voller Fürsorge alles richtig zu machen und sich nichts anmerken zu lassen. Vor dem Stiefvater habe sie immer Angst gehabt. Er habe die Mutter und sie geschlagen; wenn er betrunken war, hätten Mutter und sie sich im Kleiderschrank oder auf dem Dachboden vor ihm verstecken müssen. Sie fühlte sich schließlich auch für die Mutter verantwortlich, bekam von dieser aber nun noch den Vorwurf, nur wegen der Kinder habe die Mutter den Alkoholiker heiraten müssen, deshalb gehe es ihr so schlecht. Die Mutter sei ihr ganz fremd geblieben, ein Rätsel. Ins siebte Lebensjahr lokalisiert Frau M. eine Mißbrauchserinnerung, daß der Stiefvater auf ihr im Bett gelegen habe. Ein Verwandter der Mutter mit Familie nahm sie im zwölften Lebensjahr zu sich, sie blieb bis 19 dort, „es war nicht schön, eine kalte Atmosphäre, aber stabil". Das Elternhaus brannte ab, die Mutter kam mehrere Jahre in eine Nervenklinik („Schizophrenie"), dann in ein Heim, und suizidierte sich, als Frau M. 21 Jahre alt war („im Winter in den See gegangen, ertrunken").

Mit 16 Jahren fand sie für sieben Jahre einen ersten Freund, der auch aus sehr schwierigen Verhältnissen stammte; es war eine sehr symbiotische Beziehung; erstmals in ihrem Leben erlebte sie mit ihm Zärtlichkeit und Vertrauen. Danach habe sie „viele Männer ausprobiert" und dabei die toll Sexuelle gespielt, aber keine Befriedigung gefunden. Erregt habe sie die Vorstellung, sexuell nichts als benutzt, gebraucht zu werden (masochistisch). Schließlich verliebte sie sich in einen von ihr bewunderten Tanzlehrer, für den sie alles machte, sich ihm unterwarf und seinen Forderungen anpaßte, bis sie merkte, wie maßlos er sie ausnützte. Als sie sich von ihm trennte, war dies der Auslöser für ihre schwere depressive Erkrankung - einesteils wegen der Trennung, anderenteils wegen der Fülle der ihr nun deutlich werdenden Desillusionierungen, auch über sich selbst.

Frau Martina M. gehört zu den Patienten mit einer neurotischen Depression bei gering integrierter Persönlichkeitsstruktur (Borderline-Depression). Wir verwenden „Borderline" hier nicht zur Kennzeichnung einer bestimmten Persönlichkeitsstörung (wie ICD-10), sondern eines Niveaus der Persönlichkeitsorganisation, auf dem es unterschiedliche Krankheitsbilder geben kann (z.B. schizoide Störungen, schwere Hysterie, multiple Angststörungen, Depression auf Borderline-Niveau). Bei den meisten Borderline-Patienten treten ausgeprägte depressive Verstimmungen auf, bei manchen stehen sie im Vordergrund und sind mit den typischen depressiven Konflikten und Mechanismen verbunden. Diese Patienten können ihre Konflikte kaum intrapsychisch, sondern überwiegend interpersonell austragen. Ihre *Selbst- und Objektrepräsentanzen* sind ausreichend getrennt, wobei die bedrohlichen Anteile überwiegen. Die Objekte werden für die Bedürfnisbefriedigung und narzißtische Regulation funktionalisiert; dadurch überwiegen Verzerrungen der Objektwahrnehmung. Vorwiegend finden sich dyadische Beziehungen, die meist alle Energie binden und latent gefährdet sind, da Ambivalenztoleranz fehlt und Kränkungs- oder Enttäuschungsaggression übermächtig werden können. Trennungen sind kaum zu ertragen und lösen Verlassenheitsdepression oder Wut oder maniforme Abwehr oder Selbstdestruktion aus.

Es besteht Identitätsdiffusion mit rasch wechselnden Selbstbildern. Die Realitätskontrolle ist weitgehend intakt. Das *Ich* ist schwach, die Ichfunktionen wenig ausgebildet, was sich in oft „chaotischer" Realitätsbewältigung auswirkt. Die Wahrnehmung von Konflikten und Angst wird durch Spaltung und Projektion abgewehrt („ich bin gut, der andere böse und bedrohlich"). Zentrale *Abwehrmechanismen* sind daneben projektive Identifizierung, Idealisierung, Entwertung, omnipotente Kontrolle, Verleugnung. Das *Überich* hat archaisch-strafenden Charakter, der sich direkt auf die Selbsteinschätzung auswirkt (schlecht, böse, verachtenswert) oder projektiv abgewehrt wird. Häufig wird das Überich externalisiert und dort bekämpft. Das *Ichideal* ist überzogen und vage mit unrealistisch hoher oder niedriger Selbsteinschätzung und meist wenig tatsächlicher Realisierung angestrebter Ziele. Es findet keine Stabilisierung durch ein intaktes Größenselbst. Die Fähigkeit zu Anteilnahme und angemessenen Schuldgefühlen ist beeinträchtigt.

Prägenitale *Triebkonflikte* herrschen vor, orale Wünsche sind oft sexualisiert, sadistische und polymorph-perverse Triebimpulse können auftreten, die Sexualität ist offen, kaum neurotisch gehemmt. Auch Aggression ist kaum gehemmt, es kommt zu Impulsdurchbrüchen, manchmal chronischer Wut, generalisiertem selbstdestruktivem Verhalten. Da die Patienten ihre Triebkräfte offen zur Verfügung haben, zeigen sie oft eine eindrucksvolle Vitalität und Überlebenskraft, die Achtung verdient. *Ängste* bestehen vor Selbstverlust, Vernichtung und Objektverlust. Trennungs- und Verlustängste werden als existentiell bedrohlich erlebt; die Angst ist oft frei flottierend, es kommt zu Angstüberflutung. Die Patienten berichten meist diffuse Beschwerden und multiple Symptombildungen. Sie leben ihre Konflikte, d.h. Liebe und Ablehnung, in der Übertragungsbeziehung und in der Realität aus, so daß schon im Erstgespräch meist heftige Gegenübertragungen und Handlungsimpulse beim Analytiker ausgelöst werden. Die tragende mild-positive Übertragung ist fragil, durch Idealisierung und Entwertung bedroht, gelegentlich muß der Therapeut Ich-Funktionen übernehmen. Einem Teil dieser Patienten hilft (sozial)psychiatrische Behandlung, einem Teil stationäre Psychotherapie, vielen kann eine modifizierte analytische Psychotherapie bei ausreichendem Durchhaltevermögen weitgehende Erleichterung bringen.

6.2.2 Neurotische Depression auf mittlerem Strukturniveau

Wir kommen nun zu den neurotisch Depressiven mit mäßig integrierter Persönlichkeitsstruktur (mittleres Strukturniveau); zu dieser Gruppe gehören die meisten eher narzißtisch strukturierten und psychosomatisch Depressiven. Sie sind durch eine geringere Verfügbarkeit über regulierende Funktionen (z.B. des Selbstwertgefühls und der Triebregulation) und eine schwächere Ausdifferenzierung psychischer Substrukturen gekennzeichnet. Ihre Fähigkeit zur Selbstreflexion und das Identitätsgefühl sind nicht sicher verfügbar. Die *Selbst- und Objektrepräsentanzen* sind ausreichend getrennt, doch oft blaß, schwach, wenig entwickelt. Objektkonstanz ist grundsätzlich gegeben, aber störbar. Es besteht eine starke Anpassungsbereitschaft und Objektabhängigkeit; häufig finden sich „stabil scheußliche" Objektbeziehungen. Symbiotische, orale und narzißtische Strebungen sind ausgeprägt.

Frau Tanja T. ist eine 29jährige Fachverkäuferin mit einem ungemein schüchternen und selbstunsicheren Auftreten. Sie ist sehr liebenswürdig und liebenswert, nett und zuvorkommend, so daß ich sie schnell ins Herz fasse, dabei jedoch ein kantigeres Profil vermisse. Auch in ihrem Aussehen ist sie weich und unauffällig, hochgewachsen und schlank, so daß ich sehr verwundert bin, als sie von ihrer seit vielen Jahren bestehenden Eßstörung (zunächst Anorexie, dann Bulimie, mit Laxantienabusus) berichtet. Ihre Aufmerksamkeit ist in starkem Maß auf Fragen ihres Selbstbildes gerichtet: daß sie nicht zu schwer werden wolle, daß sie scheußlich aussehe und viel zu dicke Oberschenkel habe, daß die Haare nicht schön seien, wie sehr sie mit dem Essen aufpassen müsse, aber daß sie trotzdem immer wieder Eßanfälle bekomme und damit alle ihre Bemühungen zunichte mache, welche großen Selbstvorwürfe sie sich dann mache und vor Schuldgefühlen fast vergehe. Regelmäßig wird sie dann depressiv, verzagt und hoffnungslos, wobei sie bemerkt, daß sie wiederum besonders in solchen Situationen der Selbstverunsicherung, Selbstanklagen und depressiven Verstimmungen den Drang zu essen verspüre. Im Gegensatz zu einer Borderline-Depressiven baut sie keine schnelle, intensive Beziehung zu mir auf, sondern wirkt wie auf sich zentriert, nach innen gerichtet. Mein Gegenübertragungsgefühl ist das einer freundlichen Zuneigung, verbunden mit dem Bedenken, ob die Analyse mit ihr nicht manchmal etwas langweilig werden könnte.

Frau T. stammt aus einem fränkischen Dorf und ist als drittes von vier Geschwistern in äußerlich stabilen Familienverhältnissen aufgewachsen. Am intensivsten erlebt hat sie die älteste Schwester, die dominant und für sie maßgeblich gewesen sei. „Ich mußte mich in allem nach ihr richten. Sie hat mich am liebsten öffentlich niedergemacht. Zu Hause wurde ich von allen abgestempelt als die Dumme, Häßliche, die nichts schafft." Der Vater, ein Handwerker, habe maßlos Alkohol getrunken und mit den Kindern kaum ein Wort geredet; nur der Mutter gegenüber habe er über sie geschimpft und sie heruntergemacht. Wenn er was wollte, habe er Befehle gebellt, sie habe eine enorme Angst vor ihm gehabt. Gleichwohl war sie bis zur Geburt der jüngsten Schwester sein Liebling. Da die räumlichen Verhältnisse sehr beengt waren, habe sie auf seinen Wunsch bis zum elften Lebensjahr im Ehebett mitgeschlafen. Die Mutter sei oft kränklich und überlastet gewesen, von ihr sei wenig Unterstützung gekommen. Im Gegenteil, Frau T. hat enorm viel im Haushalt helfen müssen, die Mutter, die noch einige Fremdenbetten bewirtschaftete, entlasten müssen und sei sich oft wie der Arbeitssklave der Familie vorgekommen. „Ich war von klein auf dafür da, wie es allen anderen geht, nicht wie es mir geht. Ich konnte mich nie gegen irgend etwas wehren oder gegen irgend jemand. Dabei habe ich immer alles mit mir selbst ausmachen müssen." Seit der Kindheit hat sie unter häufigen depressiven Verstimmungen gelitten.

In der Schule, in Berufsausbildung und Arbeit war sie ehrgeizig bis perfektionistisch, zuverlässig und arbeitsam, so daß sie sich im Leistungsbereich viel Bestätigung holen konnte, die jedoch immer nur vorübergehend darüber hinweghalf, wie beschämt und minderwertig sie sich fühlte. Frau T. lebte fast durchgehend in Partnerschaften mit meist älteren Männern, weil sie sich aus Ängstlichkeit und Selbstunsicherheit nicht vorstellen konnte, allein zu leben. Einer stellte sich als Alkoholiker heraus, ein anderer war verheiratet, für alle Männer opferte sie sich auf und ordnete sich ihnen vollkommen unter, was ihr bewußt war, wogegen sie jedoch meinte, nichts tun zu können (die typischen, stabil scheußlichen Beziehungen). Ihre jetzige, seit drei Jahren bestehende Partnerschaft ist von einer chronischen masochistisch-sadistischen Dynamik geprägt, unter der sie enorm leidet, in der sie sich jedoch gefangen fühlt. Mit diesem Freund hat sie erstmals Gefallen an der Sexualität gefunden. Die Psychotherapie suchte sie nicht wegen ihrer depressiven Störung auf, sondern wegen der sich zuspitzenden Eßstörung. Sie machte zunächst eine tiefenpsychologische Therapie, in der sie sich sehr wohl fühlte und einen ersten Zugang zu ihrem Innenleben fand, und war zwischenzeitlich zweimal in einer stationären Psychotherapie wegen internistischer Komplikationen ihrer Eßstörung. Dort ließ sie sich hauptsächlich verwöhnen. Schließlich begann sie zwei Jahre später bei mir die analytische Psychotherapie, dreistündig im Liegen. In den Stunden und mir gegenüber ist sie zurückhaltend und vorsichtig, doch entwickelt sich die Übertragungsneurose gut. Erfolge und Entwicklungszeichen werden hauptsächlich in ihrem äußeren Leben manifest, wo die Eßstörung inzwischen weitgehend in den Hintergrund getreten ist, Gewicht und Eßverhalten sich normalisiert haben, sie in der Arbeit sich viel selbstsicherer fühlt und die Beziehung zum Freund sich dadurch sehr verändert, daß sie sich mehr traut und ganz erstaunt feststellt, von ihm deshalb zunehmend besser behandelt zu werden und nicht schlechter, wie sie erwartet hatte.

Das *Ich* dieser Patienten auf dem mittleren Strukturniveau ist stabil, die Realitätsprüfung erhalten. Ich-Funktionen wie Angst-, Affekt- und Frustrationstoleranz sind jedoch eingeschränkt. Hemmende *Abwehrmechanismen* sind nicht ausreichend, hinzu kommen Verleugnung, Projektion, Ungeschehenmachen und unter Belastung Spaltung und projektive Identifizierung. Im Umgang mit eigenen Bedürfnissen und Affekten kann es zu Übersteuerung oder dissoziierten Impulsdurchbrüchen einschließlich autoaggressiver Tendenzen kommen (strukturierte Impulsivität). Sexualität steht oft im Dienst von Versorgungswünschen oder Kontrollbedürfnissen; sexuelle Partialtriebe können überwertig werden. Das *Überich* ist rigide mit unzureichender Integration und Neigung zur Externalisierung (auch in der Übertragung); das Ichideal ist stabilisiert durch Größenphantasien. Selbstüberschätzung, Idealisierung oder Entwertung von Objekten ist häufig. Bei Kränkung des sehr fragilen Selbstwertgefühls entstehen heftige Wut bzw. Selbstentwertung, Scham, Depression.

Trennungs- und Verlustängste werden bedrohlich erlebt, die Angst ist oft generalisiert, die Patienten fühlen sich ihr ausgeliefert. Sie kann bewältigt werden durch die Abhängigkeit von stützenden Objekten oder durch einen raschen Austausch versorgender und spiegelnder Objekte. Auch Somatisierung und Suchtverhalten dienen der Abwehr starker depressiver Affekte. Die Patienten beschreiben oft diffuse Beschwerden statt umschriebener Konflikte. In der *Übertragung* wird die frühe Mutter-Kind-Beziehung wiederbelebt; die Patienten brauchen den Therapeuten zur triebhaften und narzißtischen Bedürfnisbefriedigung und Spannungsentlastung. Neben einer intensiven unbewußten Abhängigkeit entfaltet sich rasch eine meist versteckte negative Übertragung, die das Entstehen einer stabilen analytischen Beziehung erschwert. Diese Patienten können von einer dreistündigen (manchmal auch höherfrequenten) analytischen Psychotherapie meist sehr gut profitieren; doch empfehlen sich zu Beginn oft Setting-Varianten, z.B. anfängliches Arbeiten im Sitzen, unter Umständen zweistündig. Daneben finden diese Patienten in der stationären Psychotherapie und bei nonverbalen Therapieverfahren nicht selten eine spezifische Hilfe.

6.2.3 Neurotische Depression auf ödipal-neurotischem Niveau

Depressive Neurosen und Persönlichkeiten mit gut integrierter Persönlichkeitsstruktur („höheres Niveau" der Persönlichkeitsorganisation, ödipal-neurotisch) sind dadurch gekennzeichnet, daß die Patienten über ein autonomes Selbst mit einem psychischen Binnenraum verfügen, in dem intrapsychische Konflikte ausgetragen werden können. Die Fähigkeit zur Selbstreflexion ist gegeben; ein Bild des eigenen Selbst, ein sicheres Gefühl der Identität und die Fähigkeit zur Differenzierung eigener Affekte sind vorhanden. Mit den eigenen Bedürfnissen, Affekten und Selbstwertgefühlen können sie weitgehend steuernd und integrierend umgehen (Impulskontrolle vorhanden). Das seelische Gleichgewicht kann in inneren und äußeren Konflikten vor allem durch *hemmende Abwehrmechanismen* (Verdrängung, Reaktionsbildung, Isolierung, Intellektualisierung, Rationalisierung) hergestellt oder wiederhergestellt werden. Das Überich ist streng, aber integriert, das Ichideal überzogen; Scham- und Schuldgefühle sind erlebbar. Die Konflikte sind überwiegend ödipaler Art (Trieb-Abwehr), die Ängste umschrieben und im Symptom oder Charakterabwehr gebunden (z.B. Kastrationsangst, Überich-Angst, Angst vor Verlust der Liebe des Objekts). Die Patienten können zwischen Selbst und Objekt unterscheiden, verbunden mit der Fähigkeit, dem äußeren Objekt eigene Rechte und Absichten zuzugestehen und sich empathisch in es einzufühlen. Trennungen sind mit Trauer erlebbar. Im Erstgespräch werden umschriebene Symptome und Konflikte beschrieben; es gibt auch weniger konflikthafte Bereiche in Beziehungen, Arbeit, Freizeit. Zum Psychotherapeuten entsteht rasch eine tragfähige Beziehung, verbunden mit unbewußten Widerständen. In der Gegenübertragung erlebt man eher abgegrenzte Gefühlszustände. Diese Patienten kommen mit dem klassischen psychoanalytischen Setting gut zurecht und können viel davon profitieren.

Herr Georg G. wird mir als „ein ganz Netter" angekündigt, was sich auch bestätigt - ein 30jähriger, jünger wirkender Elektrotechnik-Student, der sein Studium an der Technischen Universität aufgeben mußte, da er trotz vieler Anläufe und Qualen es nicht geschafft hatte, zur Zwischenprüfung anzutreten, das Studium dann an der Fachhochschule wieder aufnahm, und nun seit drei Jahren darum kämpft, die Diplomarbeit fertigzustellen. Seit sieben Jahren ist er mit seiner Freundin zusammen, es ist eine gute und offene Beziehung. Sie möchte heiraten und Kinder kriegen, er traut sich das jedoch nicht zu. Seit seiner Jugendzeit erlebt er passiv-lethargische Zustände und depressive Verstimmungen, obwohl er eigentlich ein lebenslustiger Mensch ist. Auslöser der jetzigen depressiven Erkrankung und der Therapiesuche ist eine schwere Erkrankung seines viel älteren, jetzt 80jährigen Vaters. Ich gebe seine eigene Schilderung aus den Vorgesprächen wieder:

„Ich habe die Diplomarbeit zum Fertigmachen, aber da ist so ein Knacks drin, das geht nicht mehr vorwärts. Seit zwei Jahren bin ich mit der praktischen Arbeit fertig. Ich brauche es nur noch zusammenzuschreiben, aber ich bin mit dem Versuch nie zufrieden und verwerfe es. Das ist mir nie perfekt und umfassend genug. Der Professor wäre zufrieden. Aber ich quäle mich herum, gehe jeden Tag in die Bibliothek und fresse ganze Zeitschriftenjahrgänge durch, aber dadurch wird das Material nur noch mehr. Ich habe immer mehr über mich gegrübelt. Ich habe gemerkt, das ist überall so, daß ich einen so hohen Anspruch habe an mich selber, den ich vor mir nicht schaffe. Mit was für einer Selbstsicherheit kann ich denn da auftreten gegenüber den Älteren, die mehr können? Ich trau mir gar nichts zu in der Arbeit. Ich trau mir überhaupt so viel nicht zu. In vielen Dingen kann ich mich auch nicht entscheiden. Z.B. wenn ich Schuhe kaufen muß, das dauert Wochen und Wochen. Oft nimmt dann die E. die Sache in die Hand und entscheidet für mich. Sie möchte gerne heiraten. Ich eigentlich auch, aber obwohl ich Kinder so gerne mag, trau ich mich nicht, die zu erziehen. Ich habe Angst, als Vater nicht gut genug zu sein.

Jetzt ist es für mich ganz schlimm geworden, weil mein Vater einen Schlaganfall und Herzasthma hat und schwer krank ist. Es ist die Gefahr, daß er es nicht überlebt. Er macht sich Gedanken und Sorgen, was aus mir mal werden wird. Ich habe die Eltern belogen, daß ich die Arbeit schon abgegeben habe. Jetzt mache ich mir deswegen auch noch Vorwürfe und der Druck ist noch höher geworden. Ich grübele nur noch und weiß nicht, wie das weitergehen soll. Oft bin ich ganz lethargisch und habe gar keine Lust mehr, noch was zu unternehmen."

Herr G. ist als viertes von sechs Geschwistern in stabilen Familienverhältnissen in einer Allgäuer Kleinstadt aufgewachsen. Der Vater, der die erste Frau nach der Geburt des ältesten Sohnes verloren hatte, war ein ernster und gewissenhafter Mensch, der vor allem den Pflichten lebte. Er führte seinen eigenen Handwerksbetrieb; im Verhältnis zu den Kinder waren ihm Arbeit, Schule, Ausbildung und Leistung am wichtigsten. Er war ihnen gegenüber sehr gerecht und arbeitete auch deshalb so viel, um allen Kindern eines Tages ein Erbe hinterlassen zu können. Der Vater sei zu streng gewesen, meint Herr G., nicht äußerlich, sondern von der inneren religiösen Haltung her. Er habe immer gesagt, die Talente, die einem geschenkt seien, da müsse man doch etwas daraus machen. Zur Mutter, einer ebenfalls herzensguten Frau, hat der Patient nach seiner Erinnerung eigentlich ein gutes Verhältnis gehabt, doch war auch sie ständig am arbeiten und habe später einmal gesagt: „Vielleicht hätten wir mehr Zeit für euch haben müssen." Er sei ein sehr ruhiges Kind gewesen, das viel für sich alleine spielte; bis in die Grundschulzeit hinein war er Bettnässer. Mit den Geschwistern gab es viel Kontakt, später mit Freunden in der Schule, wo er im Leistungsbereich niemals Probleme hatte. In der Pubertät war er in einer lustigen, auftriebigen Schulclique; sie machten blau und klauten in Kaufhäusern mehrmals etwas. Als die Eltern davon erfuhren, brach für sie eine Welt zusammen; es gab keine Strafe, sondern Bestürzung. Sie schickten ihn auf eine andere Schule. Er fühlte sich von ihnen unverstanden und abgelehnt, wurde bockig, sah jedoch auch ihre Bestürzung ein. „Ich habe dann jahrelang gar nichts mehr gesprochen mit meinem Vater und habe gedacht, der versteht mich sowieso nicht. Aber ich habe mir ganz starke Vorwürfe gemacht wegen meinem Verhalten." In der Kirchengemeinde hat Herr G. sich in der Jugendarbeit und als Chorleiter engagiert, daneben spielt er als Musiker in einer Band auf Faschingsfesten und Hochzeiten.

Die analytische Psychotherapie fand dreistündig im Liegen statt und dauerte 300 Stunden (Ende der Kassenleistung). Der Übertragungsverlauf war zum einen gekennzeichnet durch eine kontinuierliche mild-unanstößige Grundübertragung, die Herrn G.s Unbewußtes zur Selbstwertstabilisierung, männlichen Identifizierung und Überich-Entlastung nutzen konnte. Zum zweiten gab es Zeiten heftiger Auseinandersetzung zwischen uns im Sinne eines ödipalen Kampfes, in denen es vor allem um die Diplomarbeit, sein Arbeitsverhalten, seine Passivität und sein chronisches Zu-spät-kommen in den Stunden ging und wo es ihm gelang, mich in der Gegenübertragung zur Weißglut zu treiben. Zum dritten wurden auch Elemente der frühen Mutter-Enttäuschung aktualisiert, die sich in Rückzug, Depressivität und Suizidalität während der Analyse äußerten. Er profitierte in allen Lebensbereichen eine Menge von der Analyse, heiratete, bekam ein erstes Kind, dem er ein guter Vater wurde, konnte den Tod seines Vaters angemessen betrauern, schaffte mit einigem Mogeln schließlich sogar den Studienabschluß und fand eine Arbeit, die zwar unterhalb seiner Qualifikation lag, aber immerhin. Eine Weiterführung der Analyse hätte ihm gleichwohl gut getan.

6.3 Familiendynamik und Beziehungsverhalten (Günter Völkl)

Das Interaktionsgeschehen in den Familien von depressiven Patienten ist hauptsächlich mit einem systemischen Ansatz untersucht worden. Dabei wird die These vertreten, daß bestimmte Interaktionsformen dazu führen können, daß ein Familienmitglied depressiv erkrankt, und daß es einen Zusammenhang gibt zwischen den Symptomen eines Patienten und den sozialen Bezügen, in denen er lebt. Stierlin et al. haben die Familiensituation von manisch-depressiven Patienten untersucht (Stierlin et al., 1986). Ihr theoretischer Ansatz und die Schlußfolgerungen lassen sich aber auch auf die neurotisch-depressiven Patienten übertragen, mit denen wir es in der ambulanten Praxis zu tun haben.

Gibt es spezifische familiäre Strukturen und Abläufe, die eine manisch-depressive Erkrankung eines Familienmitglieds präformieren? In diesem Zusammenhang wird vom erkrankten Mitglied als einem „gebundenen Delegierten" (S. 275) gesprochen, der ein Arrangement stützen und schützen muß, das seine Eltern getroffen haben. Es handelt sich dabei um ein „komplementäres Arrangement" (S. 270) der Eltern, mit dessen Hilfe die Befriedigung der jeweils abgewehrten oder verurteilten eigenen Bedürfnisse an den Partner delegiert wird (so ist etwa ein Elternteil sehr „ordentlich", der andere extrem „unordentlich" in seiner Lebensführung). Auf das Kind wird ein ständiger Druck ausgeübt, sich für oder gegen einen Elternteil zu entscheiden. Ambivalenz wird nicht zugelassen bzw. verleugnet. Die eigenen Wachstumsmöglichkeiten werden dadurch erheblich beschnitten. Die manischen Episoden des „gebundenen" Mitglieds stellen dann Ausbruchsversuche aus dem System dar, während die depressiven Episoden der Festigung des Familienverbundes dienen sollen. Solche infantilen Konstellationen begünstigen die Entwicklung einer depressiven Persönlichkeitsstörung.

Die Mutter von Frau Hanna H., der im Kapitel 2 vorgestellten Patientin, war eine streng kontrollierende Frau, die für den Familienzusammenhalt sorgen mußte, weil der Vater aufgrund seiner manisch-depressiven Erkrankung die dauerhafte materielle Absicherung der Familie nicht garantieren konnte: manchmal verdiente er sehr gut, gab das Geld aber dann unkontrolliert aus, manchmal arbeitete er überhaupt nicht. Frau H. hat in ihrer Ursprungsfamilie ihre vitalen Seiten nie ohne Schuldgefühle leben können. Wenn sie litt, konnte sie sich einer gewissen Schonung sicher sein. Ließ sie ihre Lebensfreude erkennen, wurde sie mit Forderungen überhäuft.

Reiter (1995) verweist darauf, daß ein „Zusammenhang zwischen Entstehung und Verlauf depressiver Störungen einerseits und partnerschaftlichen/familiären Bedingungen andrerseits (...) heute als gesichert angesehen werden" müsse (S. 358).

Es gebe aber keine Studie, die eine *spezifische*, kausal wirksame Familienstruktur (wie z.B. die sog. „manisch-depressive“ oder „schizo-präsente“ Familie (Stierlin et al., 1986) nachweisen könne. Bei genauerer Betrachtung hätten sich die zunächst als ursächlich für die depressive Erkrankung eines Familienmitglieds angesehenen familiären Strukturen und Abläufe als *Folge* der Erkrankung bzw. als adaptive Phänomene herausgestellt, die nach der Gesundung des depressiv erkrankten Familienmitglieds verschwunden seien.

Man muß wohl von einem multifaktoriellen Geschehen ausgehen, das sich auf unbewußten Beziehungsrepräsentanzen aufbaut und interpersonal ausformt, wobei dann sekundäre (adaptive) Regulationsprozesse eine zunehmend bedeutsame und verstärkende Rolle spielen. Reiter (1995) zitiert eine von Anderson und Mitarbeitern (1986) beschriebene Interaktion zwischen einem Depressiven und seiner Familie, die, wie unschwer zu erkennen ist, so auch in der Übertragung und Gegenübertragung in einer Therapie ablaufen könnte: „Familie versucht zu helfen (durch Zureden, Aufmuntern etc.) → Patient reagiert zu wenig (aus der Sicht der Familie) → Familie tendiert zur Eskalation oder zieht sich zurück → Patient fühlt sich unverstanden bzw. verlassen → Familie reagiert mit Schuldgefühlen und verstärkt Überengagement bzw. überprotektives Verhalten → Patient fühlt sich zunehmend wertlos und in eine infantile Rolle gedrängt → Familie ist erschöpft („ausgebrannt“) und gerät in ein Dilemma von Schuld und Aggression“ (S. 361).

Eine gehaltvolle Arbeit zum Thema mit einem Überblick über die wichtigsten Studien zu Struktur und Dynamik von Familien, in denen ein oder mehrere Mitglieder depressiv erkrankt sind, liefern Coyne et al. (1992). Danach könne als gesichert gelten, daß ein signifikanter Teil der *Kinder* aus Familien mit einem depressiven Elternteil selbst depressiv sei, daß etwa die Hälfte bis zwei Drittel der *Eltern*, die ein depressives Kind haben, selbst depressiv seien und daß es einen zeitlichen Zusammenhang zwischen den depressiven Episoden der *Mutter* und solchen bei ihrem depressiv erkrankten *Kind* gebe.

Das Beziehungsverhalten in Familien mit depressiven Angehörigen sehen Coyne und Mitarbeiter vor allem durch drei Faktoren charakterisiert:

1. Durch einen Mangel an „coherence“: Damit ist gemeint, daß die Familie dem einzelnen Mitglied ein Gefühl von durchgängiger und verläßlicher Zuversicht verweigert, daß sich die Dinge positiv entwickeln und das Leben nicht (nur) von Unwägbarkeiten bestimmt wird.
2. Durch ein Fehlen von „agency“: Mit „agency“ ist gemeint das Eingebundensein in und Sich-stützen-Können auf ein Geflecht von personalen und ideellen Beziehungen und Regeln, das das Individuum bei der Verwirklichung seines eigenen Lebensentwurfs fördert und schützt.
3. Es herrscht eine emotionale „dysregulation“ vor, die sich äußert in einem häufigen Mißverstehen, in offenen Konflikten und Aufregungen in der Familie bei gleichzeitigem Mangel an coherence und agency. Das hat zur Folge, daß das familiale System wegen der ausufernden Mißverständnisse und Mißstimmungen entgleist; es besteht keine Möglichkeit, die negativen Gefühle in positive umzuformen. Solche emotionalen

Ausbrüche („upsets") können funktional verstanden werden, denn sie ermöglichen es dem einzelnen Mitglied, sich temporär aus der Verstrickung in die pathogene Familienstruktur zu lösen (Stierlin et al. (1986) sehen den interaktionellen Sinn einer manischen Episode bei bipolaren Störungen in eben dieser Befreiungsmöglichkeit).

Zum *Kommunikationsstil* in depressiven Familien meinen Coyne und Mitarbeiter, daß er geprägt sei von feindseliger Kritik und, sozusagen durchgehend, einem Verhalten, das sich im Heruntermachen von positiven Gefühlen und der Betonung von negativen Empfindungen äußere. Man steckt sich gleichsam gegenseitig mit schlechten Gefühlen an und reagiert auch vorzugsweise auf negative Gefühle. Für depressive Menschen, die ja gerade ihr Heil und Wohlbefinden in der Familie suchen und die Abhängigkeit idealisieren, ist es besonders schwer, sich aus einem solchen pathogenen Verbund zu lösen, der gerade die depressiven und andere negative Gefühle (Ärger, Frustration, Vorwurfshaltung usw.) kommunikativ fördert und belohnt.

Unsere eigenen Erfahrungen mit depressiven Patienten deuten auf eine bestimmte Familiendynamik hin, die mit frühen, oft nur unbewußt repräsentierten Verlusten und daraus folgenden Delegationen und unaufgelösten Idealisierungen in Zusammenhang steht. Ein wichtiges Faktum scheint dabei zu sein, daß diese Verluste entweder überhaupt nicht oder in einer abnormen Weise kommuniziert wurden.

So war etwa Frau Berta B., eine bei Behandlungsbeginn 30jährige depressive Patientin, im Alter von zwei Jahren zusammen mit ihrer vier Jahre älteren Schwester lebensgefährlich erkrankt. Die Eltern hatten den Tod beider Mädchen befürchtet. Frau B. wurde wieder gesund, ihre Schwester starb. Die Eltern betrieben nun geradezu einen Kult um die verstorbene Tochter. Es wurde auf eine geheimnisvolle Weise mit ihr gesprochen, sie war bis in Frau B.s Erwachsenenalter in der Familie präsent. Frau B. fühlte sich chancenlos, entwickelte ein falsches Selbst und konnte erst im Verlaufe der analytischen Behandlung ein Gefühl des eigenen Wertes entwickeln.

Frau Emmy E. wurde als viertes von sechs Kindern geboren. Ein vor ihr geborenes Geschwister, ein Junge, war schon als Säugling gestorben. Eine drei Jahre jüngere Schwester starb mit sechs Wochen an den schweren Brandverletzungen, die sie erlitt, als sie ein Heizgerät zu sich ins Bettchen zog. Die Mutter war während dieses schrecklichen Unfalls zwar anwesend, telefonierte aber gerade, so daß sie das Geschehen zu spät bemerkte. Als Frau E. fünf Jahre alt war, nahm sie auf Wunsch der Mutter den Vornamen der verstorbenen Schwester an.
Der Verlust ihres Vornamens symbolisierte auf eindrückliche Weise den Verlust der eigenen Identität. Nie hatte Frau E. das Gefühl, um ihrer selbst willen geliebt zu werden. Die Mutter liebte ein Phantom, und ihre Chance, doch noch etwas zu gelten, sah Frau E. darin, sich mit diesem Phantom zu identifizieren. Sie entwickelte eine paranoide Angst vor der Rache der Mutter, wenn sie deren Wünsche nicht erfüllen würde, z.B. bei der Berufswahl, denn auf der Ebene der unbewußten Phantasien war die Mutter als mörderisches Objekt repräsentiert, das die kleine Schwester umgebracht hatte.

Hier schließt sich auch der Kreis zu den an anderer Stelle beschriebenen behandlungstechnischen Besonderheiten in der Therapie depressiver Patienten (v.a. Kapitel 11). Das innerseelische Drama der Patientinnen, die eben beispielhaft vorgestellt wurden, lebt in jeder Therapiestunde auf. Diese Menschen müssen unserer Zuwendung und unserem Verständnis, die sie sich doch intensiv wünschen, zutiefst mißtrauen, weil sie sich nicht selbst gemeint fühlen. Sie müssen ihre Lebensfreude vor dem Therapeuten verbergen, weil sie eine Überlebensschuld empfinden und unsere Rache fürchten. Sie entwickeln und verändern sich im Verborgenen, weil sie davon überzeugt sind, daß wir sie nur im Korsett unserer eigenen Erwartungen und Wünsche akzeptieren würden.

Noch eine Generation weiter zurück reicht die unaufgelöste Idealisierung eines verstorbenen Familienmitglieds bei Herrn Erwin E., einem 40jährigen, depressiven Lehrer. Seine Mutter hatte als junge Frau ihren fast gleichaltrigen Bruder durch Kriegseinwirkung verloren. Wegen der nun einsetzenden Idealisierung des Bruders wurde dessen ohnehin schon bestehende Bevorzugung gegenüber der Schwester verewigt. Später übernahm dann ihr eigener Sohn - Herr E. - unbewußt die Aufgabe, seiner Mutter den verlorenen Bruder zu ersetzen, womit er zwangsläufig scheitern mußte. Er fühlte sich von Anfang an schuldig am Lebensunglück seiner Mutter, deren Aggression gegen den Bruderrivalen ihn natürlich auch traf. Diese Delegation: „Sei wie er, dafür hasse ich dich dann" ließ ihn sich völlig chancenlos fühlen.

Die Mutter von Herrn Peter P., eines zu Behandlungsbeginn 25jährigen Erziehers, war oft krank gewesen. Sie hatte vor dem Patienten, der der ersehnte Kronprinz war, vier Fehlgeburten gehabt. Darüber war aber in der Familie nie gesprochen worden, Herr P. hatte davon erst im Erwachsenenalter erfahren. Die im Wortsinne unfaßbaren toten Geschwister und die schwere Empathiestörung der Mutter gegenüber Herrn P., vermutlich wegen des nicht bewältigten Trauerprozesses um die verlorenen Kinder, hatten in dem Patienten ein massives Wertlosigkeits- und Überforderungssyndrom entstehen lassen.

Auch Frau Carola C. erinnerte sich erst in der Therapie (als ich aufgrund ihrer Träume und Assoziationen eine entsprechende Vermutung äußerte), daß ihre Mutter eine Fehl- und eine Totgeburt hatte, als sie sechs bzw. sieben Jahre alt war. Die 32jährige Patientin mit depressiven Zügen fühlte sich eigenartig unlebendig. Sie empfand eine Überlebensschuld, die sie bisher immer auf den Tod ihrer Mutter bezogen hatte, die gestorben war, als die Patientin schon erwachsen war. Erst als die nicht ins Leben gekommenen Geschwistern in der Analyse auftauchten, wurde für die Patientin diese Schuld existentiell spürbar.

Behandlungstechnik

7
Literaturstationen der Behandlungstechnik

Yvonne Grabenstedt

Jedes Jahr erscheint eine kaum mehr zu bewältigende Zahl von Veröffentlichungen verschiedener Disziplinen zum Thema Depression. Unter diesen Arbeiten - etwa 4000 pro Jahr - betreffen nur wenige die psychoanalytische Behandlungstechnik. Schriften sind rar, in denen klinisches Material referiert wird über die gemeinsame Arbeit, den Verlauf, die Struktur der Beziehung und deren Handhabung zwischen Psychoanalytiker und Patient. „Mit anderen Worten, beim Eindringen in die beinahe unermeßliche psychoanalytische Literatur zum Thema Depression verblüfft einen die Seltenheit der Beiträge zur Beziehung Therapeut/Patient in einem nicht nur objektivierenden Bezugsrahmen“ (Saviotti 1979, S. 217). Ein Bezugsrahmen, der sich nicht nur dem Objektivierenden verschreibt, sondern Einblick in die Gestaltung des intersubjektiven Raumes zwischen Patient und Psychoanalytiker erlaubt, läßt sich nur aus wenigen Falldarstellungen depressiver Patienten erschließen. Einige habe ich schwerpunktmäßig herausgegriffen und spreche daher von Literaturstationen, nicht von einem Literaturüberblick.

Allgemeine Zusammenfassungen der Literatur zur Depressionsbehandlung sind bei Eicke-Spengler (1977), Fischer (1976), Arieti und Bemporad (1983), Saviotti (1983) sowie Mentzos (1994) dargestellt.

Der Begriff Technik in der psychoanalytischen Arbeit erfährt immer wieder Zusätze wie „Technik im weiteren Sinn“ (Treurniet, 1995, S. 122). Dies geschieht in einem Zusammenhang, in dem alle Begriffe in der Psychoanalyse gleichzeitig Präzisierungen und Erweiterungen erfahren haben. „Heute gibt es alles: nicht nur eine intrapsychische Dimension, sondern eine ebenso wichtige interaktionelle, zwei Arten von Übertragung (die primäre und die objektlibidinöse), zwei Arten von Konflikt (konvergent und divergent), zwei Arten von Unbewußtem (‚present’ und ‚past’, Sandler & Sandler, 1983). Und es gibt zwei Arten der therapeutischen Arbeit: Deutung und ‚Deutungsprozeß’“ (Treurniet, 1995, S. 114). Veränderungen in der Technik psychoanalytischen Arbeitens, besonders im Zusammenhang mit ihrer medizinischen Anwendung, wurden immer schon diskutiert und kennzeichnen die Entwicklung in der Psychoanalyse.

Analytische Technik ist eine lebendige Kunst, „in der Regeln immer nur eine relative Gültigkeit haben“ (Fenichel, 1935, S. 329) und je nach Kontext eine unterschiedliche Bedeutung, gefolgt von unterschiedlichem Vorgehen. Das war nicht immer so, daß das so offen ausgesprochen wurde. Heute steht der unbewußte und bewußte, der verbale und averbale Dialog im Vordergrund. „Gelingt dieser Dialog, dann erscheint Technik nicht mehr als schematische Regel oder Gebotstafel, sondern als hilfreiches Gegenüber“ (Daser, 1995, S. 311). Die Schwerpunkte, die diesen Dialog markieren, wurden im Verlauf der Jahrzehnte unterschiedlich akzentuiert. Balint (1968) beschreibt diese Entwicklung von der Ein- zur Zweipersonenpsychologie. Natürlich bedeutete Psychoanalyse immer Dialog zwischen zwei Personen, bei dem die Bedeutung der Übertragungs- und Gegenübertragungsanalyse erkannt wurde, aber eher eine Konzeptualisierung vorherrschte, die auf eine Person bezogen war.

Veröffentlichtes Material, an dem wir den Dialog zwischen Therapeut und Patient genauer untersuchen könnten, gab es daher früher nicht, dies war eher Gegenstand von Seminaren. So macht die Unterschiedlichkeit klinischen Materials zwar keine direkten Vergleiche möglich, gestattet jedoch spannende Einblicke in unterschiedliche Verläufe oder Arbeitsweisen.

7.1 Erforschung und Behandlung der Depression bis 1930

Analytisches Arbeiten unter dem Primat der Aufklärung triebdynamischen Geschehens - so könnte dieser Zeitraum behandlungstechnisch umrissen werden. Suche nach den Ursachen, Aufklärung des verborgenen Triebgeschehens, insbesondere auch die Suche nach verborgenen sexuellen Inhalten und deren direkte Deutung, kennzeichnen das Vorgehen und lassen den Psychoanalytiker als unbeirrbaren Detektiv dem Patienten auf der Spur sein.

In Kenntnis der damaligen Schriften Freuds schildert vor über 80 Jahren *Brill* (1910) einen „Fall von periodischer Depression psychogenen Ursprungs“.

> Er berichtet von der Behandlung einer Patientin, Frau L., 38 Jahre, die unter „Reizbarkeit, Depression, Ängstlichkeit und Schlaflosigkeit“ (S.158) seit sechs Jahren gelitten habe mit alljährlich plötzlich auftretenden Beschwerden, die etwa zwei Monate anhielten. In der Diagnose schloß Brill „manisch-depressives Irresein“ aus, dachte wegen der „typisch“ sexuellen Ätiologie an eine „Angsthysterie“ (S. 159). Er eruiert den ersten depressiven „Anfall“ zwei Jahre, nachdem der Ehemann der Patientin sie wegen einer Reise in die Staaten verlassen hatte (ebd.) und kurz bevor sie, österreichische Jüdin, ihm in die Staaten folgen wollte. Just bei den Vorbereitungen zu ihrer Abreise, erinnert sie den ersten ‚Anfall‘, der seitdem jährlich in den jüdischen Herbstfeiertagen aufgetreten sei. Unbeirrbar müht sich Brill nun um Aufklärung. In der Vermutung peinlicher Erinnerungen sucht er den Weg zum Unbewußten der Patientin zunächst über ein Assoziationsexperiment, jedoch versagte die Patientin die Mitarbeit (S. 160). Da dieser Weg nicht möglich war, „und der Traum ja die via regia zum Unbewußten oder Verdrängten ist, forderte ich sie auf, mir einige von ihren Träumen zu erzählen“ (ebd.). Endlich, nachdem die Patientin erst beteuert hatte, seit Jahren keine Träume mehr zu erinnern, fällt ihr einer ein, der „vor oder zu Beginn“ des Anfalls stattgefunden habe. Beharrlich verfolgt Brill den Weg vom

manifesten Inhalt des Traumes der Patientin zu den aufzuspürenden latenten Traumgedanken. Im manifesten Inhalt taucht z.B. ein Pferd auf, das die Patientin fürchtet. Er fordert sie auf, über das Pferd zu sprechen. Sie antwortet ungeduldig, „Ich weiß Ihnen nichts zu sagen; ich könnte über Pferde stundenlang reden. Ich weiß sogar ein wenig über Pferde, da ich neben einem Gouvernementsgestüt lebte" (S. 161). Brill nimmt die beobachtete Regung der Patientin auf, und als er weiter forscht, berichtet die Patientin vom ersten bewußten Sexualeindruck auf diesem Gestüt, verbunden mit der Phantasie kämpfender Pferde, was auf eine sadistische Auffassung des Sexualaktes bei der Patientin schließen ließ. Weiter arbeitet sich Brill voran, orientiert am Affekt der Patientin. Er läßt nicht locker, bis der „entscheidende Komplex" getroffen ist in Gestalt eines Mannes, dem die Patientin wegen der Abreise ihre Betten verkaufen wollte, ihn deshalb mehrfach sah, „bedrängt von erotischen Gedanken" (S. 162). Dabei wird sie so ärgerlich über seine Fragen, daß sie ihn verläßt, um dann, nach zwei Tagen, wiederzukommen, nun bereit, von sich aus mit ihm zu sprechen. „Lediglich" „die eheliche Treue" habe sie nicht gebrochen, dies in der Zeit hoher jüdischer Feiertage (S. 164) - wo dann alljährlich die Depressionen der Patientin wiederkehrten. Die Patientin habe seit dieser Aufklärung keine Depressionen mehr gehabt, was sie jedoch einer harmlosen Medizin zuschrieb, die er ihr zusätzlich verordnet hatte.

Die authentische, engagierte Haltung, die aus Brills Fallbericht spricht, ist beeindruckend. Unabhängig von der Therapietechnik und davon, daß wir heute vieles anders sehen und handhaben, war diese Haltung Brills sicher heilsam für die Patientin. Die Arbeit an den verdrängten Konflikten war für ihn zentral und ist es bis heute für die Psychoanalyse geblieben. Geändert hat sich das Vorgehen. Konfrontation und beharrliches Aufklären bis hin zu direkten Triebdeutungen waren Brills Werkzeuge. Die aus heutiger Sicht eher intrusiv wirkende Technik mag für die Patientin damals nicht nur verfolgend erlebt worden sein, sondern auch Interesse an inneren und äußeren Vorgängen signalisiert haben, das sie übernehmen konnte, nachdem sie durch ihr Gehen und Wiederkommen einen eigenen aktiven Raum in dieser Therapie hergestellt hatte.

Erst nach Brills Fallbericht erschienen die Arbeiten von *Abraham* (1911), *Freud* (1918) und *Radó* (1927). Triebdynamische Zusammenhänge stehen auch in einer frühen psychoanalytischen Arbeit *Abrahams* (1911) im Vordergrund. Analog zur Angstentwicklung, insbesondere im Zusammenhang mit der Sexualverdrängung, untersucht er bereits 1911 die Depression des Neurotikers: „Die Depression setzt ein, wenn er erfolglos, unbefriedigt sein Sexualziel aufgibt. Er fühlt sich liebesunfähig und ungeliebt; darum verzweifelt er am Leben und an der Zukunft" (S. 146). Die Klarstellung der Ursachen erst könne diesen Zustand ändern. Auf diesem Weg gelang Abraham deutliche Besserung in zwei Fällen von „melancholischer Depression", obwohl eine konsequente Durchführung der Analyse aus äußeren Gründen nicht möglich gewesen war. In einem dritten Fall, einem Patienten, der erst 1 ¼ Jahr erkrankt war, beschreibt er, wie bereits nach sechs Monaten eine deutliche Besserung bis hin zur Genesung erreicht werden konnte. Abraham beschreibt auch die Ambivalenzkonflikte zwischen Liebe und Haß bei depressiven Patienten, die m.E. danach von keinem psychoanalytischen Autor mehr in Frage gestellt wurden. In Verbindung mit verdrängtem Haß sieht Abraham die Schwere des depressiven Affektes und die „Verschuldungsideen" (S. 160) der Patienten, die qualvoll erlebt werden und dennoch wunscherfüllenden Charakter besitzen, im Sinne von Allmachtsphantasien (S. 153). Die Herstellung der Übertragung bei diesen Patienten sei oft erschwert, da sie sich in der Depression von „aller Welt abkehren". Nur durch die Psychoanalyse gelinge es, „einen psychischen Rapport mit den Patienten zu gewinnen, wie ich ihn früher niemals zu erlangen vermocht hatte" (S. 160). Diese Äußerung sehe ich als Hinweis auf die auch damals bemerkte, jedoch nicht so explizit zitierte Bedeutung des „Rapports" im Sinne eines gelungenen emotionalen Kontaktes.

Freuds (1916) Arbeit „Trauer und Melancholie" enthält keine *direkten* behandlungstechnischen Hinweise. Freuds Entdeckung, daß die Selbstbeschuldigungen des Depressiven eigentlich Beschuldigungen sind, ist außerordentlich bedeutsam für den Umgang mit depressiven Patienten. Er beobachtet, daß sie trotz aller Selbstanklage nicht handeln wie „Nichtswürdige", sondern wie Menschen, die verkannt und ungerecht behandelt wurden. Deshalb schäme sich der ‚Melancholiker' ja auch nicht, sondern sei eher gekränkt (siehe auch Kapitel 5).

Auf Freud aufbauend, fokussiert *Radó* (1927) die Probleme bei der Regulation des Selbstwertgefühls Depressiver und in der Betonung der Oralität, jedoch in einem umfassenderen Sinn. Enttäuscht vom Objekt schreie der Melancholiker nach Liebe, er werbe um die Gunst anderer, „sauge sich an den Objekten an, suche eine libidinös „gesättigte Atmosphäre" (S. 441). Hätten die Depressiven dann die Zuwendungen, die sie sich wünschten, mache ihr Verhalten jedoch eine völlige Wandlung durch (ebd.), sie würden immer herrischer und selbstherrlicher bis hin zu völligem Egoismus. Dem folge nun die Gegenaggression des Objekts, das der Depressive dann auf dem Wege der Selbstbestrafung zurückzugewinnen suche. Radó beschreibt das unterschiedliche Selbstgefühl, die Reparationsversuche, die Spaltungen - die er noch nicht so nennt - in nur gute und nur böse Objekte, den Umgang mit Ambivalenz. Ein Gedanke von ihm scheint mir auch deshalb interessant, weil er eine Art Kontinuum nahelegt von der neurotischen Depression hin zu den schwereren Formen der Melancholie - aus Radós Sicht je nach Ausmaß des Kampfes um Liebe und dessen Vergeblichkeit. „Je weiter sich der depressive Prozeß im Ich auf Kosten der Objekt- und Realitätsbeziehung ausbreitet, um so mehr nähert sich der Zustand der narzißtischen Neurose der Melancholie" (S. 455). Radó bringt keine klinischen Beispiele, bleibt abstrakt in der Sprache der Strukturtheorie, beschreibt aber einfühlsam die infantile Situation. Seine Überlegungen legen behandlungstechnisch einen sorgsamen Umgang mit dem Selbstgefühl der Patienten nahe.

7.2 Das Ich gewinnt an Einfluß

Fenichel (1945) teilt die metapsychologische Sicht der Depression von Freud, Abraham und Radó. Auch er betont die Bedeutung der oralen Fixierung, sieht aber in der verminderten Selbstachtung den Hauptfaktor bei der Depressionsentstehung. Behandlungstechnisch gibt er folgenden Anhaltspunkt: „Wo es anstelle lebendiger Konflikte rigide Einstellungen gibt, müssen die Konflikte erneut mobilisiert werden“ (S. 236), „wir verwandeln Charakterneurosen in Symptomneurosen und Charakterwiderstände in lebendige Übertragungswiderstände“ (S. 236f.). Verkürzt: Rigide Haltungen des Patienten sollen in lebendige Konflikte überführt werden, wie es eben in der Übertragungs- und Widerstandsanalyse geschieht.

Die bisher noch vorherrschende triebpsychologische Sicht in der Depressionsgenese verläßt erst *Bibring* (1952) radikal. Die Rolle der Aggression wie auch die orale Fixierung bei der Depressionsentstehung stellte er völlig in Frage. Bibrings Anliegen ist es, sich auf den strukturellen Aspekt konzentrierend, den Fokus auf das Ich, auf den Spannungszustand zwischen „starken narzißtischen Strebungen“ und der „akuten Selbstwahrnehmung“, zu setzen (S. 87). Er sieht die Entstehung der Depression in einem Spannungszustand des Ich, zwischen „starken narzißtischen Strebungen“ und der „akuten Selbstwahrnehmung“ (ebd.). Unter dieser Spannung nämlich erfolge der Zusammenbruch des Narzißmus des Ich, und das Ich sei dem Trauma der Hilflosigkeit völlig ausgeliefert. Dieses findet dann Ausdruck in der Depression. Aggression gegen die eigene Person sei lediglich eine Folgeerscheinung dieses Zusammenbruchs des Ichs. Depression „von der intimen Verbindung mit Aggression und Oralität“ zu trennen (S. 100), ist Bibrings Anliegen. Die Heilung der Depression, sogar ihr „Verschwinden“, erfolge mit der Erreichbarkeit der narzißtischen Ziele und damit der Rückgewinnung des Selbstvertrauens.

Jacobson (1971) widmet als erste der Behandlungstechnik ein eigenes Kapitel in ihrem Buch über „Die Depression“. Aufbauend auf 40 Jahre Forschung und Behandlungen verschiedenster, v.a. schwerer und auch psychotischer Depressionsformen, entwickelte Jacobson nicht nur ein komplexes Entwicklungskonzept, sondern auch explizite behandlungstechnische Gedanken. Sie erweitert die triebtheoretischen Konzepte mit einem ichpsychologischen Ansatz und gilt zudem als eine der frühen amerikanischen Objektbeziehungstheoretikerinnen. Bei der Behandlung schwerer und schwerster Depressionen sei die Berücksichtigung der ichpsychologischen Sicht unabdingbar. Trotzdem verzichtet sie nicht auf die Triebtheorie, sondern versucht beide Ansätze in Einklang zu bringen.

Als hauptsächlichen Schauplatz des depressiven Konfliktes beschreibt sie zwar das Ich, jedoch bereits ergänzt um den Erlebnisaspekt des Selbst. Erst „die neueren Entwicklungen der psychoanalytischen Ich-Psychologie geben uns die Möglichkeit, den methodischen Ansatz unserer Behandlungstechnik mehr vom psychoanalytischen Verstehen als von der Intuition her zu modifizieren“ (S. 371). Der Regulation der Selbstachtung kommt auch in ihrer Arbeit entscheidende Bedeutung zu.

Anhand des Falles von „Herrn R.“, eines „hervorragenden Wissenschaftlers um die 40“ (S. 358) mit unregelmäßig auftretenden depressiven Verstimmungen von Kindheit an, schweren Ängsten, funktioneller Darmsymptomatik etc., beschreibt Jacobson „die Entfaltung der Übertragung in vier typischen Stadien“:

1. *Idealisierung:* In der ersten Phase falle die starke Begeisterung des Patienten für die Analytikerin auf: „Die Analytikerin wurde zum wertvollsten Teil seiner selbst, und in seinen Übertragungsphantasien schlug sich nieder ..., wie sehr er sie idealisierte." „Der Zustand des Patienten", so schreibt sie weiter, „besserte sich unter dem Sternenlicht dieser initialen positiven Übertragung sehr rasch; er fühlte sich besser, oder genauer, so hoffnungsvoll, wie seit Jahren nicht" (S. 359). Die Arbeit fiel ihm leichter, er fühlte sich seiner Frau näher und dadurch subjektiv erheblich gebessert. Diese „analytischen Flitterwochen" dauerten etwa ein Jahr, der Patient wurde hoffnungsvoller, glaubte an den Erfolg in der Zukunft, egal wie hart die Arbeit sein möge. Die Rolle jedoch, die die Vergangenheit des Patienten in seinem jetzigen Leben spiele, habe er nicht gesehen. Sie registriert die Idealisierung des Patienten wohlwollend, ohne sich beirren zu lassen oder gar die rasche Symptombesserung mit Heilung zu verwechseln.
2. *Desillusionierung:* Nach ungefähr einem Jahr trat Herr R. in ein neues Behandlungsstadium ein, indem seine Enttäuschung unaufhaltsam wuchs. Anzeichen einer schleichenden Desillusionierung ließen ihn auch an seiner Analytikerin zweifeln, und „er phantasierte, wie ihr Charme welkte", auch „ihre geistigen Leistungen" sah er dahinschwinden. Dem beängstigenden Bewußtsein der Desillusionierung versuchte der Patient in der Weise entgegenzuwirken, daß er seine Analytikerin wieder in eine „gute, ideale, liebende Imago" zurückverwandelte (S. 360). Der Ambivalenzkonflikt entfaltete sich voll mit Tendenzen, negative Übertragungsanteile auf die Ehefrau zu verlagern.
3. In dieser Phase ging es um *Abhängigkeits-* und *Ambivalenzkonflikte*. Der Patient habe sich sehr von persönlichen Beziehungen zurückgezogen. Er „lebte fast ausschließlich in der Aura oder Atmosphäre der Analytikerin". Jedoch wuchs zunehmend die Forderung nach Gegenleistung einer ebenso „aufopferungsvollen Hingabe" auf Seiten der Analytikerin. Auf Gefühle von Zurückgewiesensein folgte Trotz. „Seine Übertragungsphantasien gestalteten sich zunehmend ambivalent und sadomasochistisch" (S. 361), jedoch nun durch Kindheitserinnerungen und Phantasien ergänzt. Rasche Stimmungswechsel folgten, die „sadomasochistischen Provokationen" ermüdeten die Analytikerin. Die Darmbeschwerden des Patienten nahmen zu. Den „Kloß im Magen" interpretiert Jacobson als „Kloß-Introjekt", von dem der Patient sich befreien möchte, dessen Verlust er jedoch gleichermaßen fürchtet. In einem „narzißtischen Rückzug" wendet der Patient sich einem Buch zu, an dem er schreibt, „mich durch ein Buch ersetzend". Jacobson führt aus, wie sie durch eine „bedachtsam und vorsichtig stützende Haltung" (S. 362) ihm über dieses Stadium hinweghalf. So gewinnt das Buch zunehmend einen triangulären Aspekt, als etwas gemeinsames Drittes, was die enge Dualunion erweitert. Dies wurde gefördert durch die Haltung von Jacobson und ihr Interesse: „Soweit, wie mein vages Wissen zu diesem Thema zuließ, zeigte ich, daß ich an seinem Buch sehr interessiert war; ich nahm also an den Schwierigkeiten, die er mit dem Buch hatte, teil" (S. 362). Übersetzt auf andere trianguläre Bezüge, wäre das dann die Mutter, die sich nicht beleidigt abwendet, wenn das Kind sich für die Welt außerhalb der Dyade interessiert.
4. In dieser Behandlungsphase gab Jacobson überwiegend *Übertragungsdeutungen*. Homosexuelles und präödipales Phantasiematerial wurde *durchgearbeitet*. Lapidar schreibt sie: Mit der Bearbeitung der Urszene und den sadomasochistischen Identifizierungen „wendete sich das Blatt".

Phantasievoll sucht Jacobson Lösungen, um Verbesserungen für den Patienten zu erreichen. Sie ist zentriert auf den Patienten, abgegrenzt und nah, sehr präsent, im Sinne der Bereitschaft, verfügbar zu sein in der Analyse des Übertragungsgeschehens.

Vieles von ihrer Arbeitsweise ist leider nur angedeutet, läßt aber erkennen, daß der Respekt, der behutsame Umgang mit der Objektwelt des Patienten, bei ihr Vorrang hatte vor idealtypischen Behandlungsideen. Sie beschreibt, wie Enttäuschungen das narzißtische Gleichgewicht gefährden. Durch das große Idealisierungsbedürfnis einerseits, die erhebliche Enttäuschungsanfälligkeit andererseits, könne die innere Objektwelt gefährdet werden. Jacobson empfiehlt, frühzeitig auf die Möglichkeit von Enttäuschung hinzuweisen, um den Patienten auf solche Einbrüche vorzubereiten. Wie sie die Gratwanderung schildert, „nie zu wenig, nie zu viel" zu geben, bis hin zur Infragestellung des Settings, ist beeindruckend, v.a. bei der Nähe-Distanz-Suche, damit für den Patienten sein Ambivalenzerleben aushaltbar wird. Bei der Aggressionsbearbeitung ist es ihr wichtig, daß der Patient nicht in die Aggression getrieben wird. Oder im Umgang mit dem Schweigen: „Wir müssen mit Sorgfalt darauf achten, daß sich kein leeres, inhaltsloses Schweigen ausbreitet oder daß wir nicht zu viel, zu rasch und zu eindringlich reden" (S. 373).

Wichtige Eigenschaften des Analytikers bei der Depressionsbehandlung seien „ein ausreichendes Maß von Spontaneität und warmherzigem Verständnis", mit der Möglichkeit, sich flexibel auf die Stimmungslagen des Patienten einzustellen (ebd.). Hier klingt das ichpsychologische Vorgehen an, das der Autonomieentwicklung des Patienten, seiner Eigenbewegung mehr Raum gibt. Gleichzeitig beschäftigt sich Jacobson auch sehr mit dem strukturellen Aspekt, der Bearbeitung der Spannung zwischen Ich-Überich und Ich-Ichideal. Aufgrund ihrer Berücksichtigung ökonomischer, struktureller, energetischer und adaptiver Gesichtspunkte beeindruckt ihre ganzheitliche Sicht. Einige der hier angedeuteten behandlungstechnischen Hinweise werden in Kapitel 11 dieses Bandes ausführlich diskutiert.

7.3 Unter dem Einfluß der Objektbeziehungstheorien

Klauber (1966) untersucht „Drei typische Stadien der Übertragung in der Analyse neurotischer Depressionen", in denen er die Notwendigkeit eines behutsamen Vorgehens bei der Depressionsanalyse betont. Er empfiehlt ein Vorgehen, bei dem der Analytiker „zuerst die Ängste des Patienten aufdeckt, die Trauervorgänge nicht übergeht und die Schuldgefühle des Patienten nicht durch verfrühte Interpretation der unbewußten Aggressionen gegen seine Liebesobjekte steigert" (S. 202). Im Gegensatz zu den vorgenannten Arbeiten sieht er auch den oft schwer traumatisierenden Familienhintergrund, der die gegenwärtigen Objektbeziehungen prägt. Die ichpsychologische Beschreibung der Diskrepanz zwischen Selbstbild und Ichideal versteht er als Spaltung der Objektimagines mit dem Versuch, die nicht erträgliche Ambivalenzproblematik zu lösen (S. 205). Klauber schildert den psychoanalytischen Prozeß in drei Phasen mit spezifischen behandlungstechnischen Implikationen.

1. *Eröffnungsphase:* Das typische Übertragungsverhalten thematisiert zu Beginn der Behandlung Hoffnungslosigkeit, Versagen, Verleugnung, Allmachtsphantasien. Verführungsversuche und Appelle des Patienten an den Analytiker sollen ihn veranlassen, die Rolle des Ichideals zu übernehmen. Nimmt der Analytiker sie an, statt die Abhängigkeit des Patienten vom idealisierten Objekt zu analysieren, können die zugrundeliegende Aggression und der Zusammenhang zwischen Unterwürfigkeit und Ambivalenz verdeckt bleiben. (S. 207f.). Klauber betont, der Analytiker solle jede Gelegenheit nutzen, um die Ambivalenz frühzeitig zu deuten, auch die Aggression, letzteres aber nur im Zusammenhang mit den „positiven Beziehungen" des Patienten. „Der Nachdruck, den der Analytiker auf die positiven Gefühle des Patienten legt, hilft diesem, seine Aggression zu ertragen ... sie in richtiger Perspektive zu sehen und so seine Schuldgefühle realitätsgerechter zu bewerten" (S. 209). Ziel ist dabei die Integration der entwerteten mit den idealisierten Teilobjektrepräsentanzen.
2. In der *mittleren Phase*, bewirkt durch die Deutung der Ambivalenz und der Aggression in Zusammenhang mit Liebeswünschen, tauchen diese in ihrer ganzen „Primitivität" auf, mit darauffolgender oraler Regression (S. 210). Es entfaltet sich nun der „präödipale Kern des Symptoms" unter Umständen bis hin zu paranoiden Wahnvorstellungen. Eine Modifikation der Standardtechnik kann notwendig werden. Klauber beschreibt, wie er einer Patientin entgegenkommt, um ihren Projektionsdruck durch die mobilisierten Schuldgefühle und Aggressionen anzuerkennen.
3. Die *Endphase:* „Die Befreiung von der Aggression in Verbindung mit Liebeswünschen führen zu einer Verringerung der Distanz zwischen dem Selbstbild und den Imagines der Objekte" (S. 214). Dies muß der Patient immer wieder neu in der Realität überprüfen. Er bemerkt und spricht zunehmend Schwächen des Analytikers an. Ist dieser in der Lage, sie anzuerkennen, kann der Patient die Zuversicht erreichen, die notwendig ist, um „die entwerteten Teile der eigenen Persönlichkeit ertragen zu lernen" (S. 215). Klauber betont, wie wichtig es ist, daß der depressive Patient seine Analyse selbst beendet!

Zentral wichtig sei es, den Kontext von Deutung und Beziehung, intra- und interpsychischen Vorgängen zu berücksichtigen. Ohne strukturelle und triebdynamische Aspekte aufzugeben, steht bei ihm die Beziehung im Vordergrund. Das unterscheidet seinen mehr objektbeziehungstheoretisch geprägten Ansatz vom ichpsychologischen.

7.4 Selbstpsychologische Behandlung der Depression

In einem kleinen Aufsatzband „Der therapeutische Prozeß“ (Kutter et al., 1975) berichtet Ornstein von einem Fall einer berufstätigen Frau Ende Dreißig. Wegen chronischer Depression, Apathie und tiefer Unfähigkeit, sich zu freuen, begann sie eine Analyse. Sie lehnte ihre Stimme ab und ihren Körper, weil sie ihn zu maskulin und jungenhaft empfand. Für das selbstpsychologische Vorgehen charakteristisch ist die Geduld des Therapeuten, der Patientin in ihr Erleben zu folgen. Dies mit der Offenheit, eigene „empathische Fehler“ (S. 68) in den Ausführungen der Patientin zu entdecken. Beklagt die Patientin die mangelnde Empathie des Ehemannes, sucht Ornstein zu verstehen, „welch unempathische Antwort ich ihr gegeben haben könnte, die die Intensität ihrer Klagen über ihren Ehemann erklären könnte“ (ebd.). Einige Sitzungen später klagt die Patientin heftig. Sie berichtet eine Situation, in der ihr etwas gelungen war, ohne daß Ornstein - ebenso wie ihr Ehemann - das bemerkt hatten. In einer Sitzung habe Ornstein auf die neuerlichen Klagen der Patientin bezüglich ihrer Stimme so reagiert, daß er ihr am Ende der Stunde zu verstehen gab, „wie schwer es für sie sein müßte, in ihrem Körper zu leben mit dem Gefühl, daß nichts wirklich Weibliches an ihr wäre“ (S. 73). In der darauffolgenden Stunde spricht die Patientin über ihre Ängstlichkeit, als sie über die Abneigung ihrer Stimme sprach. Dabei war scheinbar untergegangen, daß sie ihren Mut zeigen wollte, darüber zu sprechen. Darauf Ornstein: „So daß die Herausforderung, die sie in meiner Stimme hörten, Sie blockierte, diese Anerkennung zu bekommen und Sie gaben auf, sie zu suchen. Sie schienen ihr Interesse verloren zu haben, mir mehr darüber zu erzählen.“ Die Patientin: „Ja, das hat mir gereicht...“ (ebd.). Die Patientin habe sich fallengelassen gefühlt und die gleiche Leere erlebt wie damals bei der Mutter, die sich immer abwandte, wenn sie Fragenstellte.

Die Selbstpsychologie beschreibt Übertragungsstörungen, die immer dann entstehen, wenn der Therapeut z.B. den Patienten nicht hinreichend versteht. Dann gehe es darum, den vorübergehenden Bruch in dieser therapeutischen Beziehung aufzuspüren und zu heilen. Abweichend von der klassischen Konflikttheorie der Psychoanalyse stehe hier die Not des Selbst im Vordergrund, wenn es nicht bekommt, was es braucht (Kutter et al., 1995, S. 18).

Deitz (1991) formuliert seine Sicht der Unterschiede zwischen der klassischen Behandlungstechnik und der Behandlungstechnik der Selbstpsychologie in der Nachfolge Kohuts. Wut und Verzweiflung des depressiven Patienten werden seiner Ansicht nach durch die klassische Behandlungstechnik evoziert aufgrund der frühen Störung der idealisierenden Übertragung.

Deitz trägt den Fall von Herrn R. vor, 73 Jahre alt, der nach dem Tod seiner Frau allmählich in eine Depression mit psychosomatischen Symptomen dekompensierte (Deitz 1988, 1991). Mit ihrem Tod habe der Patient eine Dimension von sich selbst verloren, die in ihm durch das Gespräch mit seiner Frau lebendig gewesen sei (Deitz, 1991). Antidepressiva hätten ihm nur wenig geholfen.

In der Behandlung ging es Deitz darum, etwas in der Beziehung zwischen dem Patienten und seiner verstorbenen Frau zu finden, das die positiven Aspekte seiner Selbstrepräsentanzen aktivieren könnte. Sein Ziel war, durch das Auffinden eines solchen Aspektes das emotionale Klima wieder herzustellen, das in der Beziehung zu seiner Frau einst bestanden hätte. Als das gelang, besserten sich die Symptome tatsächlich merklich. Auf dem Hintergrund einer Zwillings-Selbstobjekt-Übertragung konnte der Patient trauern. In dieser Trauer begann er, sich selbst zu trösten, so wie seine Frau es wohl vorher getan hatte. Deitz führt aus, daß die Aktivierung von beruhigendem Kontakt mit positiven Selbstrepräsentanzen unbedingt notwendig ist, um Enttäuschung zu verarbeiten. Der Fallbericht verweist auf die Möglichkeit erfolgreichen psychoanalytischen Arbeitens unabhängig vom Alter des Patienten.

7.5 Die Beziehung im Zentrum

Die bei uns wenig bekannte Italienerin Saviotti veröffentlichte 1979 eine der informativsten Arbeiten zur Depressionsbehandlung. Sie stellt die Therapie in den Vordergrund. Der Schritt zur Zweipersonenpsychologie ist in ihrem Artikel nun nicht nur zu erschließen, sondern die gemeinsame Arbeit, bei der Saviotti gleichermaßen beide begleitet, Patient und Therapeut, steht im Zentrum ihrer Überlegungen. Sie wagt die Darstellung der Subjektivität des Geschehens zwischen Patient und Analytiker.

Nicht der Begriff ‚Technik' steht bei ihr im Zentrum, sondern die therapeutische Haltung, in der depressive Patienten gedeihen können. Sie beginnt ihre Arbeit ja auch mit der Frage, was einen Therapeuten wohl motiviere, einen schwer depressiven Patienten in Analyse zu nehmen. „Das traditionelle Rüstzeug des Therapeuten, die Interpretation, stößt gegen eine Mauer von Negativismus, Abwehr, Schweigen und akkuraten Anklagen ..; ein Gefühl der Machtlosigkeit und Nutzlosigkeit umfaßt auf lange hinaus dieses Paar Verzweifelter, das in einer trostlosen Atmosphäre des Todes schwebt" (Saviotti, 1979, S. 215). Sympathie für den Patienten, Affinität zu seinen Problemen und Geduld hält sie für die wesentlichen Faktoren auf Seiten des Therapeuten, wenn er depressive Patienten behandelt.

Sie beschreibt einen Patienten, der nach bereits gescheitertem Therapieversuch und erfolgloser pharmakologischer Behandlung zu ihr kam. Er sprach immer über dasselbe Thema, die Arbeit, als ob nichts sonst existiere in seiner Welt. An dieser Monotonie war seine erste Behandlung bei einer anderen Therapeutin gescheitert. Entscheidend, schreibt Saviotti, sei gewesen, daß sie sich dennoch und immer wieder für ihn habe interessieren können. „Indem ich eine Unzahl Sitzungen während mehr als zwei Jahren Therapie mit ihm teilte und mich für ihn interessierte, hatte ich ihm endlich eine Brücke gebaut, über die eine ganze Reihe affektiver Signale gehen“ konnte. „Was beim Depressiven immer leidet, ist die Möglichkeit, zu lieben“ ... „Es gibt Fälle, in denen der Patient über die Lähmungen der Gefühlsregungen klagt, weil er die schreckliche Existenz dessen trägt, der niemanden lieben kann“ (S. 222). Sie beschreibt beide, Patient und Analytiker, in ihrem Ringen um Hoffnung.

Im Fall „Dina“ schildert sie, wie jahrelang die Erklärungen der Patientin zur Nutzlosigkeit des gemeinsamen Unternehmens immer wieder mit dem Vertrauen der Analytikerin beantwortet wurden, verbunden mit der Annahme der Depression als etwas, was nicht mehr verdrängt und ausgeblendet werden muß. Saviotti beobachtet am Beginn der Therapie jedoch nicht nur Idealisierung, wie Jacobson (1971) dies beschreibt. Manche Patienten seien sehr aufgeregt und unruhig im Kampf gegen die verzweifelte Angst, die sie beherrsche. Strukturierende Interventionen lehnten sie ab, als ob es sie gar nicht berühre, auch wenn schon eine solide Basis zwischen Therapeut und Patient hergestellt sei.

Saviotti begleitet beide, Patient und Therapeutin in mehreren Fallbeispielen: Den Patienten beschreibt sie in seiner Hoffnungslosigkeit, seinen aggressiven Spannungen, seinem mangelnden Vertrauen, den Schuldgefühlen, dem unerbittlichen Überich. „In Wirklichkeit ist ja der Depressive mit seinem Erleben der Nichtigkeit und Insuffizienz, seinem chronischen Gefühl der Unfähigkeit und Wehrlosigkeit ein Kämpfer, nur weiß er nicht, wie kämpfen in seinem verfehlten Krieg“ (S. 249).

Die Psychoanalytikerin, geduldig die oben beschriebenen „Angebote“ aufnehmend und den Kontakt haltend, versucht schrittweise, „sozusagen unbemerkt“, dem Patienten zu zeigen, „wieviel Kraft er zum Leben aufwenden muß, solange er so depressiv ist“, also, wieviel Energie dafür aufgewendet werden müsse, „das Gewicht der Depression zu tragen“ (ebd.). Damit ist jedoch nicht einfach eine verstandesmäßige Bewältigung depressiven Erlebens angesprochen. Einbezogen sind dabei die unbewußten Prozesse, denn die Arbeit mit den unbewußten Konflikten ist für das Verständnis des Patienten unerläßlich. Die Analytikerin, die auch Gereiztheit, Ärger, Langeweile oder Wut erlebt, erhält ein Bild von der inneren Welt des Patienten, so daß nach und nach diese Gefühle ihren Platz im Kontext des Übertragungs-Gegenübertragungsgeschehens bekommen können.

8

Indikation und Prognose in der Depressionsbehandlung

Yvonne Grabenstedt

Überlegungen zu Indikation und Prognose sind vielschichtig und daher möchte ich sie hier auf die für die Behandlung depressiver Patienten wichtigen Aspekte begrenzen. Eine umfangreiche Zusammenstellung allgemeiner und spezifischer Indikationsfaktoren wurde von König (1994) erarbeitet. Davor war im deutschsprachigen Raum die Arbeit von Heigl (1978) lange maßgebend, der eine Fülle von Gedanken und Fakten zu diesem Thema dargestellt hat. Ebenfalls ein klarer Überblick zu Fragen der Indikation und Prognose findet sich bei Mertens (1990) und bei Thomä und Kächele (1988).

Wie entsteht die Zusammenarbeit zwischen Patient und Therapeut? Wie kommt es zur Entscheidung des Patienten für einen bestimmten psychoanalytischen Therapeuten und des Therapeuten für einen bestimmten Patienten? Welche Rolle spielen dabei pragmatische Gesichtspunkte, welche Rolle intuitive? Insbesondere bei der Frage der Indikation scheinen mir unbewußte Faktoren, Intuition und Wissen ganz besonders miteinander verwoben.

So hat im zweiten Kapitel Völkl über die Therapie einer Patientin berichtet, die möglicherweise von vielen Therapeuten abgelehnt worden wäre. Er schreibt, daß „Sympathie und der Respekt vor der Lebensleistung dieser Frau und eine gewisse Lust auf die Auseinandersetzung mit ihr" letztlich ausschlaggebend waren, Frau H. in Behandlung zu nehmen. Da klingt schon die Verdichtung von subjektiven und objektiven Faktoren an, die die Entscheidung zur Zusammenarbeit beeinflussen können. In den Gesprächen unserer Autorengruppe wurde deutlich, daß es oft nur ein Aufblitzen von Hoffnung, von Interesse zwischen Patient und Analytiker war, was dazu führte, die Behandlung zu wagen, trotz scheinbar überwiegend ungünstig einzuschätzender prognostischer Faktoren.

Der Heilungsfaktor „therapeutische Beziehung" - wie der Patient sie wahrnimmt (Brockmann, 1995) - gilt in der Psychotherapieforschung als hochgradig gesichert. Ihm kommt bereits zu Beginn der Therapie eine besondere Bedeutung zu. Damit aber überhaupt eine Behandlung zustande kommen kann, sind zunächst pragmatische, sogenannte ‚objektive' Faktoren zu berücksichtigen.

8.1 ‚Objektive' Indikation

„Trotz vieler Bemühungen sind die Indikationskriterien ungenau und widersprüchlich geblieben und beziehen sich fast mehr auf soziale Eigenschaften (wie Intelligenz, Bildung, stabiler beruflicher und finanzieller Hintergrund) oder auf recht grobe Klassifizierungen der sogenannten „Ich-Stärke" als auf solche, die mit der Krankheit an sich zusammenhängen." (Jaeggi, 1995, S. 172). Unter objektiver Indikation sollen hier verschiedenste Punkte gefaßt werden, auch Abklärungen allgemeiner Voraussetzungen.

Die sozialen Faktoren, die Frage nach sozialer Schicht, Alter oder auch Intelligenz des Patienten gewinnen besonders an Bedeutung in der Summe und in der Kombination mit persönlichen Faktoren. Will geht im dritten Kapitel dieses Bandes genauer auf Fragen der Epidemiologie ein. Zunächst ist es wichtig, allgemeine Voraussetzungen für das Zustandekommen einer Psychotherapie zu klären. Zeit kann ein wichtiger Faktor sein, ebenso die Entfernung, die der Patient zurücklegen muß. In Ballungsräumen spielt dies eine geringere Rolle als in ländlichen Regionen, in denen der Nahverkehr wenig ausgebaut ist. Das beeinflußt meines Erachtens aber mehr die Frage der Häufigkeit der Therapiesitzungen als die Frage, ob überhaupt Psychotherapie durchgeführt werden kann.

Hohage (1996) betont, daß, wenn die Therapievoraussetzungen fehlen, der Patient nicht einfach weiterzuschicken ist, sondern dies deutlich im Rahmen einer Beratung herausgearbeitet werden sollte. Der Patient kann sich dann orientieren und wird möglicherweise zu einem anderen Zeitpunkt Therapie suchen.

Zu den wichtigen und eindeutigen Fragen bei der Beurteilung der Indikation gehören nach Hohage (1996) z.B.:

- Welche Therapie-Erwartungen hat der Patient?
- Was sind seine Therapie-Ziele ?
- Wie ist die Therapie-Motivation?
- Wie ist der sekundäre Leidensdruck?
- Welches Strukturniveau liegt vor?

Bei der Beurteilung des Strukturniveaus tauchen Widersprüche auf, weil der Strukturbegriff nicht eindeutig definiert ist. Dem psychoanalytisch nicht einheitlich gefaßten Strukturbegriff begegnet der OPD-Arbeitskreis (1996) durch Operationalisierung. Sechs beobachtbare Funktionen als Kennzeichen der Beziehung des Selbst zum Anderen stellt OPD-1 zur Beurteilung der Struktur auf: Die Fähigkeiten zur Selbstwahrnehmung, zur Selbststeuerung, zur Abwehr, zur Objektwahrnehmung, zur Kommunikation und die Fähigkeit zur Bindung (S. 69f.). Die Einschätzung des Strukturniveaus wird dann durch die Beurteilung des Integrationsgrades bestimmt. Hier ein kurzer Überblick nach OPD-1 (1996, S. 154ff.; vgl. Kapitel 6.2). Es unterscheidet:

- das *gut integrierte* Strukturniveau mit intra- und interpsychischer Konfliktfähigkeit und der Fähigkeit, in Belastungssituationen autonom zu funktionieren.
- das *mäßig integrierte* Strukturniveau, bei dem oben genannte Fähigkeiten situativ herabgesetzt sind.
- das *wenig integrierte* Strukturniveau mit herabgesetzter Verfügbarkeit über die regulierenden Funktionen und eher interpersonell ausgetragenen Konflikten.
- das *desintegrierte* Strukturniveau mit Fragmentierungen, der Gefahr des psychotischen Zusammenbruchs und psychotischen Restitutionsversuchen.

Erwartungen, Ziele, Motivation, was bedeutet das für den depressiven Patienten? Eine besondere Gefahr liegt meines Erachtens in der Fehlbeurteilung seiner Motivation.

Die Ambivalenz des depressiven Patienten, seine Entscheidungsschwierigkeiten, aber auch seine Probleme, sich etwas zu gönnen, machen es ihm schwer, sich für eine Behandlung zu entscheiden. Braucht er sie wirklich? Müßte er sich nicht nur noch mehr zusammennehmen? Gibt es nicht viele, denen es viel schlechter geht? Eine Patientin fragte angesichts des Suizidversuches eines ihr nahen Menschen, ob ihre Behandlung nicht Luxus sei im Vergleich zum Leid des Anderen. Gerade depressive Patienten erwähnen ihre Not oft nur im Nebensatz, suchen die therapeutische Hilfe dann erst bei „äußeren" Beeinträchtigungen, wie zum Beispiel Leistungsversagen, hätten sich aber nie erlaubt, Hilfe aus inneren Gründen zu suchen, ‚nur' für sich. Sie klagen zwar, sind aber nicht gewohnt, ihr leidvolles Erleben ernst zu nehmen. Das macht es auch dem Therapeuten nicht leicht, den Patienten, der sich so schwer bemerkbar machen kann, in seinem Anliegen wahrzunehmen. Die Gefahr ist, daß der Therapeut mißinterpretiert und er den Patienten fälschlich für unmotiviert hält. Weist sich der Patient zudem noch als „geschickter" Patient aus, so ist diese Gefahr noch verstärkt, daß beim Therapeuten Gegenübertragungsärger ausgelöst wird und er ihm die Motivation fälschlicherweise absprechen könnte.

Der Hoffnungslosigkeit des depressiven Patienten entspricht andererseits oft eine magische „Heilserwartung". Bei gleichzeitig großer Hoffnungslosigkeit und sehr hohen Erwartungen in Kombination mit einem wenig integrierten Strukturniveau kann es dann sinnvoll sein, erst eine Probetherapie durchzuführen.

8.2 Differentialindikation

Psychiatrisch-pharmakologisch:

Die im Handel befindlichen ‚Aufklärungsbücher' über Depression geben manchmal unklare Indikationen zur Medikation, z.B. Antidepressiva seien wesentlich oder spielten eine ‚gewisse' Rolle bei der Behandlung von schweren, mittelschweren oder leichten Depressionen. Eine Gruppe unter den Ärzten vertritt bei der pharmakologischen Behandlung der Depression eine weitgefaßte Indikation. Nach Hautzinger (1995) wurde in früheren Untersuchungen allgemein die pharmakologische Überlegenheit gegenüber Psychotherapie vertreten. Dies ließ sich ab dem Zeitpunkt nicht mehr halten, als klare Standards für vergleichende Psychotherapieforschung eingeführt wurden.

Bei hochgradig ambivalent Depressiven werden außerdem besonders häufig Klagen laut über erhebliche Nebenwirkungen bei Medikamenten. Mit den beklagten Nebenwirkungen fühlen sich die Patienten oft unverstanden, weil ihnen keiner recht glauben mag. So erzählte eine Patientin von ihrer Odyssee bei der Arztsuche, weil sie kein Medikament vertragen habe und ihr das niemand glaubte: „Es brannte wie Feuer am ganzen Körper." Nur von einem Arzt in einer entfernten Stadt fühlte sie sich verstanden - und vertrug seine Medizin. Schließlich wagte sie doch, abermals in ihrer Heimatstadt einen Psychiater aufzusuchen. Dieser akzeptierte die Angst der Patientin vor Nebenwirkungen und veränderte die Medikation erst nach einem behutsamen Dialog. Diese neue Medikation bekam ihr dann auch. Das Beispiel gibt einen Hinweis auf einen möglichen Zusammenhang der ambivalenten Beziehung zum Behandler mit verstärkter Bereitschaft zu unerwünschten Nebenwirkungen als Auswirkung negativer Übertragungsprozesse. Eine klare Zusammenfassung der spezifischen Nebenwirkungen bei Antidepressiva gibt Möller (1994).

Den Befürwortern der medikamentösen Behandlung steht eine Gruppe gegenüber, die eine pharmakologische Therapie unabhängig vom Schweregrad der Depression kaum je in Erwägung ziehen würde, bis hin zur kategorischen Ablehnung. Dies ist heute nicht mehr haltbar.

Wie kommt es zu dieser Polarisierung zwischen den Gruppen? Für eine überwiegend pharmakologische Therapie mag es pragmatische Gründe gegeben haben in Gebieten mit geringer psychotherapeutischer Versorgung. In den Jahren der frühen Studien zu diesem Thema war die psychotherapeutische Versorgung nicht nur auf dem Land, sondern auch in den Städten sehr schlecht. Aus dem Mangel an psychotherapeutischer Versorgung, die lange nur für wenige bezahlbar war, erwuchs die pharmakologische Therapie als Regelbehandlung. Damit wurde die Behandlung des depressiven Konfliktes völlig außer acht gelassen.

Psychische Strukturen und Konfliktlösungsmuster ändern sich jedoch nicht aufgrund einer ausschließlich pharmakologischen Therapie. Diese Veränderung ist aber notwendig, um Genesung zu erreichen. Die Differentialdiagnose entscheidet, ob eine zusätzliche pharmakologische Behandlung indiziert ist (siehe Kapitel 4). Dies gilt bei organisch bedingter somatischer Depression, bei psychotischer Depression, phasenweise ist es auch bei schwerer neurotischer Depression zu prüfen.

Inzwischen scheint die Polarität zwischen einem unkritischen pharmakologischen Optimismus auf der einen Seite und der völligen Ablehnung auf der anderen Seite von Psychopharmaka, wie sie lange die Diskussion unsachlich geprägt hat, weitgehend überwunden (Mentzos, 1995).

Welches Behandlungsverfahren ist indiziert?

Irrtümlicherweise suggeriert diese Frage eine Vielfalt von Entscheidungsmöglichkeiten, die theoretisch auch da ist, in der Praxis jedoch zahlreiche Einengungen erfährt. Wünschenswert wäre, daß nach der Differentialdiagnostik bei der Indikationsstellung mehrere Verfahren zur Verfügung stünden. Oder, sollte dies nicht möglich sein, wäre es wünschenswert, daß der Therapeut in Zusammenarbeit mit Kollegen anderer Therapierichtungen steht und den Patienten in die Entscheidung einbezieht. Dies Vorgehen mag hin und wieder in psychotherapeutischen Kliniken gelingen, in denen verschiedene Verfahren angeboten werden. Jedoch auch da ist es meist so, daß der Patient zu dem Therapeuten kommt, der gerade Zeit hat und ihm das anbietet, was er selber kann. Man könnte sagen, einer idealen Indikationsstellung bezüglich der Frage, welches Verfahren das Richtige ist, steht meistens eine pragmatische Antwort gegenüber, die im ungünstigsten Fall so aussieht, daß der Patient auf andere Möglichkeiten nicht hingewiesen wird. Das kann dann bedeuten, daß jeder Psychotherapeut nur anbietet, was er gelernt hat und versäumt auf andere Möglichkeiten hinzuweisen, eine Gruppentherapie z.B. nicht erwogen wird oder nur weil der Platz angeboten werden kann. Depressive Patienten wagen dann unter Umständen nicht, ihren Zweifeln Raum zu geben und bieten an, daß über sie entschieden wird. Es kann dann Aufgabe des Analytikers werden, diese Zweifel zu thematisieren, wenn er in seiner Gegenübertragung wahrnimmt, daß der Patient ihnen noch keine Worte verleihen kann.

Welche Kriterien sind zu berücksichtigen bei der Wahl des Verfahrens?

Ich beziehe mich auf die tiefenpsychologischen Verfahren, die ja von der Psychoanalyse über die psychoanalytische Psychotherapie, wie zur tiefenpsychologisch fundierten Psychotherapie und zu den Gruppentherapien reichen - um nur einige Schwerpunkte zu nennen. Kochbuchartige Regeln aufzustellen, was wann wo zu geschehen hat, ist weder möglich noch sinnvoll und entmündigt den Patienten. Neben der Frage, was der Therapeut anbieten kann, geht es darum, mit dem Patienten herauszufinden, was und welche ‚Dosis Therapie bekömmlich und verdaulich' ist. Wie umfänglich ist sein Veränderungswunsch, wie groß die Angst vor Veränderung? Das betrifft Fragen der bewußten und unbewußten Therapieerwartung.

In Zusammenhang mit der Beurteilung des Strukturniveaus kann in der Praxis die grobe Unterscheidung hilfreich sein, ob der depressive Patient überhaupt über gewisse „Bordmittel" verfügt oder seine ganze Hoffnung auf andere setzt. Verläßlichkeit und Bindungsfähigkeit des Patienten sind wichtig und eben bei neurotisch depressiven Patienten oft ausreichend vorhanden. Gab es sthenische Seiten in der bisherigen Lebensbewältigung? Ab wann nicht mehr?

Motivation, Krankheitseinsicht, Flexibilität - all dies sind auch formulierte Kriterien für den Erstantrag bei der Krankenkasse, die bei der Entscheidung für eine bestimmte Therapie zu berücksichtigen sind. Alle tiefenpsychologischen Verfahren setzen eine gewisse Introspektionsfähigkeit voraus. Introspektionsfähigkeit ist wiederum nicht an soziale Schicht gebunden. Wie sie zum Tragen kommt, hängt auch von der Struktur der Abwehr ab.

Die Frage, ob Einzel- oder Gruppentherapie läßt sich nicht allgemein beantworten. Die depressiven Patienten, bei denen die Angst erkannt zu werden überwiegt, verbinden mit Gruppentherapie möglicherweise die Phantasie, untertauchen zu können, sich nicht so aussetzen zu müssen, oder - im Gegenteil - sie fühlen sich ungeschützt in der Gruppe. Die Bearbeitung der Zweifel des Patienten, ob es wirklich um ihn geht, gelingt leichter bei mit Sorgfalt getroffener Entscheidung, die notwendige Kompromisse nicht verschleiern und nicht beschönigen muß. Dies ändert natürlich nichts an der Phantasie des Patienten, nur für andere da zu sein, früher für die Mutter, den Vater, die Geschwister und jetzt halt für die Wünsche des Therapeuten. Die Bearbeitung dieser Phantasien in der Übertragung werden jedoch erleichtert bei klaren Absprachen.

Welche Therapie der Patient ‚wählt' ist auch verbunden mit Therapiezielen, für die der Patient selbst meist noch keine Sprache hat. Er erlebt sein Leiden zu Beginn der Therapie häufig ichsynton. Wie soll er die Opferrolle verlassen wollen, die es ihm, seinem strengen Überich gegenüber, überhaupt erst erlaubt, Hilfe zu suchen? Dennoch ist es bei depressiven Patienten ein wichtiges Ziel, da etwas entscheidend zu verändern. Jaeggi (1995) geht sogar soweit, Therapieschulen danach zu beurteilen, „ob ihre theoretischen Konstrukte und ihre Interventionsmethoden geeignet sind, die Opferrolle zu durchbrechen. Am ehesten ist dies dort möglich, wo erstens das innere Geschehen vor dem äußeren als dominant angesehen wird und wo es zweitens aufgrund methodischer Zugänge und natürlich auch theoretischer Konstrukte möglich ist, die latenten Motive ausfindig zu machen" (S. 201f.). Auf der Grundlage dieser Einschätzung sind die tiefenpsychologischen Verfahren, insbesondere die psychoanalytische Psychotherapie, ganz besonders geeignet für die Behandlung der neurotischen Depression.

8.3 Adaptive Indikation vs. selektive Indikation. Gedanken zur Festlegung des Settings, des Rahmens, der Behandlungsfrequenz

Freud selbst, so argumentieren Thomä und Kächele (1988), habe vielfältige Modifikationen der psychoanalytischen Methode verlangt, wenn es der jeweilige Patient oder die Patientengruppen erforderten. Von Greenson (1967) stammt der Satz, daß nur ein „relativ gesunder Neurotiker“ ohne Modifikationen oder Abweichungen psychoanalytisch behandelt werden könne (S. 58). Diese Position ist bei den meisten Autoren aufgenommen, die mit der Behandlung insbesondere schwerer Depressionen befaßt waren (siehe Kapitel 7).

Zu beobachten ist eine Polarisierung zwischen selektiver und adaptiver Indikation. Bei der selektiven Indikation muß sich der Patient überwiegend der Therapiemethode anpassen, dies vor allem im Zusammenhang mit einer sehr engen psychoanalytischen Standardtechnik (Thomä & Kächele, 1989). Das heißt dann, der Therapeut sucht die für die Methode geeigneten Patienten.

Die adaptive Indikation hingegen verlangt eine flexible Handhabung der Methode mit der Bereitschaft zu Modifikationen. Eine so modifizierte Technik ermöglicht einen weiteren Anwendungsbereich auf ein breiteres Spektrum seelischer und psychosomatischer Erkrankungen verschiedener Alters- und Bevölkerungsschichten (Thomä & Kächele, 1988).

Unter einer flexiblen Handhabung der analytischen Technik ist nicht zu verstehen, daß der Therapeut eigene Stellungnahmen vermeidet und der Patient richtungslos bleibt. Mit ihrer häufigen Eingangsfrage, „was soll ich?“, möchten depressive Patienten den Therapeuten dazu bringen, für sie zu entscheiden, und sind scheinbar bereit, sich allem unterzuordnen.

Insbesondere depressive Therapeuten können schwer mit den von depressiven Patienten in ihnen erzeugten Schuldgefühlen umgehen (Kind, 1987). Tendenziell identifizieren sie sich sehr mit ihnen und sind in der Gefahr, sich zu sehr den Patienten anzupassen. Dies ist fatal, weil der Patient dann kein klares Gegenüber hat. Er kann das als Signal werten, mit seinen negativen Gefühlen, mit seinem Haß, mit seiner ganzen Destruktivität, den Therapeuten nicht belasten zu dürfen. Die selektive Indikation hingegen könnten gerade depressive Patienten als Wiederholung des Traumas erleben, nicht gesehen zu werden oder wieder in ein Schema gepreßt zu werden. Bei nicht rigidem Vorgehen jedoch kann der Patient den festen Rahmen, der Sicherheit bedeutet, erleben - die Sicherheit, in der er wagen kann, an seine inneren Konflikte wirklich heranzukommen und sich dennoch gehalten zu fühlen.

Wohlbegründetes adaptives Vorgehen in Verbindung mit prozeßhaftem Verstehen beeinflußt auch das Verständnis des Arbeitsbündnisses. Ist es vorgegeben oder kann man es erarbeiten? Deserno (1990) begreift die Erarbeitung des Arbeitsbündnisses und des Settings bereits als Teil des psychoanalytischen Prozesses und nicht als etwas davon deutlich Abgegrenztes und Unterschiedenes. Ich möchte das auf Fragen des Settings ausdehnen.

Die Frage, ob der Patient sitzt oder liegt, hat eine besondere Bedeutung für den depressiven Patienten, der sich unter Umständen wegen seiner erheblichen Anpassungsbereitschaft mit großer Bereitwilligkeit sofort hinlegen würde, obwohl er es eigentlich nicht möchte. Er hätte dann von Anbeginn an die Möglichkeit, seine Therapie zur Therapie seines Therapeuten zu machen, möglicherweise ohne daß darüber je gesprochen würde. In seiner Kritik des Arbeitsbündniskonzeptes argumentiert Deserno (1990), die spezifische Kompetenz des Analytikers stelle dieser im Spannungsfeld von Übertragung und Konvention jeweils neu her. Verstärkte Konventionalisierung des psychoanalytischen Verfahrens beinhalte geringere therapeutische Möglichkeiten. Die Frage ist, wie eine erneute Verfestigung des Konfliktgeschehens von Anbeginn an verhindert werden kann. Was erleichtert das Erkennen und Bearbeiten seelischer Konflikte? Denn alles, was geschieht, kann zur Abwehr verwendet werden, das Klammern an einmal Festgelegtes ebenso wie die Bereitschaft, dem Patienten entgegenzukommen. Schmidt (1996) plädiert dafür, unabhängig von der Behandlungsfrequenz mit manchen Patienten für eine längere Zeit im Gegenübersitzen zu arbeiten. Insbesondere gilt das im Umgang mit „sadomasochistischen und süchtigen Phänomenen" - beide bei Depressionen vorkommend. Es sind Patienten mit einer ungenügend ausgebildeten Symbolisierungsfähigkeit, darauf angewiesen, sich gesichtsmimisch abzustimmen mit dem Gegenüber, den sie sehen müssen, da sie überwiegend mit der Objektsicherung beschäftigt sind. Diesen Patienten wurde in ihrer Entwicklung und im Umgang mit dem primären Objekt eigene Abwendung kaum zugestanden. Schmidt spricht vom „Abwendungsmonopol des primären Objekts" - nur der Andere darf sich abwenden, Mutter, Vater, nicht das Kind. Das könnte nun traumatisch wiederholt werden, würde man diese Patienten liegen lassen, ohne sensibel zu prüfen, ob sie es auch können. Diese Beobachtungen aus der Praxis sind für depressive Patienten von großer Bedeutung.

Wieviel Veränderungen des Settings, des Rahmens sind aber ‚erlaubt', daß man noch von psychoanalytischer Psychotherapie reden kann und keine merkwürdigen Therapievermischungen anbietet, die, wie Jaeggi (1995) ausgeführt hat, auch weniger wirkungsvoll seien. Es darf keine Beliebigkeit geben. Getroffene Vereinbarungen bilden einen Rahmen und geben Sicherheit. Bei allen Veränderungen, die das Setting oder den Rahmen betreffen, sind Sorgfalt in der Diagnostik und vor allem das szenische Verstehen wichtig. Die innere Haltung des Analytikers, sein in vielen Jahren geschulter, kontrollierter und erprobter Umgang mit Übertragungs- und Gegenübertragungsprozessen sowie sein sorgfältiger Umgang mit Rahmen und Setting bleiben die notwendigen Voraussetzungen auf Seiten des Therapeuten, gleichgültig, ob der Patient sitzt oder liegt und auch unabhängig von der Behandlungsfrequenz. Jede Veränderung am einmal vereinbarten Setting und Rahmen ist immer im Hinblick auf die bewußte und unbewußte Bedeutung im psychotherapeutischen Prozeß zu verstehen, unabhängig davon, um welches tiefenpsychologische Verfahren es sich handelt.

Zur Behandlungsfrequenz

Es geht mir hier nicht um eine Wiederholung der Diskussion der Frage drei- oder vierstündiger Analysen, aber um einige Gedanken dazu. Bei allen Patienten, die eine gestörte Autonomieentwicklung haben, dazu gehören depressive Patienten, oder auch eine stark beeinträchtigte Individuationsentwicklung, wäre es wünschenswert, wenn in einem „konflikt- und interaktionspsychologischen Raster“ das Aushandeln der Sitzungsfrequenz möglich wäre und auch vierstündige Behandlungen einschließen könnte (Danckwardt & Gattig, 1996, S. 41). Ich teile nicht die Überlegung von König (1994), daß ichstrukturell gestörte Patienten nur niederfrequent und im Sitzen behandelt werden können. Regressionssteuernde Maßnahmen sind ja auch im Liegen möglich. Was aber tun, wenn die Richtlinien der Kassentherapie eine Entscheidung für niederfrequente Therapien oder hochfrequente Therapien verlangen?

Ich habe in meinen Behandlungsanträgen gute Erfahrungen damit gemacht, ein abgestuftes Vorgehen zu begründen. Es kann angezeigt sein, psychoanalytische Psychotherapie zu beantragen, ein- oder zweistündig, also niederfrequent zu beginnen, auch im Sitzen, um dann später dreistündig im Liegen weiterzuarbeiten. Bedauerlich ist allerdings, daß die durchgängige vierstündige analytische Psychotherapie von der Finanzierung ausgeschlossen wird und lediglich phasenweise in begründeten Einzelfällen finanziert wird. Das ist ein massiver inhaltlicher Eingriff. Es gibt Patienten, bei denen ein hochfrequentes Arbeiten die einzige Möglichkeit ist, zu Erfolg, zu Vertrauen, zu einer notwendigen Strukturveränderung zu kommen. Vierstündige Behandlungen sind auch da indiziert, wo eine verstärkte Haltefunktion des Analytikers erfordlich ist, z.B. bei Patienten mit gravierenden Verlusterlebnissen (Danckwardt & Gattig, 1996). Sind außerdem noch Symbolisierungsfähigkeit und Selbstobjektdifferenzierung erheblich gestört, sind die Chancen für eine niederfrequente Therapie nur dann besser, wenn die höherfrequente Situation sozusagen phantasmatisch mit in die Therapie hereingenommen wird. Dies jedoch erfordert wieder Symbolisierungsfähigkeit, die der Patient erst entwickeln muß. Es kann dann stationäre Therapie notwendig werden, was viel teurer ist, als eine höherfrequente Psychotherapie. Die Behandlungsfrequenz von drei Stunden ist da die ‚Mindestdosis‘. Es stellt sich auch die Frage, bei welcher Stundendichte die Übertragungslinien vielleicht noch für den Analytiker erkennbar sind, aber vom Patienten bei drastisch reduzierter Stundenzahl nicht mehr so erfahren werden können, daß sie bearbeitbar und deutbar sind.

Es kann also nicht um rigide Schemata gehen, genausowenig wie um eine Beliebigkeit des Vorgehens. Es geht darum, den Weg zu finden im Dialog mit dem Patienten auf dem Hintergrund nicht rigider, aber klarer Settingvereinbarungen, der den analytischen und den therapeutischen Prozeß in Gang bringt, in dessen Rahmen die therapeutische Arbeit von beiden geleistet werden kann. Dieses Vorgehen ist deutlich von einer symptomzentrierten Arbeitsweise unterschieden. Wichtig ist es, den Weg zu finden, in dem „soviel Psychoanalyse wie möglich“ geschehen kann, damit der Raum bereitgestellt wird, in welchem die unbewußten Konflikte sich entfalten, erkannt und durchgearbeitet werden können, um die notwendigen strukturellen Veränderungen zu erreichen (Mertens, 1990, S. 125).

8.4 „Subjektive" Indikation

Der Begriff der subjektiven Indikation von Dantlgraber (1982) hebt den Beziehungsaspekt zwischen Analytiker und Patient besonders hervor. Eine positive subjektive Indikation für Psychoanalyse und psychoanalytische Psychotherapie verlangt die prospektive Einschätzung der Tragfähigkeit der Analytiker-Patient-Beziehung für den gesamten psychoanalytischen Prozeß. Dies gilt bezüglich der Einleitungs- und Konsolidierungsphase, der Analyse der Übertragungsneurose, aber auch bezüglich der Beendigung der Behandlung. Um zu einer Beurteilung zu kommen, ist es für Dantlgraber eine zentrale Frage, ob eine „Begegnung" zwischen Patient und Therapeut zustande kommt, „inwieweit der Analytiker in Gegenwart des momentan nicht kommunizierfähigen Patienten eine wie oben angedeutete Phantasietätigkeit entwickeln kann" (S. 202). Er verwendet die Subjektivität als indikatorische Funktion. Die Grenzen der Analysierbarkeit und der Therapierbarkeit werden dabei eng verknüpft mit den Grenzen der Persönlichkeit des Analytikers. Die Bedeutung dieses Vorgehens besteht besonders, seitdem sich die Indikationsbereiche in Psychoanalyse und psychoanalytischer Psychotherapie, in tiefenpsychologischer Psychotherapie und in den tiefenpsychologischen Kurztherapien ausgeweitet haben.

Für den Therapeuten mögen verschiedene Fragen auftauchen: Was halte ich aus, kann ich mich dem Patienten zumuten mit der Struktur, die ich habe und den Gegebenheiten, in denen ich arbeite, und ist der Patient für mich im Augenblick aushaltbar? Dies sind auch Fragen, die sich auf die Psychoökonomie beziehen, in dem Sinn, daß ein Therapeut am selben Tag vielleicht nur eine begrenzte Zahl z.B. von in gleicher Weise strukturell schwer gestörten Patienten behandeln kann. Diese Fragen lassen sich mit Hilfe der Klärung der subjektiven Indikation leichter beantworten. Da geht es darum, ob ein Prozeß in Gang kommt, im Therapeuten eigene Phantasien entstehen können und er ein Bild davon hat, wie der Patient sich entwickeln und wachsen kann. Manchmal mag es auch nur ein Funken Interesse sein, wie wir an anderer Stelle formuliert haben, das Aufblitzen einer Hoffnung, das nötig ist, um die gemeinsame Arbeit zu wagen.

8.5 Prognose

In meinen bisherigen Ausführungen waren prognostische Überlegungen teilweise impliziert und angedeutet. So entspricht der subjektiven Indikation auch eine subjektive Prognose. Dabei stellen sich folgende Fragen: Welche Belastungen erträgt der Therapeut? Womit hat er gelernt, technisch umzugehen? Was traut er sich zu, worauf will und kann er sich einlassen? Wie bei der subjektiven Indikation ist auch bei der subjektiven Prognose die Gegenübertragung von zentraler Bedeutung. Diese ist aber zu ergänzen durch andere Beobachtungen. Hier spielen Probeinterventionen und Probedeutungen eine wichtige Rolle. Wie nimmt der Patient sie auf? Wie erlebt der Therapeut das, wenn er zurückgewiesen wird oder scheinbar alles angenommen wird? Dabei zeichnet sich ja etwas von der Qualität der bevorstehenden gemeinsamen Arbeit ab. Was geschieht im Verlauf des ersten Vorgespräches und was bis zum zweiten? Diese Frage betrifft inter- und intrapsychisches „Geschehen" beim Patienten und beim Therapeuten.

Heigl (1978) sieht eine eher fragliche Prognose bei Patienten, die eine erhebliche Störung des Selbstwertgefühls und eine gestörte Idealbildung aufweisen, die besonders verletzlich und kränkbar sind. Das betrifft gerade depressive Patienten. Insbesondere ihre Fixierung auf die Opferrolle, sei es als masochistischer Triumph, sei es als passive Racheversuche, beurteilt Heigl prognostisch eher ungünstig, wie auch die Übergefügigkeit und die Ambivalenz. Zur Beurteilung der Prognose sei noch wichtig, wie bewußtseinsnah oder -fern dies dem Patienten ist.

„Der Skala: sich selbst anklagen - herabsetzen - verachten - hassen - vernichten wollen, entspricht eine zunehmend schwierige Psychotherapie-Arbeit, sind doch Art und Ausmaß dieser aggressiv-destruktiven Selbstkritik - im Gegensatz zu einer wohlwollenden, konstruktiven - ein Indikator für den Mangel an Selbstbejahung und für das Maß der Identitätsstörung" (S. 142). Prognostisch wichtig ist auch die Einschätzung der Ichidealforderungen, sehr hohe Forderungen führten zu permanenten Mißerfolgserlebnissen mit zerstörerischen Folgen für das Selbstwertgefühl.

König (1994) betont besonders bei depressiven Patienten die Bedeutung der Einstellung zu ihren Symptomen. Die Prognose sieht er dann fraglicher oder weniger vorhersagbar, je mehr Patienten die Verantwortung für ihre Symptomatik abschieben - also bei verstärkter Projektionsneigung meist in Verbindung mit einem niedrigeren Strukturniveau.

Die neurotisch depressiven Patienten stellen die größte Patientengruppe dar. Gerade mit ihrem oft unerbittlichen Überich weisen sie häufig eine starke Projektionsneigung auf, um sich Luft vor diesem Überich zu verschaffen. In verschiedenen Kapiteln dieses Buches haben wir ausgeführt, daß der Prozeß mühsam, manchmal zäh, auf jeden Fall zeitintensiv sein mag, aber häufig nach langer geduldiger psychotherapeutischer Arbeit zu guten Ergebnissen führt. Die Zähigkeit der depressiven Patienten, ihr Durchhaltevermögen, ihre Anhänglichkeit und Zuverlässigkeit sowie der vorhandene Arbeitswille unterstützen den Weg. Sie sind gewohnt, ungleich viel mehr Anstrengung als andere aufzuwenden, um überhaupt zu leben, um überhaupt durch den Tag kommen zu können. Diese Eigenschaften befähigen sie auch, lange und konstant zu kämpfen. Ihr langer Leidensweg bedeutet nicht nur Leidensfähigkeit, sondern verweist auch auf ein inneres Kraftreservoir.

8

Übertragung und Behandlungsverlauf

Gudrun Banck

„Wann treffen wir drei wieder zusamm?"
„Um die siebente Stund' am Brückendamm."
„Am Mittelpfeiler."
„Ich lösche die Flamm"
„Ich mit"
„Ich komme vom Norden her"
„Und ich vom Süden"
„Und ich vom Meer"
„Hei, das gibt einen Ringelreihn,
Und die Brücke muß in den Grund hinein"
„Und der Zug, der in die Brücke tritt
Um die siebente Stund'?"
„Ei, der muß mit."
„Muß mit."
„Tand, Tand
Ist das Gebilde von Menschenhand!"

Die Brück' am Tay, Theodor Fontane

9.1 Übertragung als Beziehung

Seit Freuds Entdeckung der Übertragung und seiner Erkenntnis, daß sich die Neurose der Patienten in der analytischen Therapie in eine Übertragungsneurose transformieren muß, um behandelbar zu werden, gilt die Übertragung als wichtigstes und unverzichtbares Element der psychoanalytischen Therapie. Allerdings gibt es bis heute eine intensive und kontroverse Debatte darüber, was unter Übertragung zu verstehen ist und insbesondere, wie sie in der Therapie zu handhaben sei.

Die klassische Position (ich beziehe mich hier vor allem auf Greenson (1967)) ging davon aus, daß die Übertragung „eine Wiederholung, eine Neuauflage einer alten Objektbeziehung" (S. 163) sei, in dem auf den Analytiker so reagiert wird, als sei er eine Person in der Vergangenheit. Die Aufgabe des Analytikers war demgemäß in der Therapie durch eine möglichst abstinente und abwartende Haltung eine

Übertragung (im wörtlichen Sinne) zu ermöglichen, zu erkennen und zu deuten. Er fragte sich: was wird mir gegenüber wiederholt, welche unbewußten Ängste, Wünsche werden jetzt inszeniert, wie werden sie abgewehrt und vor allem, wem in der Vergangenheit haben sie gegolten?

Diese Vorstellung wird heute in Frage gestellt. Die Anerkennung nicht übertragungsbedingter Elemente in der Beziehung zwischen Analytiker und Analysand, die in der klassischen Theorie, z.B. mit den Begriffen „Arbeitsbündnis" (Greenson, 1975) oder „therapeutisches Bündnis" (Zetzel, 1956), der Übertragungsneurose gegenüber gestellt wurde, führte schließlich zu einem Verständnis der Übertragung als einer umfassenden Objektbeziehung. (Eine ausführliche Auseinandersetzung bei Thomä und Kächele (1985) und Mertens (1990)).

Wenn wir heute verkürzt von *Übertragungsbeziehung* sprechen, ist dies die Anerkennung einer intersubjektiven, bipolaren Betrachtungsweise und damit auch die Anerkennung des Einflusses des Analytikers auf die Übertragung. Wenn ich als Analytikerin heute zuerst frage, 'was geht jetzt vor sich', 'was passiert zwischen mir und meiner Analysandin', so handelt es sich nicht einfach um die Betonung einer Rangfolge, in der einzelne Deutungsschritte zu vollziehen sind (genetische Deutungen ganz am Schluß), sondern um eine Reflexion dessen, daß sich im therapeutischen Prozeß zwei lebendige Menschen begegnen, die miteinander umgehen und aufeinander angewiesen sind, wobei eine Integration von zwischenmenschlicher und innerseelischer Interaktion gelingen soll. Meine Rolle als Therapeutin hat sich damit verändert. Ich bin nicht mehr nur Schiedsrichterin, die die ablaufenden neurotischen Übertragungs-Inszenierungen überblickt, sondern finde mich immer wieder auch in der Rolle des Mitgestalters. Dies nicht nur in dem Sinne, daß ich Rollenerwartungen komplementär übernehme, d.h. 'nur reagiere', sondern auch in der Weise, daß ich eigene, bewußte und unbewußte Beziehungsangebote an meine Patienten sende. Für die Praxis bedeutet dies einerseits die Notwendigkeit einer sorgfältigen Analyse der Gegenübertragung, die so zu einem wichtigen Instrument des empathischen Verstehens der inneren Welt und der inneren Konflikte der Patienten werden kann (siehe folgendes Kapitel), als auch eine Reflexion unserer theoretischen Konzepte, tradierten Normen- und Wertvorstellungen, die unreflektiert zu einem Hindernis im therapeutischen Prozeß werden können (Treurniet, 1996).

Bei der psychodynamischen Bestimmung von narzißtischen Persönlichkeits- und Borderline-Störungen, also von Krankheitsbildern, die mit der klassischen Behandlungstechnik (freie Assoziation, Übertragungs-Widerstandsanalyse mit genetischer Rekonstruktion) nicht behandelbar erschienen, wurde die Frage nach besonderen Übertragungsformen immer mitgestellt und damit auch eine spezielle Behandlungstechnik entwickelt (z.B. Kohut, Kernberg). Anders verhält es sich bei den als „klassische Neurosen" oder mißverständlich „Übertragungsneurosen" bezeichneten Krankheitsbildern, so auch der Depression. Der Schwerpunkt der Veröffentlichungen lag hier mehr darauf, zu einem erweiterten oder neuen Verständnis der zugrunde liegenden Neurosenstruktur zu gelangen.

In den folgenden Überlegungen werde ich mich auf eine Reihe von Arbeiten beziehen, die sich mit Übertragung und Behandlungsverlauf bei depressiven Patienten beschäftigen:

Klauber (1966): Sein Artikel „Drei typische Stadien der Übertragung in der Analyse neurotischer Depressionen" kann bis heute als Standardarbeit zu diesem Thema gelten. Obwohl er nicht explizit auf den heute als wesentlich geltenden Aspekt der Gegenübertragung eingeht, finden sich viele implizite Hinweise darauf, daß sich in der Behandlung depressiver Patienten eine für diese spezifische Intensität der Beziehung einstellt. Schließlich zeigt er auch auf, wie wichtig es insbesondere in der Endphase sei, daß sich der Analytiker nicht nur als Objekt der Übertragung, sondern als reales Gegenüber dem Patienten stellen muß. (Eine ausführliche Darstellung in Kapitel 8 *Literaturüberblick*).

Jacobson (1971): Im zehnten Kapitel „Zur erschwerten Handhabung der Übertragung bei der psychoanalytischen Behandlung von Patienten mit schweren Depressionen" ihres Buches zur Depression legt sie ihre aus langjähriger Erfahrung gewonnenen Gedanken anhand eines Behandlungsverlaufes dar. Auch hier finden sich implizit aufschlußreiche Hinweise zur Beziehung zwischen Therapeutin und Patient. (Eine ausführliche Darstellung in Kapitel 8 *Literaturüberblick*)

Saviotti (1979): In ihrem Aufsatz „Der therapeutische Zugang zum depressiven Patienten" macht sie die Beziehung zwischen Patient und Therapeutin explizit zum Thema und betont die Wichtigkeit der Gegenübertragung „als Instrument, den Patienten in seiner Tiefe kennen zu lernen". (Eine ausführliche Darstellung in Kapitel 8 *Literaturüberblick*)

Green (1983): In seiner Veröffentlichung „Die tote Mutter" stellt er unter anderem den besonderen Therapieverlauf bei depressiven Patienten dar. Neben der Herausarbeitung des „Komplexes der toten Mutter" und des narzißtischen Traumas, das eine depressiv erkrankte Mutter im Erleben des Kindes bewirkt, sind seine Gedanken zur ödipalen Situation in diesem Zusammenhang bedeutsam.

Dahl (1988) beschreibt in seinem Artikel „Aspects of the analysis of a patient with severe depression" verschiedene Übertragungsmuster (frühes, typisch positives, typisch negatives) aus einer Behandlung mit einer depressiven Patientin, die ich an entsprechenden Stellen später darstellen werde.

Henseler und Wegner (1993): „Psychoanalysen, die ihre Zeit brauchen" enthält einen ausführlichen und beeindruckenden Behandlungsbericht über eine depressive Patientin, in welchem die verschiedenen Phasen der Therapie, sowie der schwierige Umgang mit Übertragung und Gegenübertragung ausführlich dargestellt werden.

Im Folgenden werde ich versuchen, die Übertragung, wie sie sich in der Beziehung gestaltet, vor allem die spezifischen Inszenierungen zwischen Analytiker und Analysand, zu beschreiben, die sich in der Behandlung mit neurotisch depressiven Patienten einstellen und wie sie sich im Verlauf verändern oder entwickeln. Ich selbst beziehe mich auf meine Erfahrung als Analytiker*in* aus fünf abgeschlossenen (300-650 Stunden) und drei noch andauernden Analysen mit depressiven Analysand*in*-

nen. Die Parallelen, die ich in Veröffentlichungen über die Arbeit von männlichen Kollegen, sowie in Supervisionen und kollegialem Austausch gefunden habe, lassen mich vermuten, daß die Übertragungsentwicklung *in ihren Grundzügen* unabhängig vom Geschlecht der beiden am therapeutischen Prozeß beteiligten Personen verläuft. Das heißt, daß es eine für depressive Patienten typische Entwicklung der Übertragungsbeziehung gibt, jenseits der Besonderheit der Therapeuten, wie der Patienten, obgleich diese der Gestaltung und dem Verlauf sicher besondere Tönungen geben.

In meinen Überlegungen beziehe ich mich auf die Gruppe von neurotisch depressiven Patienten, die über ein gut bis mäßig integriertes Strukturniveau verfügen.

Sie suchen therapeutische Hilfe, weil sie akut oder chronisch unter depressiven Verstimmungen leiden, und klagen über ihre Unfähigkeit, Befriedigung im Leben zu erhalten, dies sowohl in ihren zwischenmenschlichen Beziehungen wie in ihren beruflichen Aktivitäten. Obwohl die narzißtische Qualität der vorgebrachten Konflikte wie die narzißtische Kränkbarkeit oft als auslösende Situation erkennbar ist, und eine mißlingende Regulierung der Selbstachtung eine zentrale Rolle spielt, möchte ich sie von narzißtischen Persönlichkeitsstörungen abgrenzen, da sie sich in der Beziehungsaufnahme und -gestaltung sowie in meiner damit einhergehenden Gegenübertragung unterscheiden. Schon in den ersten Begegnungen ist die Ambivalenz als Konflikt im Raum: Ich spüre die große Beziehungssehnsucht und Hoffnung, ein hilfreiches Gegenüber zu finden, sowie die Skepsis, das Mißtrauen, ob dies gelingen kann. Gleichermaßen ambivalent erlebe ich mich in meiner Gegenübertragung, hin- und herpendelnd zwischen mütterlichen Impulsen, die Patientin an die Hand zu nehmen, und Gedanken, sie wieder fortzuschicken. Mich beeindruckt meist ihre Tüchtigkeit und Kraft, die sie trotz und gegen ihre Verzweiflung angesichts der Hemmung und Lähmung ihrer Vitalität, angesichts ihrer Gefühle von Hilflosigkeit, des Ungenügens, großer Einsamkeit und Sinnlosigkeit mobilisieren können. Die Schilderungen ihrer Partner und frühen Beziehungspersonen sind von verhaltenem Vorwurf geprägt, lassen in mir jedoch nachvollziehbare Bilder sowie vorstellbare Konflikte entstehen. Sie sind in der Lage, sich empathisch - wenn auch vorzugsweise in der Form der Anpassung - auf andere Menschen einzustellen, so auch auf mich, die ich meist realistisch gesehen, wenn auch nur heimlich beobachtet werde. Dies verweist darauf, daß sie über eine trianguläre Struktur und damit auch über ein kohärentes Ich verfügen, und dies gilt, wie Saviotti (1979) schreibt, auch für schwere Formen der Depression: „Der Depressive ..., zwar dauernd vom Objektverlust bedroht, ist vor dem Auseinanderbrechen des Ichs geschützt, gerade durch seine ständigen und verzweifelten Versuche, das sich ihm versagende Objekt zu erhalten und es gleichzeitig anzugreifen“ (S. 223).

Meine Erfahrungen haben mich zu der Annahme gebracht, daß die Übertragung ihre eigene Dynamik entwickelt und sich ungeachtet der Besonderheiten der jeweiligen Therapeuten im Untergrund - tief unbewußt - entfaltet. Es muß viel Übertragungsarbeit ‘im Kleinen’ geleistet werden, die die Abwehr der Patienten zum Inhalt hat, bis der Kernkonflikt sich in der Übertragungsbeziehung zwischen dem Patienten und dem Therapeuten inszenieren und gemeinsam erlebt und verstanden werden kann.

Demgemäß teile ich im Folgenden den Behandlungsverlauf in drei Phasen ein:

1. *Die Eingangsphase* die durch Abwehrbemühungen des Patienten geprägt ist: In der Beziehung zum Therapeuten steht die Idealisierung als Abwehr der Ambivalenz im Vordergrund.
2. *Die mittlere Phase*, die zunächst durch den Widerstand, der in einer regressiven Beziehungsgestaltung besteht, geprägt ist und darin schließlich den Kernkonflikt in der Übertragungsbeziehung zwischen dem Patienten und dem Therapeuten zur Darstellung bringt.
3. *Die Endphase*, die vom Durcharbeiten und Auflösen der Übertragung geprägt ist: In der Beziehung zum Therapeuten steht die Entidealisierung, die Akzeptanz der Getrenntheit und Begrenztheit, das heißt, die Anerkennung der Realität im Vordergrund.

9.2 Die Eingangsphase

Zu Beginn der Therapie kommt es in den meisten Fällen zu einer Besserung der Symptomatik. Die Therapie für sich, die Hoffnungen, die in sie gesetzt werden, scheinen eine heilsame Wirkung auf den Patienten zu haben. Dies liegt meines Erachtens daran, daß der Patient sich mit einer meist schon in den Erstkontakten sich ankündigenden hohen Übertragungsbereitschaft in die Beziehung zum Analytiker einläßt. Diese *Idealisierung* des Therapeuten bestimmt die erste Phase der Therapie. Mir erscheint wichtig, diese Idealisierung von der, wie Freud sagen würde, „unanstößigen Übertragung“ zu unterscheiden. Daß wir in der Realbeziehung einen verläßlichen, von einer verstehenden und respektierenden Haltung geprägten Beziehungsraum zur Verfügung stellen, ist für unsere Patienten eine neue Erfahrung. Eine sich auf dieser Basis entwickelnde gute therapeutische Beziehung ist notwendig, weil nur sie das Klima schafft, in dem der Patient sich anvertrauen und Zuversicht fassen kann. Wenn ein Patient z.B. sagt: „Ich bin so froh, daß ich Sie gefunden habe, daß ich mit Ihnen über Dinge sprechen kann, über die ich noch nie mit jemand sprechen konnte“, so wäre es den Patienten beschämend und das Vertrauen zerstörend, dies aufzugreifen oder gar als Übertragung zu deuten. Warum, würde der Patient sich fragen, will der Therapeut sich davon distanzieren? Im Unterschied dazu spüre ich ein Unbehagen, wenn z.B. eine Patientin von einer Situation berichtet, in der sie sich nicht hat durchsetzen können, und zu mir sagt: „Ihnen würde das nie passieren! Sie sind so selbstbewußt, Ihnen fiele immer die passende Antwort ein.“ In dieser Äußerung ist eine Idealisierung der Therapeutin offen ausgesprochen. Spezifisch scheint mir dabei die Tönung dieser Idealisierung zu sein. Sie enthält eine Spur kritischen Vorwurfs, wirkt nicht ganz echt gemeint und schiebt uns auf Distanz. Das heißt, wir spüren in unserer Gegenübertragung die darin enthaltene Aggression, die die Patientin gegen sich selbst wendet. Darin unterscheidet sich diese Idealisierung von einer, wie wir sie von narzißtischen Patienten kennen. Dort trifft die Idealisierung meist einen von uns selbst positiv besetzten Selbstanteil, so daß wir mitschwingen können und einen Gleichklang erleben. Im Dialog mit unseren depressiven Patienten wird die abgewehrte oder verleugnete Seite der Ambivalenz - und hier sind sich alle Autoren einig - unterschwellig, das heißt, meist nur in unserer Gegenübertragung deutlich. Ich möchte dies an einer „typischen" Szene weiter verdeutlichen:

Das Phänomen eines regelmäßigen Zufrüh- oder Zuspätkommens kenne ich so nur von meinen depressiven Patientinnen, das heißt, ich habe Patientinnen, die in der Regel immer zu spät oder immer zu früh kommen. Es ist eine Art von Ritual, das, auch wenn es konsequent angesprochen wird, lange Zeit keiner Veränderung zugänglich ist. Diese kleinen Szenen, die sich am therapeutischen Rahmen entzünden, haben sicher viele Aspekte und Bedeutungen, die im Zusammenhang mit dem Beziehungsgeschehen gesehen und verstanden werden können und müssen und sie tauchen auch bei anderen Patientinnen auf. Für depressive Patientinnen spezifisch erscheinen mir jedoch ihre Regelmäßigkeit und Resistenz, das heißt, sie verändern sich nicht, auch wenn die frustrierenden, selbstschädigenden oder ähnliche Aspekte analysiert wurden und verstanden scheinen. Dies liegt meines Erachtens darin, daß sie den Vorwurf an das enttäuschende primäre Objekt zur Darstellung bringen, der lange Zeit nicht aufgegeben werden kann. So drücken beide Szenen die jeweils komplementäre Seite des Autonomie-Abhängigkeitsproblems aus:

Im Zuspätkommen signalisiert die Patientin ihre Unabhängigkeit: 'Ich bin nicht so bedürftig' in der rationalisierten Form: 'Ich habe soviel zu tun, konnte nicht früher weg' (z.B. von der Arbeit). Durch ihr Zuspätkommen verkürzt die Patientin die Zeit, die sie von der Analytikerin zur Verfügung gestellt bekommt. Sie inszeniert damit das Gegenteil: Sie möchte mir eigentlich sagen, 'Ich bekomme nie genug' und mir vorwerfen, 'Eigentlich stünden mir 50 Minuten zu, aber ich bekomme immer weniger'. Unbewußt werde ich so zum frustrierenden Gegenüber *gemacht*, auf das die Patientin jedoch nicht ärgerlich sein kann, weil sie selbst es ist, die die Stunden verkürzt. Das 'böse' Objekt ist außerhalb unserer Beziehung (der Chef, die Anforderungen) und die Patientin versagt auf beiden Ebenen, kann sich nach draußen nicht durchsetzen und gegenüber der Therapeutin nicht genügen.

Im Zufrühkommen signalisiert die Patientin direkt ihre Bedürftigkeit 'Ich brauche so viel' und den Vorwurf 'Ich kriege zu wenig'. Allerdings auch hier in einer gut rationalisierten Form: 'ich will ja nicht zu spät kommen' und 'ich störe auch nicht', das heißt, sie kommt nie so früh, daß sie in die vorangehende Stunde klingeln würde (außer die Therapeutin überzieht diese). Die Therapeutin kommt auch hier unvermeidlich in die Rolle zu frustrieren, und dies in einer Weise, daß die Patientin auf sie nicht böse sein kann, weil die Stunden so ausgemacht sind und die Patientin es ist, die zu früh kommt.

Es zeigt sich, wie sich die 'negative Übertragung' ankündigt. Der Vorwurf an das primäre Objekt, meist die Mutter, so enttäuschend und versagend zu sein, eine Art 'chronischen Vorwurfs', der sich in vielen verschiedenen Facetten und Gestaltungen ausdrückt, inszeniert sich zwischen dem Patienten und dem Therapeuten und dies gewissermaßen unausweichlich und heimlich. Die Schwierigkeit, mit diesen Szenen umzugehen, liegt darin, daß sie auf der Oberfläche rationalisiert und plausibel erscheinen, das heißt, wir den Patienten zunächst die darin enthaltene unbewußte Abwehrbewegung - der ärgerliche Impuls erscheint unangemessen und ungerechtfertigt, weil selbst verschuldet, und wendet sich so gegen den Patienten selbst - aufzeigen müssen. Gleichzeitig bedeutet die Wahrnehmung der durch den Rahmen deutlich werdenden Schranken der therapeutischen Beziehung eine große Bedrohung, da sie den ungelösten Ambivalenzkonflikt und damit verbundene Verlustängste mobilisiert. Jacobson (1971), Klauber (1966) und andere Autoren weisen darauf hin, daß auf Übertragungsanspielungen, die das Mißtrauen enthalten, geachtet und diese behutsam aufgegriffen werden sollten. Nach ihrer Auffassung sollte die sich darin ankündigende negative Übertragung antizipierend angesprochen werden, weil sonst die Enttäuschung an dem Therapeuten und der Therapie zu groß würde. Das Problem liegt hier meines Erachtens darin, daß der Vorwurf, die ärgerlichen Gefühle abgewehrt und damit für den Patienten *nicht erlebbar* sind. Der Analytiker nimmt diesen Vorwurf jedoch wahr und verspürt den Impuls, sich gegen die unausweichliche Zuschreibung, ein unzulänglicher Therapeut, ein versagendes Objekt zu sein, zu wehren. Dadurch entsteht die Gefahr - wenn die Gegenübertragung nicht sorgfältig reflektiert wird -, mit einer Gegenaggression zu antworten, statt die Ambivalenz aufzugreifen, dem Patienten seine Aggression nachweisen zu wollen, die nur zu einer Verstärkung der schuldhaften Verarbeitung bei dem Patienten führen kann. Gerade weil die Wahrnehmung der Ambivalenz sowohl bei sich selbst, wie am Gegenüber und der damit verbundene aggressive Impuls unbewußt mit dem Objektverlust verbunden ist, bedroht diese die Beziehung zum Therapeuten, zum notwendig „guten Objekt". Wenn die Abwehr zu schnell in Frage gestellt wird, kann dies zu schweren Einbrüchen massiver Selbstentwertung, Fragmentierungen und Panikzuständen führen (Zum Umgang mit Idealisierungsbedürfnis und Aggression siehe auch Kapitel 11 *Spezielle Aspekte in der Behandlung depressiver Patienten*).

In Anlehnung an die Strukturtheorie von Jacobson (1976) sprechen Autoren wie auch Klauber (1966) bei der Idealisierung von einer Spaltung der Selbst- und Objektrepäsentanzen. Ich verstehe diese Abwehrbemühungen als *Verleugnung*. Die Patienten müssen die Bedeutung, die die frustrierenden und kränkenden Seiten des Gegenübers, so auch des Analytikers, für sie hat, verleugnen, da sie tiefe Verlassenheitsängste berühren würden. Darüber stellt sich die Abhängigkeit von einem *idealisierten* Objekt her. Ich gewinne in dieser Phase nie den Eindruck, daß meinen Patientinnen die ambivalenten Züge von mir oder ihren Beziehungspersonen verlorengehen, das Objektbild also kippen würde, einmal ganz ideal und gut und im nächsten Moment ganz negativ und schlecht erlebt wird, wie wir dies aus den Behandlungen von narzißtischen und Borderline-Persönlichkeitsstörungen kennen. Die Verleugnung ambivalenter Züge sowohl des Analytikers, wie der eigenen ambivalenten Gefühle diesem gegenüber, ermöglicht zunächst eine 'Lösung' des Konfliktes, die die Beziehungsaufnahme möglich macht. Auf dieser Basis können die Patienten ihre Hoffnungslosigkeit, ihre Versagensgefühle, ihr entwertetes Selbstbild zeigen, dies durch Schilderungen ihrer Schwierigkeiten im Beruf und in ihren Beziehungen, die meist sadomasochistischen Charakter haben. Ihre Schilderungen und Klagen sind dabei so gestaltet, daß der Analytiker darin einen Aufforderungscharakter spürt, z.B. zu antworten, Ratschläge zu erteilen, klärend und unterstützend einzugreifen, o.ä. In dieser Beziehungsgestaltung inszenieren die Patienten ihre *Abhängigkeit* von einem idealisierten Objekt: Indem der Analytiker die Funktion eines idealen Objektes übernehmen und durch seine Präsenz Wohlgefühl, narzißtisches Gleichgewicht und damit die Selbstachtung, die ungenügend entwickelt oder verloren wurde, garantieren soll, versuchen die Analysanden, ihre innere unerträgliche Spannung zwischen ihren hohen Ansprüchen an sich und ihrem Scheitern an diesem Maßstab zu mildern. Ich will dies an einem Beispiel verdeutlichen:

> Mir fiel auf, daß sich der Stundenbeginn bei einer meiner Analysandinnen, Frau Anna A., immer in gleicher Weise gestaltete. Sie kam vorbereitet und begann die Stunde etwa folgendermaßen: „Ich habe mir überlegt, daß ich da weiter arbeiten möchte, weil ich noch immer das gleiche Problem in der Arbeit habe." Wenn ich nicht zumindest mit einem bestätigenden 'mhm' antwortete, verließ sie dieses Thema und begann mit einem anderen. Dies so lange, bis sie eine Antwort von mir bekam. Unbewußt steuerte sie dabei schließlich auf eine Gestaltung ihrer Erzählung zu, von welcher sie aus der Erfahrung wußte, daß diese mich zu einer Reaktion provozieren würde. So liefen sicher viele Stunden ab, bis *mir* diese Inszenierung bewußt wurde. Als ich zunächst so darauf reagierte, daß ich schwieg, mich bemühte, kein 'mhm' herausrutschen und mich nicht provozieren zu lassen, wurde Frau A. ganz unruhig und irritiert, verstummte schließlich, während ich mich immer unbehaglicher, in meinem Schweigen geradezu sadistisch fühlte. Die Klärung dieser Situation ließ uns verstehen, daß Frau A. sich völlig konfus, schließlich hilflos und verloren fühlte, wenn sie mich nicht als zugewandtes, antwortendes Gegenüber erleben konnte. Sie konnte selbst kein Interesse mehr entwickeln, fühlte sich dann dumm und langweilig, unlebendig, von einer überwältigenden Einsamkeit und Leere bedroht.

Ich habe dieses Beispiel gewählt, weil es zeigt, daß die vielleicht gängigen und auch von mir zunächst gewählten Versuche, die Inszenierung zu verstehen, wie z.B. „Sie wünschten sich jetzt eine Antwort von mir", die Problematik zwar ansprechen, in gewissem Sinne aber gleichzeitig wieder verschleiern oder aus dem Blick nehmen und somit auch nicht zu einer Auflösung führen. Denn Frau A. konnte mit dieser oder ähnlichen Interventionen meist viel anfangen, beschäftigte sich damit ('brav'), ohne daß ein tieferes Verständnis oder eine Veränderung möglich wurde. Sie nutzte meine als Klärung gemeinte Frage in ihrem Sinne, und ich verstand erst nach und nach, daß sie versuchte, auf eine befürchtete Interesselosigkeit von mir so zu reagieren, daß sie diese durch Anpassung zu kontrollieren versuchte. Wenn sie sich nur genug anstrenge, könne sie die Analytikerin zugewandt *machen*, notfalls dadurch, daß sie mich zu einer ärgerlichen Reaktion provozierte, was Frau A. mit Genugtuung registrierte. Diese besondere, sich sehr unauffällig darstellende Übertragungsinszenierung - die Analytikerin wird idealisiert und muß doch gleichzeitig zu Interesse und bestätigender Beantwortung verführt werden - macht das narzißtische Defizit der Analysandin deutlich und bringt, wie ich denke, eine frühe Beziehungserfahrung zur Darstellung, welche jedoch zu diesem Zeitpunkt noch nicht verstanden werden kann.

Daneben taucht eine weitere veränderte Szene auf. Ich fand mich unversehens und überrascht in einer Art des 'Mitagierens' gefangen, welches mir große Schuldgefühle bereitete. [19]

Während der Erzählungen von Frau Anna A. wurde ich von einer bleiernen Müdigkeit erfaßt, gegen die ich mich nicht zu wehren vermochte. Ich fühlte mich wie in einen Halbschlaf versetzt, ihre Stimme klang monoton im Hintergrund, ohne daß ich den Inhalt aufnehmen konnte. Frau A. schien auf diese innere Abwesenheit von mir nicht zu reagieren, und wenn ich aus diesem Nebelschleier wieder auftauchte, ging der Dialog weiter, als ob nichts geschehen wäre. Ich fühlte mich dabei versagend und inkompetent und Schuldgefühle plagten mich. Es bedurfte vieler Wiederholungen, in denen ich mich ohne Erfolg gegen diesen Sog zu wehren versuchte, und ich prüfte immer wieder, ob nicht bei mir das Versagen, zu wenig geschlafen o.ä. zu suchen sei, bis ich den Mut fand, Frau A. zu fragen, wie sie denn die vergangenen Minuten erlebt habe. Ich selbst hätte das Gefühl, daß etwas Eigenartiges zwischen uns geschehe. Frau A. reagierte zunächst abwehrend, sie habe sich nichts dabei gedacht, daß ich so still gewesen sei, und mit Verständnis und Selbstentwertung: „Es ist halt langweilig für Sie, was ich erzähle." Ich mühte mich, mit Frau A. die Auslöser des Geschehens (ich vermutete eine Kränkung und Ärger auf mich) zu finden, aber unsere Versuche blieben unbefriedigend. Ich fragte mich auch oft, was darf oder soll ich nicht sehen, aber auch hierauf fand ich keine klärende Antwort. Erst viel später, gegen Ende ihrer Analyse, konnte Frau A. rekonstruieren, daß ihre Mutter in Frau A.s ersten Lebensjahren den Tod ihres geliebten Vaters sowie ihres Bruders zu verkraften hatte. Bisher 'wußte' Frau A. nur, daß ihre Mutter psychotisch depressiv erkrankte, als sie 13 Jahre alt war, und erinnerte heftige Streitszenen und Machtkämpfe. Erst rückwirkend konnten wir erschließen und verstehen, wie sich hinter den heftigen Auseinandersetzungen mit der Mutter die depressive, innerlich abwesende Mutter - wie sie sich hier zwischen uns inszenierte - verbarg.[20]

Bestätigend fand ich auch bei Dahl (1988) die Beschreibung eines „frühen Übertragungsmusters", welches die gleichen Züge trägt. Er berichtet über die Behandlung einer Patientin mit einer schweren Depression, in welcher er sich über mehrere Monate hinweg bei den Erzählungen seiner Patientin wie „tot", „indifferent" fühlte und schließlich bei verschiedenen Gelegenheiten einschlief. In seiner Gegenübertragung

---

[19] In diesen, wie in noch folgenden Beispielen, in denen die sich gestaltende Beziehung zwischen der Analysandin und der Analytikerin verdeutlicht werden soll, werde ich eine Reihe von Inszenierungen darstellen, die eine depressive Antwortbereitschaft in der Gegenübertragung enthalten. Ich bin nicht der Auffassung, daß unsere Gegenübertragung nur eine von den Analysanden in uns hineingelegte Antwort darstellt, sondern *unsere* Antworten auf das Übertragungsangebot der Analysanden sind. Der Analytiker muß deshalb in sich depressive Anteile kennen und verarbeitet haben, um diese in der Situation berühren zu lassen und aushalten zu können.

[20] Inzwischen kenne ich diese Szene, das heißt, daß sie bei allen meinen depressiven Patientinnen in mehr oder weniger ausgeprägter Form stattfindet, und ich erfuhr schließlich auch in Supervisionen, daß Kollegen sich damit konfrontiert sahen. Die Kenntnis ändert nichts daran, daß sie weiterhin mit Vehemenz geschieht und von heftigen Gegenübertragungsgefühlen begleitet ist.

fühlte er sich schuldig, ungenügend und inkompetent. Nachdem er für sich immer wieder klärte, daß ihm dies nur bei dieser Patientin passierte, er auch an diesen Tagen nicht aus eigenen Gründen besonders müde gewesen sei, konnte er dies als eine Inszenierung der Patientin verstehen. Der Schlüssel zum Verständnis sei schließlich die Erinnerung der Patientin gewesen, daß ihre Mutter in den ersten zwei Lebensjahren immer müde und erschöpft gewesen und im Bett geblieben sei.

Die Veränderung der Inszenierung liegt darin, als wollte die Analysandin nun zeigen, wie sie sich damit abgefunden hat, unbeantwortet zu bleiben. Sie spricht mit einem Gegenüber, das zwar anwesend und doch nicht präsent ist. Und dies nicht in einer Weise, 'dann muß ich mich alleine beschäftigen, wenn du weg bist, aber hinterher zeige ich dir, was ich alleine kann', sondern in einer Form, wo alles belanglos wird, keinen Sinn mehr enthält, man kann hinterher weiter reden, als sei nichts passiert. Ich erlebte diese Situationen wie ausgestanzte Szenen, die nicht in unsere Beziehung paßten, für mich keinen Sinn ergaben. Denn daneben passiert viel in dieser ersten Behandlungsphase, die meiner Erfahrung nach gut 200 Stunden umfaßt.

Green (1993) spricht vom „Komplex der toten Mutter" (die Beziehung zu einer depressiv erkrankten Mutter) und einem narzißtischen Trauma, in dem der abrupte, ohne Vorzeichen eintretende Besetzungsabzug der Mutter als Katastrophe, als Einbruch im Selbstgefühl erlebt werden muß. Die genetische Rekonstruktion hat bei meinen Analysandinnen bei all ihrer Besonderheit diese Gemeinsamkeit, daß ihre Mütter depressive Phasen hatten, auch wenn sie dies zunächst gar nicht erinnerten oder so benennen hätten können. Die Mütter waren mit der Verarbeitung des Todes eines zuvor geborenen Geschwisters, dem Tod eines Elternteils, Verlust ihrer vertrauten Umgebung, vorübergehender Trennung vom Ehemann o.ä. beschäftigt, so daß sich das Kind unvermutet in Anwesenheit der Mutter von dieser verlassen fühlen mußte.

Behandlungstechnisch stellen uns diese Inszenierungen vor schwierige und für diese Patienten spezifische Probleme. In den Beispielen wird deutlich, wie angewiesen und abhängig die Analysandin sich von den unterstützenden Antworten der Analytikerin fühlt. Es muß uns deshalb gelingen, daß die Analysandin die Analytikerin als eine an ihr und ihrem Tun Interessierte erleben kann, weil nur so, wie Green (1993) sagen würde, eine „Wiedererweckung des mit der toten Mutter identifizierten Teils" möglich wird. Das heißt, und darauf weisen viele Autoren, wie z.B. Klauber (1967) hin, auch wenn sie sich nicht auf diesen Hintergrund beziehen, daß der Analytiker auch aktiv erlebt werden muß, ohne gleichzeitig seine Position der Neutralität zu verlieren. Ein schweigender Analytiker kann hier nicht hilfreich erlebt werden, weil er letztlich nur den nicht erklär- und bewältigbaren 'Dialog' wiederholt und die vertrauten Umgangsweisen und Abwehrbemühungen verstärkt.

Insgesamt ist diese erste Phase der Therapie getragen vom Gefühl, daß die Analysanden einiges für sich erreichen konnten (auch wenn dies oft vor mir verheimlicht geschieht). Die therapeutische Arbeit ist intensiv, wir freuen uns an den auftauchenden kreativen Möglichkeiten unserer Patienten, die sich oft auch in einer lebendigen Traumwelt zeigen, der Ernsthaftigkeit, mit der sie sich der therapeutischen Auseinandersetzung stellen, und der guten therapeutischen Beziehung, die trotz der geschilderten ausgestanzten Beziehungserfahrungen deutlich ist.

Um so eigenartiger, daß sich schleichend ein Gefühl der Unzufriedenheit einstellt. Wir entdecken, daß unsere Patienten mit Problemen kommen und sich Fragen stellen, als ob wir noch nie darüber gesprochen hätten. „In Wirklichkeit", schreibt Green (1993), „bleibt die ganze psychoanalytische Arbeit spektakulären Zusammenbrüchen unterworfen, und alles scheint immer wieder wie am ersten Tag zu sein" (S. 218f.). Dieses zunächst unterschwellig, dann immer deutlicher werdende Gefühl des Scheiterns, der Hoffnungslosigkeit auf Seiten des Therapeuten leitet die zweite Phase des Behandlungsverlaufes ein.

9.3 Die mittlere Phase

Ich möchte diesen Übergang an der Behandlung meiner Analysandin Frau Barbara B. verdeutlichen:

> Frau Barbara B., 27 Jahre alt, suchte bei mir wegen ihrer großen Ängstlichkeit und Unkonzentriertheit therapeutische Hilfe. In ihren gehemmt und verlangsamt wirkenden Bewegungen, ihrem scheuen Auftreten und ihrer verhaltenen Kontaktaufnahme (sie versank im Gespräch immer wieder in sich selbst) wurde ihre depressive Gestimmtheit für mich sicht- und spürbar. Sie selbst drückte dies abwehrend und schuldgefühlshaft verarbeitet aus („vielleicht ist das Problem einfach, daß ich zuviel Tagträume habe"). Als Auslöser für die Verschlimmerung ihrer Symptome konnte schnell die Veränderung in der Beziehung zu ihrem Mann gefunden werden: Dieser wollte ein Studium beginnen und es machte ihr zu schaffen, daß dann die Verantwortung für den gemeinsamen Lebensunterhalt auf ihr liege. Ihr Mann war Ausländer, machte gerade das Abitur nach und hatte Pläne, danach ein Studium zu beginnen. Frau B. selbst hatte, aus ganz einfachen Verhältnissen kommend, als einzige von vier Geschwistern das Gymnasium besucht und studiert. Ihre Kindheit und ihr weiterer Lebensweg waren von den Gefühlen, einsam, überfordert und auf sich alleine gestellt zu sein, geprägt. Ihre Mutter hatte aus großen Schuldgefühlen (ein uneheliches Kind von einem Mann, der sie verließ) den Vater, einen Witwer mit Kindern geheiratet. Die Mutter sei oft innerlich abwesend, in Gedanken versunken gewesen, und Frau B. habe oft gedacht, daß die Mutter die Familie verlassen wolle. Frau B. lebte mit ihrem Mann zurückgezogen, völlig isoliert, ohne Freundeskreis und räumlich weit entfernt von ihrer Familie. Sie mochte ihre Arbeit, fühlte sich jedoch auch hier unsicher, insbesondere da ihr Mann ihre Arbeit entwertete.
>
> Frau B. entwickelte schon in den Vorgesprächen eine verhaltene idealisierende Beziehung zu mir und nutzte die Therapie als Schutzraum, in dem sie sich mit großer Ernsthaftigkeit und in ihrer stillen, bedächtigen Art mit sich, ihrer inneren Welt und ihrer Geschichte auseinandersetzte. Je mehr sie sich durch die Arbeit in der Therapie gestärkt und unterstützt fühlte, desto heftiger wurden die sado-masochistisch getönten Auseinandersetzungen in ihrer Beziehung: Ihr Mann forderte ihre Hilfe ein, sie solle für ihn da sein und Verantwortung für ihn übernehmen (z.B. wissenschaftliche Literatur für ihn erarbeiten und beim Schreiben seiner Seminararbeiten helfen). Sie konnte sich nicht abgrenzen, fühlte sich in ihren Bedürfnissen (sie kommt müde aus der Arbeit) übersehen und ausgenützt. Sie half mit innerer Distanz, sich unterschwellig verweigernd, worauf ihr Mann mit wütenden Vorwürfen reagierte, sie beschuldigte und entwertete.

Weil ihre Gefühle ihm gegenüber wirklich zwiespältig waren, fühlte sie sich schuldig, und der 'Teufelskreis' begann von neuem. Es kam zu Zuspitzungen, tätlichen Auseinandersetzungen und zu zeitweisen Trennungen, die von beiden Seiten nicht aufrechterhalten werden konnten. Auch wenn der Eindruck entstand, daß Frau B. in jeder 'Runde' etwas klarer ihre Bedürfnisse formulieren und einbringen konnte, sie erste freundschaftliche Beziehungen zu Kolleginnen knüpfte und in ihrer Arbeit Selbstbewußtsein und Kompetenz entwickelte (sie hatte sich inzwischen erfolgreich für eine Führungsposition beworben und wurde dort anerkannt und geschätzt), entstand in der Therapeutin zunehmend ein Gefühl der Stagnation: Frau B. kam in die Stunden mit Problemen und Auseinandersetzungen, alternierend mit Mann, Arbeit und Freundin. Sie berichtete emotionslos und insbesondere so, als ob wir noch nie darüber gesprochen hätten. Ich fühlte mich in einem Wechselbad von massivem Ärger mit sadistischen Impulsen und immer wieder tiefer Resignation. Auch als ich verstand, daß diese Szene durch die bevorstehende Trennung (letztmalige Bewilligung von 60 Stunden, die ich mit einem Obergutachten für die Patientin erkämpfen mußte) ausgelöst wurde und dies deutend immer wieder einzubringen versuchte, konnte ich Frau B. nicht erreichen. Sie fühlte sich von mir allein gelassen und weggeschickt und phantasierte dagegen eine endlose Beziehung, auf die sie ein Recht hätte. Schließlich kam es in einer der letzten Stunden zu einem Dialog, in dem die Patientin mir mitteilen konnte, daß - obwohl wir oft darüber gesprochen hatten - es wie ein „Mechanismus" sei, daß sie nur kommen dürfe und ein Recht auf mein Interesse habe, wenn es ihr schlecht gehe. „Ich hab die Analyse, weil ich das nicht löse, in die Länge gezogen. Ich merke jetzt, wie eng das mit meiner Geschichte verbunden ist. Bei meiner Mutter habe ich so oft gedacht, sie muß doch sehen, daß es mir schlecht geht, sie muß doch was sagen. Sie war aber immer selber unter Druck, mit sich beschäftigt." (294. Stunde)

Das Ende dieser Analyse[21] hat mich damals sehr beschäftigt. Auch wenn ich erleichtert war und mich freute, daß es am Ende doch möglich wurde, aus dieser quälenden hoffnungslosen Übertragungsinszenierung aufzutauchen, darüber sprechen zu können und uns damit wieder zu begegnen, blieb bei mir das Gegenübertragungsgefühl, gescheitert zu sein, die Patientin an entscheidender Stelle alleingelassen zu haben. Warum war es nicht möglich gewesen, diesen „Mechanismus" (wenn ich mich entwickle, dann droht mir der Verlust), wie es Frau B. erlebte, früher so weit zu verstehen, daß er sich lösen könnte? Warum konnte sie mit meinen Deutungen, die sie sehr wohl *gehört* hatte, nichts anfangen, das heißt, den Dialog mit mir verinnerlichen, um so den Schritt der Trennung von mir selbst vollziehen und verantworten zu können? Gegen das Gegenübertragungsgefühl des Gescheitertseins war es schwer, das Gute dieser Analyse festzuhalten. Frau B. hatte von unserer gemeinsamen Arbeit profitiert und vieles für sich in ihren Beziehungen und in ihrem Leben umgesetzt. Sie hatte auch die gute Beziehung zu mir bewahrt. Sie kam nach Ende der Analyse zweimal in für sie schwierigen Entscheidungssituationen zu einer Stunde, in der sie keine Ratschläge suchte, sondern sich und ihre Position durch den Kontakt mit mir stärkte.

Heute glaube ich zu verstehen, daß sich die Übertragung heftig und krisenhaft zuspitzt, wenn ein Ende der Analyse droht, die reale Trennung ansteht. Der Patient kann die Beziehung zu einem idealisierten Objekt/Therapeut als Stärkung seines geschwächten oder verlorengegangenen Selbstwertes und als Hilfe beim Verstehen

[21] welches in meiner Verlaufsdarstellung in die mittlere Phase fällt und durch das Ende der Kassenleistung gesetzt wurde.

und Austragen seiner Konflikte nutzen. Erst nach und nach wird deutlich, daß der Analytiker in dieser idealisierten Form festgehalten wird, also mehr die Analyse selbst oder diese Form der Beziehung, die eine narzißtische Stärkung bedeutet, hoch besetzt wird, weniger der Analytiker selbst. Denn idealisiert ist er fern (auf einem „Thron", wie meine Patientin Frau C. immer wieder betonte), unnahbar und unerreichbar, kein lebendiger Mensch, der geliebt und gehaßt werden könnte. Besetzt wird der „primäre Aspekt der Beziehung", der, wie Treurniet (1995, S. 115) aufzeigt, sich von einer „objektlibidinösen Übertragung" unterscheidet. Mit dem analytischen Setting, der Vorhersagbarkeit und dem Rhythmus der festen Termine[22] mit einem meist empathisch eingestellten Analytiker bieten wir einen Rahmen, in dem eine „Reinszenierung der Urerinnerungen", Erinnerungen an die „Umweltmutter", wie Winnicott (1965, zit. nach Treurniet, 1995, S. 115) die umfassende, tragende Funktion der Mutter nennt, die noch nicht als Objekt bewußt erfaßt und erkannt werden kann, möglich wird. Gleichzeitig verweisen die geschilderten ausgestanzten Beziehungsinszenierungen der negativen Mutterübertragung, die tief unbewußten Aspekte des 'chronischen Vorwurfs', auf Einbrüche in dieser primären Beziehung, so daß die Basis für Vertrauen und Hoffnung in die Zukunft gestört wurde. Schließlich wird deutlicher, daß die Funktion des Therapeuten wie die Bedeutung der Beziehung zu ihm nicht verinnerlicht werden können, sondern real immer wieder hergestellt werden müssen. Deshalb wird die *reale* Trennung zum Problem, die nicht verarbeitbar erscheint. [23]

Wenn sich nun der Gedanke einer Beendigung der Therapie aufgrund des bisher Erreichten dem Therapeuten oder dem Patienten aufdrängt, entfaltet sich schließlich eine Übertragung in der Beziehung zum Therapeuten, die von den rezipierten Autoren fast ausschließlich in Metaphern des oralen Beziehungsmodus wie „orale Gier" (Klauber, 1966), „unersättlicher prägenitaler Hunger" (Saviotti, 1979), „Nimmersatt" (Therapeut in Henseler & Wegner, 1993), gefaßt werden. Diese Kennzeichnung verweist meines Erachtens nicht darauf, daß die Traumatisierung der Patienten notwendig in der oralen Phase stattgefunden haben muß, sondern zeigt die wütende Enttäuschung am primären Liebesobjekt - der Patient hat doch alles getan, um den

[22] Verstehbar wird damit auch, daß gerade depressive Analysanden auf eine Veränderung der festgelegten Stunden, die aus Termingründen des Analytikers notwendig werden, zwar bewußt mit großem Entgegenkommen, auf einer tieferen Ebene jedoch höchst irritiert reagieren.

[23] Da viele Therapien bei uns durch die Krankenkasse finanziert werden, wird die Frage einer Beendigung, der Trennung, oft von außen aufgeworfen. Dabei kommt es zu einer fatalen Wiederholung: ein Dritter, die Kasse/der Gutachter kann als Schuldiger für die Trennung ausfindig gemacht werden, und der Patient kann oder muß nicht derjenige sein, der sich trennt oder verläßt. Viele unserer Therapien enden wohl so. Sie haben unseren Patienten eine Besserung der Symptomatik, das heißt, Milderung der depressiven Phasen, einen Zugewinn an Selbstachtung gebracht und damit die Möglichkeit (wieder-) eröffnet, ihr Leben in Beziehungen und Beruf zu gestalten, was vorher durch die schweren depressiven Einbrüche in Frage gestellt war. Die Realität - hier als Begrenzung der Kassenleistung - mit ihren Schranken anzuerkennen, scheint mir wichtig zu sein, auch wenn damit andererseits der Kernkonflikt der Patienten nicht tiefergreifend bearbeitet und vollständiger gelöst werden konnte.

Therapeuten zufriedenzustellen, jetzt müßte dieser ihm auch die ersehnte Befriedigung geben -, die mit einer *regressiven* Sehnsuchtsphantasie und der *Gestaltung einer regressiven Beziehungsform*, die keinen Dritten und keine Eigenständigkeit zuläßt, zu bewältigen versucht wird und darin den Bewältigungsversuch der traumatischen Beziehungserfahrung zur Darstellung bringt.

Die Verweigerung (der Patient kann nichts annehmen, Deutungen werden übergangen, kommen nicht an. Eine meiner Patientinnen sagte in dieser Situation zu mir: „Wenn ich das, was Sie sagen, annehmen würde, müßte ich mit der Analyse aufhören, aber ich habe das Eigentliche ja noch nicht bekommen."), die den Vorwurf, das Wesentliche nicht zu bekommen, festhält, stellt einen unüberwindlich erscheinenden Widerstand dar. Oftmals äußert er sich in langen Schweigephasen (Zum Umgang mit Hoffnungslosigkeit und Schweigen siehe auch Kapitel 11 *Spezielle Aspekte in der Behandlung depressiver Patienten*).

Dahl (1988) beschreibt dies bei seiner schon oben erwähnten Patientin als „negatives Übertragungsmuster": „Lange Phasen der Therapie schwieg die Patientin. Oft begann sie die Stunden mit der Bemerkung, daß sie nichts zu sagen habe. Später sprach sie über Nichtssagendes in ihrem Beruf oder über irgendetwas anderes, was völlig unpersönlichen Charakter hatte" (S. 13).

Es sei für ihn sehr schwierig gewesen, dies zu verstehen und technisch zu handhaben. Schließlich sei er zu der Auffassung gelangt, daß das Gefühl der inneren Armut der Patientin ein Aspekt ihres falschen Selbst sei. Dahinter verberge sich die unbewußte Angst der Patientin, daß ihr der Reichtum ihres wahren Selbst genommen würde. Er sei deshalb zu dem Schluß gekommen, daß eine Widerstandsanalyse nicht hilfreich sei. Erst als er seiner Patientin sagen konnte, er wisse, daß hinter ihrem Gefühl der Leere etwas sei, und daß er warten könne, sei es der Patientin möglich geworden, in den Sitzungen produktiver zu sein.

Ebenso berichtet ein aus Anonymitätsgründen unbekannter Therapeut (in Henseler und Wegner, 1993) aus seiner beeindruckend dargestellten Behandlung einer depressiven Patientin (etwa um die 450. Stunde): „Sie versank fast ganz im Schweigen, wobei ihr still Tränen die Wangen herunterliefen und ich selber fürchtete, daß sie mich vorwurfsvoll Stunde um Stunde zappeln lassen könnte, ihrem sichtbaren Elend hilflos ausgeliefert. Ich wußte kaum, wie ich die Stunden überleben sollte. Manchmal verführte sie mich gerade kurz vor dem Ende einer Stunde zum Formulieren von Forderungen, endlich mit mir zu sprechen, oder gar zu drohen, daß es so nicht weitergehen könnte. Es schien, als ob sie andererseits verstand, wie sie mich quälte, aber sie konnte nichts ändern" (S. 19f.).

Der Therapeut begann in den Stunden zu schreiben: Da die Patientin schwieg, alles was ihm durch den Kopf ging, also seine Gegenübertragung auf die Patientin. Nur so sei es ihm möglich gewesen, wieder frei zu werden, zu denken und sich mit der Patientin zu beschäftigen. Das - wie er es versteht - durch projektive Identifizierung geprägte Geschehen sollte bewirken, daß alle guten, aber vor allem schlechten Gefühle im Therapeuten entstehen, weil die Patientin sie so fürchtete. Sie sagte „Ich sitze in Ihrem Bauch und fühle nichts, aber Sie wollen es mir immer verbieten“ (S. 20). Der Therapeut verstand dies so, daß die Patientin ihm klarzumachen versuchte, daß sie ein „behindertes Kind“ sei, welches nicht fühlen und denken könne, jedenfalls dann nicht, wenn es um Abhängigkeit gehe. Um diese Abhängigkeit nicht zu spüren, die sie als tödliche Gefahr für sich erlebte, zerstörte sie die Beziehung zu ihrem Therapeuten, was ihr Gewißheit gab, daß sie etwas bewirken könne. Der Therapeut begann zu akzeptieren, daß er gegen dieses Zerstörerische keine Chance hatte.

> „Ich begann zu akzeptieren, wie hoffnungslos ihre und unsere Lage war, wie wenig ich würde ausrichten können und verstand auch, daß es darum gehen könnte, Worte zu erfinden, ihre emotionale und kognitive Behinderung zum Ausdruck zu bringen. Auch ich begann das Zeitgefühl zu verlieren, die Stunden, in denen ich meine Gedanken und ihre wenigen Mitteilungen notierte, vergingen wie im Flug. Ich wollte nichts mehr erreichen, deuten und verstehen. Gelang es mir, nicht zornig zu werden, die Zeit zu vergessen und mich durchlässig und einigermaßen zufrieden zu erleben, hatte ich den Eindruck, genügend Arbeit geleistet zu haben. Es gelang uns, ihre unendliche Bedürftigkeit zu spüren“ (S. 22).

Der Autor betont, daß zweierlei wichtig gewesen sei. Zum einen, daß es ihm gelang, schließlich eine Haltung einzunehmen, die die Sicherheit der therapeutischen Beziehung betonte und auf die Entwicklung der Fähigkeit, Getrenntheit zu ertragen, warten konnte. Zum anderen, daß er die projektive Identifizierung annahm, alle Hilflosigkeit und Wut für die Patientin zu spüren und dabei zu überleben. Daß er nicht zerstört wurde, war ihm durch sein Protokollieren gelungen. Nach etwa einem Jahr des langen Schweigens fragte die Patientin, was er da schreibe (sie hatte es sehr wohl registriert). Sie sei ärgerlich, weil sie vermute, daß er sich mit anderen Dingen beschäftige. Mit seiner Antwort, daß er sich Notizen, die sie beträfen, machen müßte, weil er sonst nicht denken könnte, erreichte er die Patientin. Erst dann wurden für sie Veränderungen und eine Entwicklung möglich, die in die Richtung gingen, ihren Therapeuten loszulassen und ein eigenes Leben zu beginnen. Der Autor versteht diese Übertragungsinszenierung so, daß die Patientin auf unbewußter Ebene idealisierend mit einem primären Aggressor, Mutter, identifiziert ist, der sie angeblich gefangen hielt. Obwohl sie auf der bewußten Ebene ihre Mutter für alle ihre Mängel verantwortlich machte und dieser nicht gleichen wollte, blieb diese idealisierende Beziehung bestehen, vermischte sich mit einem projizierten autistisch-narzißtischen Selbstanteil, wodurch das Destruktive idealisiert ist. Die Zerstörung der Beziehung und die Verweigerung sich zu entwickeln, waren so ein Mittel zu überleben und sich an der Mutter zu rächen, ohne dabei die phantasierte Unabhängigkeit aufzugeben. Eine Identifikation mit dem väterlichen Prinzip erschien dabei nicht als Ausweg, weil er eine Trennung vom Primärobjekt bedeutet hätte.

Als ein drittes Beispiel möchte ich zunächst noch eine eigene Fallvignette darstellen. In dieser stellte sich die regressive Beziehungsverweigerung oder Beziehungszerstörung, sowie die Idealisierung des Destruktiven nicht in langen Schweigephasen dar, sondern verbarg sich unter einem Dialog, der eine beständige Wiederholung immer gleicher Themen, Probleme und Fragen darstellte, die immer wieder darin gipfelte, daß die Therapeutin doch nicht helfen könne.

Frau Christa C., 42 Jahre, Beamtin, hatte, seit sie 18 Jahre alt war, immer wieder therapeutische Hilfe gesucht (darunter eine zehnjährige Analyse, die bei Therapiebeginn 10 Jahre zurücklag). Sie klagte über schwere Depressionen (Insuffizienzgefühle und Schuldgefühle), die ihre Arbeitsfähigkeit in Frage stellten und ihre Ehe gefährdeten. Diese waren verstärkt aufgetreten, nachdem sie aufgrund der Beurteilung ihres verehrten Chefs nicht befördert worden war. Sie konnte diese Kränkung nicht überwinden. Frau C. war verheiratet und hatte zwei Söhne (14 und 16 Jahre alt). Als Frau C. ein halbes Jahr alt war, erkrankte ihre Mutter. Sie sei in der Folge einer schweren Operation noch lange Zeit schwach und kränklich gewesen. Der Vater habe, so gut es ging, versorgende Funktionen übernommen. Während die zwei Jahre ältere, ruhige Schwester von der Mutter bevorzugt wurde, sei sie Vaters Tochter gewesen. Sie erinnerte heftige Auseinandersetzungen und Machtkämpfe mit ihrer Mutter seit der Pubertät. Sie warf ihr vor, sie eigentlich nie liebevoll, wohlwollend angesehen zu haben, habe immer nur an ihr herumkritisiert und nichts an ihr gelten lassen. Der Vater trennte sich von der Mutter, als die Patientin 16 Jahre alt war, worauf die Mutter mit Depressionen reagierte.
Schon in den Erstgesprächen war der Ambivalenzkonflikt im Raum: Einerseits kämpfte sie um einen Therapieplatz bei mir (ich war ihr empfohlen worden, da ich aber keinen Platz frei hatte, wollte ich sie an eine Kollegin weitervermitteln). Andererseits musterte sie mich mißtrauisch, fand mich eigentlich zu jung (tatsächlich war ich wenige Jahre jünger als sie) und ganz anders, als die idealisierte ältere Analytikerin, bei welcher sie ihre zurückliegende Analyse gemacht hatte. Frau C. hatte diese kurz entschlossen beendet, weil die Kollegin in einen Vorort umzog.
Diese Ambivalenz, ein Schwanken zwischen Idealisierung und heimlicher Entwertung („diesmal lasse ich mich nicht so ein"), begleitete die erste Phase der Therapie. Viele Stunden verliefen mit Klagen, wie ungenügend sie in der Arbeit sei, wie wenig sie sich durchsetzen könne, wie versagend sie als Mutter (die Ablösung ihrer Söhne brachte viele Konflikte mit sich) und als Ehefrau (zwischen ihrem Mann und ihr bestand ein sado-masochistischer Beziehungsclinch) sei. Sie „arbeitete" - wie sie es treffend nannte - in der Therapie, scheinbar ohne mich zu brauchen, dabei beeindruckte mich immer wieder ihre innere Kreativität, die in Träumen auftauchte und sich in treffenden Bildern ausdrückte, die sie für ihre inneren Konflikte fand. Sie selbst konnte dies jedoch nicht wertschätzen. Es entstand immer wieder ein Dialog, in welchem sie mich zufriedenzustellen suchte, damit aber auch auf Distanz hielt. Sie fürchtete, langweilig, belastend, mir lästig zu sein, ein scheues, linkisches, aber auch störrisches Kind, welches die Mutter, so auch ich, nicht liebevoll und interessiert betrachten, sondern eigentlich nur wegschicken möchte. Gegen alles Bemühen zu verstehen hielt sie an dem Bild fest, daß ich, die Therapeutin, „eine Art Göttin auf dem Thron" sei, die sie streng beobachtete. Dies verdichtete sich um die 200. Stunde, als eine Beendigung der Therapie durch die Begrenzung der Kassenleistung zum Thema wurde. Die nun folgende zweite Phase der Therapie war dadurch gekennzeichnet, daß Frau C. die verschiedensten Probleme immer wieder einbrachte. Dabei stellte sie diese so dar, daß es so schien, als hätten wir noch nie darüber gesprochen, nichts verstanden und stünden wieder am Anfang. Ich könnte ihr wohl nicht helfen, sagte sie oft, wenn ich dies ansprach und mit ihr zu verstehen versuchte. Zunehmend machte sie nun mich - wie ihre Mutter - dafür verantwortlich, daß sie sich so lebensuntüchtig fühlte. Ich würde ihr meinen „inneren Reichtum" und meine Fähigkeiten vorenthalten. Dabei schien sie es geradezu lustvoll zu genießen, wenn sie mich abblitzen ließ, sich lachend in ihre „Kugel" zurückzog und mich ihre große Einsamkeit und Gefühle der Ohnmacht spüren ließ.
Nachdem ich lange gegen diese Gefühle der Hilflosigkeit und des Scheiterns angekämpft, mich in einem Wechselbad von Aufbegehren und Resignation gefühlt hatte, sagte ich Frau C. schließlich, daß ich mich hilflos und ohnmächtig fühle und auch sei, solange dieses Motto 'was du auch tust, du wirst scheitern, so wie ich immer gescheitert bin' über unserer Beziehung stehe. Frau C. reagierte erschrocken, dann müsse sie die Therapie beenden und sich eine neue Therapeutin suchen. Ich antwortete ihr, ich verstünde, daß sie darüber erschrocken sei, mich hilflos zu erleben, daß ich es jedoch bedauern würde, wenn sie deshalb gehen müsse. Frau C. verstand,

daß dies keine Lösung wäre, sondern die Wiederholung der ungelösten und entscheidenden Situation, die sie ihr ganzes bisheriges Leben von einer zur nächsten Therapie hatte gehen lassen. Im weiteren Verlauf kam sie immer wieder auf diesen Dialog zurück. Ich selber 'überlebte' diese schwierige Übertragungskonstellation, indem ich mir immer wieder sagte, '*ich* werde diese Analyse nicht beenden, auch und gerade nicht, wenn ich mich in diesen Sog der Hilfs- und Hoffnungslosigkeit gezogen fühle und solange ich nicht verstehe, was passiert'. Wenige Stunden später fiel Frau C. die Ballade „Die Brück' am Thay" von Fontane ein, die ich zum Prolog dieses Kapitels gewählt habe. In dieser Ballade beschreibt Fontane das Triumphgefühl dreier Naturgeister an der Zerstörung einer Brücke und der damit verbundenen Hoffnungen der Menschen auf Begegnung (Eltern warten bang auf den Besuch des Sohnes). Die Tragik des Verlustes und die Ohnmacht des Menschen gegenüber zerstörerischer Naturgewalt verkehren sich in die Lust an der Zerstörung des Lebendigen und der Beziehungswünsche. „Wann kommen wir drei wieder zusammen" erhellte mir blitzartig, was ich lange zu verstehen suchte, nämlich die Art der Beziehung, die Frau C. mit mir für sich hergestellt hatte und verteidigte. Es ging um die Phantasie einer besonderen Zweisamkeit, in der Frau C. mit einer mächtigen, wenn auch destruktiven Mutterimago verbunden ist. Mit ihrer Hilfe konnte sich Frau C. über alle menschlichen und schmerzlichen Regungen, die mit Trennung und Verlust verbunden sind, erhaben fühlen und dabei mächtig phantasieren. Mir fiel das Bild der Kugel ein, in der sie sich befinde, mit dem sie schon oft ihre Einsamkeit, aber auch ihre Wut und schließlich ihr Lachen, wenn sie andere, wie auch mich, nicht an sich heran ließ, beschrieben hatte. In dieser Kugel war sie einerseits alleine, aber andererseits verbunden mit der zerstörerischen, aber darin mächtig phantasierten Mutter. Ich verstand nun, daß auch ich dazugehören sollte. So würde ich ihr ganz allein gehören und sie wäre vor Trennung geschützt.

In diesen verschiedenen Beispielen zeigt sich meines Erachtens, wie sich nun in der zweiten Phase eine Übertragungsbeziehung gestaltet, in der sich alles umkehrt. Waren es vorher die Patienten, die um das Gesehen- und Beantwortetwerden, um Zuwendung und Interesse kämpften, sieht sich nun der Therapeut in der Rolle, um die Beziehung zu kämpfen, dabei nicht anzukommen, sondern abgewiesen zu werden.

Wie wir als Analytiker mit den nun auftauchenden Gefühlen der Hilflosigkeit und Ohnmacht, die uns selbst und unsere therapeutische Kompetenz in Frage stellen, mit dem folgenden Wechselbad von Aufbegehren und Resignation umgehen, ist sicher von unserer eigenen psychischen Struktur abhängig. Wichtig scheint mir zu sein, daß wir bereit und in der Lage sind, diese anzunehmen und eine innere Bewältigungsmöglichkeit finden. Wenn unsere Haltung genügend Sicherheit bietet, kann die Regression therapeutisch wirksam sein, das heißt, daß wir mit unseren Analysanden erleben, was nicht in Worte zu fassen ist. Saviotti (1979) schreibt: „Mit dem anderen das radikal teilen, was ihn maximal entkräftet und herabsetzt, nämlich, daß er nichts tun kann, ist eine Art 'zeitlich zu limitieren', das heißt, seine Ohnmacht als Wartezeit einzustufen. Und schließlich: in Geduld die ungerichtete Aggressivität des Depressiven auszuhalten, sein Nichts annehmen, kein Wort, kein Augenblick der Präsenz, diesen tragischen Kontrapunkt zur depressiven Lähmung der Aggressivität: das erscheint mir als Fundament aller künftigen Interpretation. Es schafft Existenz in dem Bereich, wo die Existenz ihre Berechtigung verloren zu haben scheint" (S. 221).

Wie Winnicott (1971) und Balint (1968) betonen, sind die Autoren der vorgestellten Beispiele wie auch ich der Meinung, daß eine Widerstandsanalyse oder das systematische Deuten der Destruktivität in dieser Phase der Regression nicht hilfreich sind, sondern daß erst danach ein verstehender Prozeß möglich ist. In dieser regressiven Beziehungsform zeigt sich, gemeinsam erlebbar und vom analytischen Setting getragen, die fatale Identifizierung mit der unbelebten Mutter, eine Identifikation, die, wie Green (1983) meines Erachtens treffend entwickelte, auf „primäre Weise" geschah, das heißt, daß auf das Objekt verzichtet wird, in dem dieses „kannibalistisch" konserviert ist. Dies zeigt sich in der Beziehung, in dem der Analytiker seiner Lebendigkeit und Identität beraubt, festgehalten („inkorporiert") wird. Die phantasierte Einheit ermöglicht einerseits, die verlorene, weil unbelebte Mutter, doch nicht zu verlieren. Andererseits kann der Analysand in der Zerstörung der Beziehung und Verweigerung von Entwicklung sich unabhängig phantasieren, die Ohnmacht verleugnen und sich an der Mutter rächen, auch wenn der Preis hoch ist, weil er die Aufgabe der eigenen Vitalität bedeutet. Es ist eine primäre Identifikation, die scheinbar unabhängig macht, und doch eine „pathologische Abhängigkeit" (Saviotti, 1979) bedeutet, in dem sie keine innere Trennung und verselbständigende Entwicklung erlaubt.

Obwohl sich die zitierten Autoren auf verschiedene theoretische Erklärungen des Geschehens beziehen, scheinen mir drei Punkte allen gemeinsam zu sein:

- Es ist entscheidend für die Analysanden, an uns Analytikern erleben zu können, daß wir die Destruktion 'überleben', das heißt, innere Verarbeitungsmöglichkeiten haben, Angriffe auf unsere Identität und Lebendigkeit zu bewältigen, ohne, wie vom Patienten befürchtet, in Depression zu verfallen und damit verloren zu gehen.
- Wenn wir nicht resignieren, nicht aufgeben, die Analysanden nicht verlassen und darin sicher erlebt werden können, kommt in unserer Haltung der Geduld und des Wartenkönnens zum Ausdruck, daß wir sicher sind, daß eine Entwicklung des Analysanden aus ihm selbst heraus möglich ist. Das heißt, wir vermitteln ihm, daß unsere narzißtische Besetzung verläßlich ist und wir Vertrauen in ihn, in sein wahres Selbst, in seine eigene Vitalität haben.
- Diese Haltung ist uns möglich, indem wir die trianguläre Struktur in uns erhalten, den inneren Bezug zu einem hilfreichen Dritten bewahren. Dies kann durch Supervision oder die innere Bezugnahme auf eine Theorie geschehen. So können wir die Gewißheit vermitteln, das Geschehen in der Zukunft verstehen zu können. Das heißt auch, daß dieser trianguläre Bezug nicht, wie von den Analysanden so sehr gefürchtet, zu neuerlichem Objektverlust führen muß.

In dieser Weise eröffnet sich für den Analysanden selbst der trianguläre Raum neu, als Raum für Auseinandersetzung und innere Verselbständigung.

9.4 Die Endphase

Auf dem Hintergrund des wiedergewonnenen triangulären Beziehungsraumes beginnt nun eine Auseinandersetzung mit dem Analytiker, die neue Züge trägt und den Prozeß der Entidealisierung einleitet. Auf der einen Seite wird dies als eine spürbare Entlastung in der Beziehung erlebbar, indem die sehnsüchtige Abhängigkeit und regressive Beziehungsgestaltung abgelöst werden von einem Bezug auf den Analytiker, in welchem er als Zuschauer, Zuhörer und Begleiter gebraucht wird. Saviotti (1979) spricht von einer „operativen Abhängigkeit“ (S. 245), in der der andere in seiner jeweiligen Rolle (Analysand/Analytiker, Kind/Mutter) anerkannt wird, die die „pathologische Abhängigkeit“ (ebd.) ablöst, in der einer den anderen „seine Identität verlieren machte“ (ebd.). Auch der Autor in Henseler u. Wegner (1993) beschreibt seinen Eindruck, daß seine Patientin nun beginnen konnte, „ihn loszulassen und ihr eigenes Leben zu leben“ (S. 25). Die Berichte aus der Lebenswelt der Analysanden ändern ihren Stil. Waren es vormals Erlebnisberichte im narrativen Stil, die meist eine vorwurfsvolle Tönung enthielten, gelangt zunehmend die eigene, auch affektive Beteiligung in den Mittelpunkt der Betrachtungen.

Auf der anderen Seite stellen diese neuen Auseinandersetzungen eine Herausforderung dar, insofern die Verzerrungen der Wirklichkeit, des eigenen entwerteten Selbstbildes, der idealisierten Objektbilder, sowie die Beziehungsphantasien von Abhängigkeit und Verlassenwerden, von Unterwerfung und Kontrolle, von Einheit und Zerstörung einer Prüfung durch die Wirklichkeit unterworfen werden. Es zeigt sich nun, wie die Erfahrung der vorangegangenen Phase - daß der Analytiker die zerstörerische Aggression überlebte - zu einer Verarbeitung führte, einer Verarbeitung des ‘chronischen Vorwurfs’ an das primäre Objekt, der nun langsam aufgegeben werden kann. Damit darf beides sichtbar werden, die bisher unter der Zerstörungswut verborgenen Liebeswünsche, wie die Enttäuschung über das Ungenügen des Gegenübers.

In der ‘Übertragungsbeziehung’ geht es demgemäß um die Aufgabe des idealisierten Bildes des Analytikers; ein für beide Beteiligte schwieriger Prozeß. Der Analysand wird versuchen, Schwächen des Analytikers herauszufinden und einzubringen, und der Analytiker muß ihm ermöglichen, ihn in seiner Eigenheit auch erkennen zu dürfen. Ob die kritischen Wahrnehmungen von den Analysanden direkt oder in Anspielungen geäußert werden, es ist oft nicht leicht, anzuerkennen, was daran realistisch sein könnte.

Ich sehe mich auch von Klauber (1966) in meiner Auffassung bestätigt, wie wichtig es gerade für depressive Patienten ist, zu erleben, daß der Therapeut bereit ist, seine Schwächen und beschränkten Fähigkeiten anzuerkennen, Hinweise darauf nicht mit Deutungen zurückzugeben und damit einer Auseinandersetzung auszuweichen. Wie anders soll „der Patient die Zuversicht gewinnen, die er braucht, die entwerteten Teile der eigenen Persönlichkeit ertragen zu lernen“ (S. 215).

Auch im Behandlungsbericht einer depressiven Patientin (in Thomä & Kächele 1988) wird vom Autor darauf hingewiesen, wie entscheidend die Wahrnehmung und Anerkennung eines realen Anteils der Persönlichkeit des Therapeuten (die Patientin sah den Therapeuten in seinem Auto mit hoher Geschwindigkeit vorbeifahren, damit Aspekte seiner Persönlichkeit, die sie ihm nicht zugestanden hätte) für die Entwicklung der Patientin war, für die Anerkennung ihrer eigenen Person, ihrer Wünsche und Bedürfnisse, für die Integration von Energie und Aktivität in ihr eigenes Selbstbild.

Die Anerkennung der Unzulänglichkeit, der Eigenständigkeit und Getrenntheit des Analytikers sowie der nahen Bezugspersonen führt noch einmal zu tiefen Gefühlen der Verlassenheit, angesichts der Wahrnehmung, daß der Andere eine getrennte Existenz, eigene Bedürfnisse und Motive hat. Nach und nach können so auch die regressive Beziehungsgestaltung und die Inszenierungen der negativen Mutter-Übertragung oder des 'chronischen Vorwurfs' - die fast unbemerkt verschwunden sind -, verstanden und gedeutet werden, denn Erinnerungen tauchen auf, bisher nicht verfügbare, aber auch schon oft erzählte, die nicht mehr als Vorwurf festgehalten werden müssen, sondern integriert werden können. In die Depression mischen sich Gefühle der Trauer über die schmerzlichen Erfahrungen der eigenen Kindheit, über die unzulänglichen Beziehungspersonen, die selbst auch in ihrer Not gesehen werden können, wie über das eigene von der Depression überschattete Leben.

Mit der Etablierung eines triangulären Beziehungsraumes wird auch die ödipale Situation neu beleuchtet. Obwohl meiner Erfahrung nach ödipale Themen und ödipal getönte Konflikte von Anfang an in der Behandlung depressiver Patienten präsent sind, finden sich in Behandlungsberichten und Literatur nur wenige Überlegungen dazu. Der Schwerpunkt der Behandlung wie der Kern der depressiven Symptomatik führen zunächst zur frühen Mutterbeziehung und zentrieren sich um den Autonomie-Abhängigkeits-Konflikt, und so haben sich auch meine Ausführungen bisher darauf konzentriert. Dabei stellt sich die Frage nach dem Vater, der väterlichen Position, dem triangulierenden Dritten bei depressiven Patienten in einer besonderen Weise. Einerseits gibt es meist eine differenzierte Vater- sowie Vater-Beziehungsrepräsentanz, andererseits scheint diese - wie sich in der Übertragung und regressiven Beziehungsgestaltung zeigt - nicht hilfreich bei der Ablösung aus der primären Mutterbeziehung zur Verfügung zu stehen. So schreibt z.B. der Autor in Henseler und Wegner (1993), „daß die Identifizierung mit einer väterlichen Position einen Ausweg bieten konnte, war ihr (der Patientin, G.B.) nicht einsichtig, denn sie würde nur die Trennung vom Primärobjekt zur Folge haben“ (S. 23). Auch häufige Formulierungen in psychodynamischen Überlegungen wie „der Vater stand zur frühen Triangulierung nicht ausreichend zur Verfügung“ bleiben darin vage, wie die

Verarbeitung der Enttäuschung am Vater aussieht und schließlich zur Vermeidung der ödipalen Situation führt.[24]

Bei der Betrachtung der Vaterbeziehung meiner depressiven Analysandinnen fielen mir folgende Ähnlichkeiten auf: Der Vater wird zunächst eher schwach und enttäuschend geschildert. Dabei ist die Enttäuschung meist nicht genau eruierbar. Im Verlauf der Analyse tauchen dann Erinnerungen auf, die die besondere Stellung der Tochter beim Vater zeigen. Die häufig auftauchende Formulierung „Vaters Tochter" gewesen zu sein, bezieht sich teils auf Identifikationen, dem Vater in der Art ähnlich zu sein, teils auf ödipal getönte Aspekte. Es zeigt sich - wie immer die besondere Ausgestaltung und wie begrenzt die reale Präsenz des Vaters auch war -, ein ambivalentes Vaterbild, ein idealisiertes und ein entwertetes, die getrennt festgehalten werden. Auffällig ist dabei, daß die zunehmend auftauchenden libidinösen Seiten der Vaterbeziehung von den Analysandinnen auf die präödipale Rolle des Vaters beschränkt werden, in dem er teils mütterliche Funktionen übernommen, teils alternative Beziehungsmöglichkeiten aufgezeigt habe, z.B. die kleine Tochter 'in seine Welt' mitnahm, während die ödipalen Aspekte zurückgewiesen und entwertet werden. So verdichtet sich die Vermutung, daß die Enttäuschung am Vater mit der ödipalen Situation, der besonderen, sexuellen Beziehung der Eltern in Verbindung steht. Auch bei den Schilderungen der *Beziehung* der Eltern fällt auf, daß die libidinösen Aspekte und insbesondere die Sexualität ausgeblendet und verleugnet sind. In der Phantasie erscheint so der Platz neben dem Vater frei und dies, obwohl es z.B. nachfolgende Geschwister oder nach der Trennung der Eltern eine neuerliche Heirat oder Beziehung des Vaters gab. Die Gefahr wie der Wunsch einer inzestuösen Beziehung wird dadurch groß und muß heftig abgewehrt werden, denn auch die ödipale Mutter - soweit sie in der Analyse auftaucht - erhält in dieser Konstellation bedrohliche und verwirrende Züge.

Ich möchte dies an einer ödipalen Übertragungskonstellation darstellen, die meist schon in der ersten Phase der Behandlung anklingt, wenn die sadomasochistische Beziehungsform zum Thema wird und sich zeigt, daß diese auch die sexuelle Beziehung bestimmt. Dabei stellten sich meine Analysandinnen als Opfer der sexuellen Bedürfnisse des Partners oder Ehemanns dar. Eigene sexuelle Wünsche werden *in der Beziehung* verleugnet, von Selbstbefriedigung nur unter Scham und Schuldgefühlen berichtet. In der Übertragung geriet ich unversehens in die Position einer neugierig bedrängenden, sexuell aufdringlichen Mutter, der meine Analysandinnen mit einer gewissen Verachtung begegneten, wobei unter ödipalen Schuldgefühlen schnell große Schamgefühle und Hilflosigkeit auftauchten. Die ödipale Atmosphäre, so schnell sie entflammte, so schnell erlosch sie wieder.

[24] Meine folgenden Ausführungen beziehen sich nur auf meine eigenen Erfahrungen als Analytiker*in* mit ausschließlich depressiven Analysand*innen*. Wie sich die ödipale Situation bei Analytikerin und Analysand oder Analytiker und Analysandin oder Analysand darstellt, wäre sicher eine interessante Frage, die leider offen bleiben muß.

Dies ändert sich nun in der dritten Phase, indem meist ausgelöst durch Träume die Beziehung der Eltern in der Analyse thematisiert wird.

Im ersten Jahr der Analyse von Frau Dora D. hatte sich ihr Partner, mit dem sie fünf Jahre zusammengelebt hatte, von ihr getrennt. Seit dieser Zeit lebte sie allein. Das Thema, ob sie überhaupt in der Lage sei, einen Mann wirklich zu lieben, beschäftigte sie immer wieder. Sie fürchtete, daß ihr etwas fehle, das nicht die körperliche Sexualität, sondern ihre Liebesfähigkeit beträfe. In der Zeit vor der Episode, die ich schildern möchte, hatte sich Frau D. neuerlich mit dem Thema auseinandergesetzt. Im Verlauf war die oben geschilderte Übertragungs-Gegenübertragungs-Inszenierung wieder zwischen uns entstanden und wir fragten uns, warum wir diese immer noch nicht verstehen könnten. Frau D. war zornig und verzweifelt, daß sie eine große Hemmung in sich verspürte - in den Stunden traten lange Schweigephasen auf, in denen sie sich wie früher leer und unfähig, einen Gedanken zu fassen, fühlte. Schon mehrfach während unserer gemeinsamen Arbeit hatte Frau D. versucht, sich Klarheit zu verschaffen, in dem sie malte, wenn sie diese Hemmung oder einen Stillstand verspürte, die ihr unüberwindlich erschienen. So brachte sie in die 491. Stunde drei Bilder mit, die unsere Situation folgendermaßen darstellten:
Im ersten Bild saß sie selbst auf einer hohen, dicken Mauer und blickte in einen Garten, in welchem sich die Analytikerin befand. Auf der anderen Seite der Mauer befanden sich bedrohliche, mit Gewehren bewaffnete Männer, die sich in einem Wald versteckt hielten (dies war der Inhalt ihres Initialtraumes vom Anfang der Analyse).
Im zweiten Bild standen Frau D. und ich nebeneinander vor der Mauer. Dies Bild war Resultat der Deutung, die ich in der vorangegangenen Stunde Frau D. mitgeteilt hatte. Ich hatte ihr gesagt, daß ich den von ihr verspürten Stillstand damit in Zusammenhang bringe, daß ich das Gefühl hätte, wir stünden beide vor der Mauer (welche Frau D. in sich spürte), hinter der die Männer sich befänden. Dabei entstünde eine eigenartige Situation, in der wir uns gar nicht mehr von Frau zu Frau gegenüberstünden und anschauten.
Im dritten Bild nun verarbeitete Frau D. meine Deutung so, daß aus der Mauer ein Trennungsstrich wurde. Ich, die Analytikerin, stand Frau D. mit ausgebreiteten Armen gegenüber, während diese eine eher abwehrende Geste machte. Aufschlußreich waren dabei die Denkblasen. Ich stand zwar mit ausgebreiteten Armen da, hatte jedoch nur mich selbst mit einem Mann im Kopf, während Frau D. sich selbst und daneben ein Paar, die Analytikerin mit einem Mann, in ihrer Denkblase gezeichnet hatte. Schließlich hatte der Mann auf der anderen Seite *nur* die Analytikerin im Kopf.
Ich begann nun, die zwischen uns sich immer wieder inszenierende Übertragung genauer zu verstehen: es ist die sexuelle Beziehung der Mutter zum Vater, die die Szene beherrscht. Dazu paßt auch die geschilderte Übertragungs-Gegenübertragungs-Manifestation, in welcher ich mich beim bewußten Bemühen, die anklingenden ödipalen Themen anzusprechen, plötzlich so fühlte, als ob ich neugierig in Frau D. dringen würde, doch endlich die vermuteten Phantasien zu gestehen. Es fehlte gewissermaßen die Möglichkeit einer „ödipalen Übergangsbeziehung" (Mertens, 1994, S. 85ff.), in der ich als Frau/Mutter vermitteln könnte, daß ich meine Analysandin/Tochter attraktiv finde und mir vorstellen kann, daß sich ein Mann in sie verlieben kann und wird - wie ich sie in meiner Deutung in der Stunde zuvor zu eröffnen versucht hatte. Gerade darin erschien ich Frau D. als eine Heuchlerin. Frau D. rivalisierte letztlich mit dem Mann/Vater um die Zuneigung der Mutter. In der ausgedrückten Phantasie steht sie *innerlich* verlassen da. Sie verliert die Analytikerin/Mutter, die *nur* noch den Mann im Kopf hat, aber auch den Mann/Vater, der nur noch an der Mutter interessiert zu sein scheint. Um dies zu vermeiden, wurde die Abwehrmaßnahme, die radikale Trennung, die Vater und Mutter auseinanderhält, notwendig.

Interessant und weiterführend erscheinen mir hier die von Green (1993) entwickelten Überlegungen zum „Phantasma der Urszene", die zweierlei betonen: erstens die Überlagerung der ödipalen Konstellation durch das narzißtische Trauma aus der Beziehung zum primären Objekt, sowie zweitens das dadurch entstehende „Phantasma der Urszene", für dessen Bewältigung die Patientin letztlich die eigenen „libidinösen Befriedigungen zum Opfer bringt" (S. 225). Das Kind deutet die Urszene, die sich in seiner Abwesenheit vollzieht, phantasmatisch gemäß des verdrängten narzißtischen Traumas: dem Vater gelingt, was dem Kind selbst nicht gelungen war, nämlich die Mutter zu beleben, ihr Lust zu verschaffen. In diesem Sinne reaktiviert die Wahrnehmung der Urszene (die libidinöse Beziehung und die Sexualität der Eltern) den Verlust der narzißtischen Omnipotenz und löst neuerlich das Gefühl einer unermeßlichen Ohnmacht aus. Green beschreibt nun verschiedene Konsequenzen und Abwehrmaßnahmen zur narzißtischen Restitution, die ich auch in der Analyse meiner Analysandinnen gefunden habe: Die Analysandin interpretiert die Urszene als eine sadistische Beziehung, in der die Mutter duldet und leidet, auf jeden Fall keine Lust empfindet. Falls sie aber die Sexualität genießt, wird sie zu einer Heuchlerin, zu „einer Art geilen Monster" (S. 226). Es kommt zu einer „Verleugnung des gesamten Phantasmas" (ebd.), wodurch die Analysandinnen allem, was die Sexualität betrifft, wie unwissend gegenüberstehen. Die erotische und aggressive Libido wird von der Szene abgezogen und die „Intellektualität" gegen die libidinösen Befriedigungen gesetzt und Selbstgenügsamkeit propagiert.

Hilfreich erscheinen mir die Überlegungen Greens insbesondere darin, daß sie die narzißtische Komponente betonen und die verschiedenen Abwehrbewegungen verständlich machen. So war mir lange Zeit schwer verstehbar, weshalb liebevolle, erotische und begehrende Gefühle, die im auftauchenden Material oft so naheliegend und greifbar erschienen, so massiv abgewehrt werden müssen. Wo ich ödipale Schuldgefühle vermutete, fühlten sich meine Analysandinnen beschämt und in der Folge unwissend, leer und gefühllos. So verweist die Verarbeitung der Situation, in der die Analytikerin als eine Frau wahrgenommen wird, die ihren Partner liebt und begehrt, auf das narzißtische Trauma und führt dadurch zum Gefühl der Beschämung, der Therapeutin/Mutter nicht genügen zu können.

Die Entidealisierung der Analytikerin und die Bearbeitung der ödipalen Situation verschränken sich in dieser dritten Phase. Insofern die Analytikerin zunehmend geliebt und gehaßt, anerkannt und kritisiert werden kann und darf, das heißt, libidinöse Wünsche mit aggressiven Gefühlen integriert werden können, erschließt sich auch die verwirrend erlebte ödipale Konfiguration.

Wie intensiv diese durchgearbeitet werden kann, liegt in der Entscheidung der Analysanden, und das Ende sollte von ihnen selbst gesetzt werden. Meist bleibt ein Rest an Vorbehalten, sei es um den Analytiker zu schonen, sei es, weil dieses nötig ist, um den Schritt zur Trennung vollziehen zu können. Im günstigen Fall, das heißt, wenn das Ende nicht von äußeren Notwendigkeiten gesetzt wird, sind die Bedürfnisse und das Interesse am Leben so groß geworden, daß sich die Trennung lohnt.

9.5 Zusammenfassung

Ich habe in diesem Kapitel versucht zu zeigen, daß es eine Entwicklung der Übertragung gibt, die für depressive Neurosen spezifisch ist, das heißt, daß sich die wesentlichen Konflikte, die zur Entstehung einer depressiven Neurose führen, in der Beziehung zwischen Analytiker und Analysand inszenieren. Mit dem Schwerpunkt, den ich bei meinen Überlegungen auf die Beziehungsgestaltung gelegt habe, habe ich notgedrungen viele Aspekte, die besonderen Facetten und die Vielfalt der inneren Repräsentanzenwelt, die die Arbeit mit unseren Analysanden bereichern, vernachlässigt. Gleichermaßen ist die Einteilung in drei getrennte Phasen ein Artefakt. In der realen Arbeit überschneiden sich die Themen und Ebenen der Übertragung, verdichten sich oft in einzelnen Stunden. Dennoch erschien es mir lohnend, die Übertragungsgestaltung im Behandlungsverlauf unter diesem Gesichtspunkt zu betrachten, um den Prozeß unserer analytischen Arbeit zu zeigen.

So entfaltet sich im ersten Abschnitt der Analyse die große Beziehungssehnsucht der depressiven Analysanden und die Hoffnung, im Analytiker ein idealisierbares Objekt zu finden. Es zeigen sich das entwertete Selbstbild und die tiefe Hoffnungslosigkeit und Hilflosigkeit, in Beziehungen und in der Lebensgestaltung Befriedigung zu finden. Das Mißtrauen und der vorgetragene Vorwurf an alle Objekte, so auch an den Analytiker, letztlich versagend zu sein, erweisen sich als eine Art 'chronischer Vorwurf', der nicht widerlegbar zu sein scheint. Indem wir mit dem analytischen Setting einen sicheren und schützenden Rahmen und uns selbst als empathisches Gegenüber zur Verfügung stellen, ermöglichen wir unseren Patienten, ihre inneren Konflikte zu entfalten. So kann sich schließlich in einer zweiten Phase die traumatische Beziehungserfahrung mit dem primären Objekt in einer regressiven Beziehungsgestaltung, die keine Eigenständigkeit und Getrenntheit zuläßt, inszenieren, welche dem Bewußtsein nicht zugänglich und noch in keine Worte zu fassen war. Unter der „bösen Mutter", die so versagend erlebt wurde, zeigt sich die „tote Mutter", die *innerlich* abwesende, nicht antwortende Mutter und die fatale primäre Identifikation mit ihr, die die Objektbeziehungen durchdringt und die libidinöse Besetzung des Selbst wie des Objektes einfriert. Die mit dem narzißtischen Rückzug einhergehende Leere und innere Einsamkeit mit einem neuen Objekt, dem Analytiker, und im schützenden Rahmen der analytischen Beziehung zu erleben, kann die traumatische Erinnerung von ihrem pathologischen Einfluß befreien und zu einer Reorganisation führen. Treurniet (1995) hat dafür treffende Worte gefunden: „Das Trauma kann wirklich erst echte Vergangenheit werden und dann auch wirklich geschehen sein und dann auch erst zur Erinnerung werden, wenn das Ich dies in seinem heutigen Zeiterleben, also *jetzt*, unter Kontrolle bekommen kann, vorausgesetzt, daß der Analytiker als Hilfs-Ich zur Verfügung steht, um das Erleben erträglich zu machen" (S. 126). Die Überwindung der Regression und die Wiedergewinnung eines triangulären Beziehungsraumes in der dritten Phase ermöglichen nun eine neuerliche Auseinandersetzung mit sich selbst und den Objekten und der so verwirrend erlebten ödipalen Situation, indem es zu einer Integration der ambivalenten Seiten der libidinösen und aggressiven Bestrebungen kommen kann. Im Prozeß der Entidealisierung des Analytikers kann der depressive Patient schließlich seine eigene Vitalität wiederfinden.

Schließlich möchte ich noch einem Mißverständnis vorbeugen: Die „idealtypische" Darstellung könnte auch so verstanden werden, daß eine Analyse eines depressiven Patienten nur dann als gelungen angesehen werden kann, wenn sie alle Phasen durchläuft und schließlich zu einer Veränderung der depressiven Struktur führt. Ich glaube jedoch nicht, daß dies immer möglich oder erstrebenswert ist, sondern eher einer omnipotenten Wunschphantasie entspricht. Umgekehrt - so habe ich versucht zu zeigen - ist es eine wesentliche Erfahrung, zu der ich meinen Analysandinnen verhelfen möchte, daß die Analytikerin ein „normaler" Mensch, mit Stärken und Schwächen und in ihren Fähigkeiten und therapeutischen Möglichkeiten begrenzt ist, so daß die Analysandin auch sich selbst in ihrer 'unperfekten' Besonderheit schätzen und akzeptieren kann. Wenn es der Analysandin gelingt, sich mit der Haltung der Analytikerin zu identifizieren, so bedeutet dies gerade nicht, eine bessere Mutter gefunden zu haben und damit die eigene Geschichte fiktiv ungeschehen zu machen, sondern mit der eigenen Vergangenheit und depressiven Verarbeitungsmöglichkeiten leben zu können, weil die bisher in der Depression gefangene Vitalität und Liebesfähigkeit wiedergewonnen wurde.

10
Gegenübertragung
Günter Völkl

10.1 Begriffsgeschichte

Verfolgt man die Diskussion zur Gegenübertragung, so wird deutlich, daß sich Gegenübertragung gar nicht mehr losgelöst von der Übertragung verstehen und konzeptualisieren läßt. Für manche Autoren scheint sie aufzugehen im Konzept der „Beziehung“ zwischen Analysand und Analytiker. Trotzdem ist es notwendig und sinnvoll, den eigenständigen Entwicklungsgang der Theorie(n) der Gegenübertragung zu verfolgen, weil sich an ihm die Wandlung der psychoanalytischen Haltung zeigt. Er hat die Behandlungstechnik grundlegend beeinflußt und bereichert und auch wertvolle Beiträge zur Therapie der Depression geliefert.

Der Begriff „Gegenübertragung“ kommt in den Behandlungsschriften Freuds explizit nur wenige Male vor. Erstmals spricht er in „Die zukünftigen Chancen der psychoanalytischen Therapie“ (Freud, 1910) von der Gegenübertragung: „Wir sind auf die ‘Gegenübertragung’ aufmerksam geworden, die sich beim Arzt durch den Einfluß des Patienten auf das unbewußte Fühlen des Arztes einstellt, und sind nicht weit davon, die Forderung zu erheben, daß der Arzt diese Gegenübertragung in sich erkennen und bewältigen müsse“ (S. 107) und weist damit auf einen dynamischen Zusammenhang der Gegenübertragung mit der Übertragung des Patienten hin (Thomä, 1986). Zwar kann Nerenz (1995) belegen, daß Freud bei aller historisch bedingten Skepsis die diagnostischen und therapeutischen Chancen erkannt habe, die die Gegenübertragung biete. Doch blieb Freud zumindest behandlungstheoretisch und nach außen hin bei der Position, daß die Gefühle des Therapeuten die Analyse eher stören würden. Das hatte auch berufspolitische Gründe, es ging ihm um den guten Ruf der Psychoanalyse in der wissenschaftlichen Öffentlichkeit, den er durch ein intensives emotionales Involviertsein des Analytikers in den therapeutischen Prozeß gefährdet sah. Wie Cremerius (1981) aufzeigt, begegnete Freud selbst seinen Patienten warmherzig und unbefangen, gab manchen zu essen, diskutierte mit ihnen Fragen der Psychoanalyse oder erzählte von Ereignissen in seiner Familie. Offenbar glaubte Freud, daß sich die Übertragung ganz unabhängig von der persönlichen Gleichung des Analytikers entfalten würde - optimal zwar nur, wenn sie auf den berühmten, blankgeputzten analytischen Spiegel träfe, aber doch immer noch erkennbar und bearbeitbar, auch wenn sich der Analytiker persönlich zu erkennen gäbe.

Freud hat sich nach 1910 nicht mehr explizit zur Gegenübertragung geäußert. Von den Pionieren der Psychoanalyse waren es vor allem Ferenczi (1928) und Glover (1955), die sich - mit gegensätzlichen Empfehlungen - zur Frage der emotionalen Beteiligung des Analytikers äußerten. Während Glover vor der Gegenübertragung warnt, weil sie etwas Destruktives sei, und zur täglichen „analytischen Toilette“ rät, um als Analytiker möglichst frei von Affekten zu sein, sieht Ferenczi gerade in der Gegenübertragung ein wichtiges therapeutisches Element. Die liebevollen Gefühlen, die der Analytiker für seine Patienten empfindet, fließen ein in die von ihm so genannte „Technik der Verzärtelung“ und das „Prinzip der Gewährung“.

Offen bleibt die Frage, wie der Therapeut mit seinen ablehnenden Gefühlen, etwa seinem Haß in der Gegenübertragung, umgehen solle - Ferenczis Angebot der unbegrenzten Verfügbarkeit des Analytikers könnte auch eine Verleugnung der negativen Gegenübertragung sein, eine Ablehnung der Übertragung einer negativen Objektbeziehungsrepräsentanz.

Gerade depressive Patienten lösen im Therapeuten oft ein Gefühl der Insuffizienz, der unzureichenden Mütterlichkeit und der mangelnden Verfügbarkeit aus. Würde - als Reaktion darauf - die Gewährung der entbehrten Mütterlichkeit im Vordergrund stehen, wie es Ferenczi vorschlägt, könnte sich die traumatische primäre Objektbeziehung nicht in der Übertragung entfalten, und der Patient bliebe mit seinen aggressiven Impulsen allein.

Bekanntlich stießen Ferenczis behandlungstechnische Neuerungen, die dem gültigen Konzept der Triebversagung in der Analyse widersprachen, in der analytischen Gemeinschaft auf Ablehnung. Wenn auch letztlich seine Behandlungstechnik umstritten blieb, weil sie dazu führte, daß die Patienten süchtig nach der Bemutterung wurden und in maligne Regressionen abglitten, wenn die Illusion der ständigen Verfügbarkeit des Analytikers zusammengebrochen war, so ist doch positiv zu sehen, daß er den überichhaften Umgang mit der Gegenübertragung ablehnte und die Bedeutung der Gefühle des Analytikers für die Interaktion zwischen Therapeut und Patient gerade bei schweren Störungen hervorhob.

Ungewollt hat Ferenczi dazu beigetragen, daß über die Gegenübertragung in einem konzeptionellen Sinne lange Zeit nicht mehr gesprochen wurde. Erst Heimann (1950) gelang es, die Gefühle des Analytikers als behandlungstechnisches Instrumentarium repräsentabel zu machen. Heimann plädierte dafür, die Sensibilität des Analytikers für seine eigenen Gefühlsreaktionen zu fördern und diese als Antwort auf die unbewußten Prozesse des Patienten zu verstehen.

Für Heimann war die Gegenübertragung eine Schöpfung („creation“) des Patienten, die sich im Analytiker entfalte, also eigentlich eine projektive Identifikation im Sinne M. Kleins. Das befreite vom Überichdruck der bis dahin geforderten Spiegel-Abstinenz-Haltung und eröffnete einen weit größeren therapeutischen Beziehungsraum. Jetzt hatten alle Gefühle, die der Analytiker für seinen Patienten empfand, eine signifikante und positive Bedeutung für den analytischen Prozeß.

Zwar hatte schon Reik (1948) die emotionalen Reaktionen des Analytikers als das entscheidende Element des therapeutischen Prozesses anerkannt, ohne daß er den Begriff „Gegenübertragung" verwendet hätte. Aber es mußten wohl Zeitpunkt und Beziehungskonstellationen stimmen, damit dieser bahnbrechende Gedanke auch als solcher erkannt und gewürdigt werden konnte.

Kritisch äußern sich Thomä und Kächele (1986) zu Heimanns Gegenübertragungsverständnis. Mit der Gegenübertragung im Sinne Heimanns zu arbeiten bedeute, daß der Analytiker an der eigenen, aber eben patienteninduzierten Befindlichkeit, vorzugsweise wenn diese sich befremdlich anfühle, das Wirken des Patienten-Unbewußten ablesen wolle und mit Deutungen „nach dem Gefühl" arbeite. Bis zur „Gegenübertragungsmystik" sei es dann nicht mehr weit.

In einer sehr differenzierten, mit vielen Fallbeispielen angereicherten Darstellung befaßt sich Racker (1978) mit dem Thema. Er unterscheidet zwischen der „konkordanten" und der „komplementären Identifizierung" in der Gegenübertragung. In der konkordanten Gegenübertragung identifiziert sich der Analytiker mit den Subjektrepräsentanzen des Patienten. Er fühlt (sich) so, wie der Patient (sich) fühlt. Diese Form der Gegenübertragung wird gelegentlich mit „Einfühlung" gleichgesetzt und von der Gegenübertragung im engeren Sinne als einer Übertragung neurotischer Anteile des Analytikers auf den Patienten abgegrenzt.

Aber auch die komplementäre Gegenübertragung ist eine wichtige Form der Einfühlung. Racker bezeichnet damit die Identifizierung des Analytikers mit den inneren (strafenden, zurückweisenden) Objekten und den abgelehnten Selbstanteilen des Patienten. Da nichts anklingen kann, was nicht im Analytiker selbst angelegt ist, bedeutet eine komplementäre Identifizierung nichts anderes, als daß der Therapeut mit seinen eigenen, infantilen Selbst- und Objektrepräsentanzen in Berührung kommt, evoziert durch eine entsprechende Übertragung des Patienten. Hierzu Racker (1959): „Es ist einleuchtend, daß die Abwehr eines Teiles der eigenen Person oder eines eigenen Impulses, zum Beispiel der eigenen Aggressivität, den Analytiker dazu bringt, Aggressivität auch beim Analysanden abzulehnen (so daß die konkordante Identifizierung mißlingt), und daß es in diesem Falle zu einer stärkeren komplementären Identifizierung mit dem (zurückweisenden) Objekt kommt, gegen das sich der aggressive Impuls richtet" (S. 159).

Weil die Aggression, vor allem die verleugnete oder abgespaltene Aggression, eine zentrale Bedeutung bei depressiven Patienten hat, kommt es in der Behandlung besonders darauf an, daß der Analytiker die komplementäre Identifikation zulassen kann, d.h. die Identifikation mit den sadistischen und masochistischen Anteilen des Patienten. Das führt zum Thema der spezifischen Gefühlsreaktionen des Therapeuten in der Behandlung depressiver Patienten.

10.2 Spezielle Gegenübertragungen bei depressiven Patienten

10.2.1 Angst in der Gegenübertragung

Immer noch aktuell, gerade auch für die Arbeit mit depressiven Patienten, sind die Gedanken Rackers zur Angst in der Gegenübertragung. Die depressive Gegenübertragungsangst fürchtet, den Patienten zu zerstören oder ihn krankgemacht zu haben. Nach unseren Erfahrungen scheint es in jeder Behandlung Phasen zu geben, in denen der Therapeut fürchtet, seinen Patienten noch tiefer in die Depression zu stoßen. Die paranoide Gegenübertragungsangst bezieht sich auf die befürchtete aggressive Haltung des Patienten („direkte Gegenübertragung") oder - als „indirekte Gegenübertragung" - auf strafende Objektrepräsentanzen des Analytikers (z.B. daß Kollegen ihm vorhalten könnten, daß er den Patienten falsch behandle).

10.2.2 Aggression in der Gegenübertragung

Die in der Literatur geschilderten Behandlungsverläufe und Gegenübertragungsreaktionen weisen oft auf Schuldgefühle, Insuffizienzerleben und sadistische oder masochistische Empfindungen des Analytikers hin. Gefühle der Entmutigung und Ungeduld, die der depressive Patient in seinem Gegenüber auslöst, beschreibt Saviotti (1979). Sie meint, daß man eine große Sympathie für den Patienten empfinden müsse, um solche Gefühle aushalten zu können.

Nach Racker (1959) erwachsen aus den Versagungen, denen der Analytiker ausgesetzt ist (vor allem bei seinem Bedürfnis, zu helfen und wiedergutzumachen), heftige und schuldhaft erlebte Aggressionen. Die Aggression in der Gegenübertragung ist um so stärker, je mehr wir den Patienten zum Objekt unserer eigenen Helferwünsche gemacht haben. Denn, so Racker: „Häufig sind es die aggressiven Kindheitskonflikte des Analytikers, die ihn gerade zu diesem Beruf geführt haben, in dem er sich bemüht, die Objekte wieder zu heilen und seine Schuld zu bewältigen oder zu verleugnen. Am Masochismus des Analysanden scheitert diese Wiedergutmachung oder diese Abwehr, die im therapeutischen Handeln besteht, so daß der Analytiker abermals vor der Katastrophe steht angesichts des zerstörten Objekts" (S. 170).

Es ist aber im Sinne der „role responsiveness" (Sandler) sogar notwendig, diese Gefühle und Bedürfnisse in der Gegenübertragung zuzulassen, damit die vollständige Objektbeziehungsrepräsentanz des Patienten in der Übertragungsbeziehung fühlbar werden kann. Erst dann sollte die Übertragungs- und Gegenübertragungskonstellation, vor allem das Wirken jenes Selbstanteils des Patienten, der das hilfreiche Objekt zerstören will, gedeutet werden.

Saviotti (1979) beschreibt zwei spezifische Gegenübertragungen, die als Reaktion auf die Aggressivität depressiver Patienten auftreten, ausgehend von der Beobachtung, daß depressive Menschen zwar sehr viel verdrängte Aggressionen haben, in sozialen Interaktionen aber nicht aggressiv sein können. Äußere der Patient in der Stunde feindselige Gefühle und spüre der Analytiker in seiner Gegenübertragung ein Gefühl der Freude über den aggressiven Kontakt, so könne er daran ablesen, daß es sich um eine beziehungsstiftende Aggressivität des Patienten handle. Diese solle er dann ansteigen lassen. Wenn die Feindseligkeit des Patienten aber diffus und nicht objektgerichtet sei und im Therapeuten Gefühle von Gereiztheit und Ungeduld auslöse, müsse sie rasch bearbeitet werden - und zwar dadurch, daß der Therapeut seine Ungeduld ausdrückt, um dem Patienten „die Erfahrung der Nähe im Bereich der Aggressivität (zu) vermitteln" (243). Der Patient würde dann, wenn er den Therapeuten als nicht perfekt (unberührbar, unerschütterlich) erlebe, sich trauen, mit einer objektgerichteten Aggression zu reagieren, z.B. einer Kritik am Therapeuten, was seinem Selbstwertgefühl gut tue.

10.2.3 Klinische Beispiele für Gegenübertragungsreaktionen

Dieter (1993) berichtet aus einem Behandlungsverlauf: „In der Gegenübertragung mußte ich alle Vitalität in mir mobilisieren, um nicht in den depressiven Sog mitgerissen zu werden" (S. 9). Er weist auf die wohlbekannte Tatsache hin, daß depressive Patienten den Analytiker verführen wollen, sie „an die Hand" zu nehmen und damit ihre eigenen Fähigkeiten gering zu achten, was letztlich einer Wiederholung der kindlichen Abhängigkeit vom primären Objekt gleichkäme.

Wenn Auchter (1982) im Erstgespräch mit einer depressiven Patientin deren „idealisierende Erwartung" (S. 157) spürt und versucht, ihrer „damit verbundenen Unterwerfungsbereitschaft gegenzusteuern", so ist zu vermuten, daß hier auch den von der Patientin angerührten, omnipotent-sadistischen Tendenzen des Analytikers „gegengesteuert" werden sollte.

In der kollegialen Supervision, die wir bei unserer Arbeit mit depressiven Patienten als hilfreich und entlastend erleben, ist uns aufgefallen, daß die Gegenübertragungsgefühle, die wir bei depressiven Patienten haben, einander ähneln, trotz unserer unterschiedlichen Persönlichkeiten als Analytikerinnen bzw. Analytiker. Solche Empfindungen oder Phantasien sind z.B. folgende (siehe auch Kapitel 4.5):

> „Ich habe oft die Phantasie, daß meine Interventionen in einen weit geöffneten Mund hineinfallen, der keine Saug- oder Schluckbewegungen macht. Meine Worte verschwinden einfach im Patienten, ohne daß dieser davon auch nur ein bißchen satt würde. Ich fühle mich dabei gleichzeitig wütend und ohnmächtig."

> „Ich spüre Angst vor Durchbrüchen des Patienten aggressiver und gewalttätiger Art. Ich habe Selbstzweifel, ob es zu schaffen sei."

> „Ich fühle mich bedrängt, sofort schuldig, wenn ich die Patientin nicht nehmen würde."

„Der Patient evoziert in mir Schuldgefühle und Retterphantasien und früh Empörung auf den Kollegen, der ihn nicht genommen und an mich überwiesen hat." Die konkordante Gegenübertragung mit dem verstoßenen Patienten läßt diesen sich angenommen und verstanden fühlen. Erst die komplementäre Einfühlung in das Objekt, das solchermaßen vom Patienten vereinnahmt wird, öffnet dann den Blick auf die ausgeprägten Abhängigkeitsbedürfnisse und Beherrschungswünsche des Patienten.

„Ich fühle mich so sehr in die Rolle gezwungen, den Patienten anzunehmen und zu versorgen, daß dies eine Verweigerung in mir aktiviert und ich beim Abfassen des Antrags Arbeitsstörungen bekomme." Dem Patienten ist es anscheinend gelungen, den Therapeuten in eine komplementäre Identifikation mit einer insuffizienten Objektrepräsentanz zu drängen.

„Ich lasse mich von dem Patienten verführen, ihm viel zu erklären ... Von Anfang an habe ich die Phantasie, er wird mir über kurz oder lang davonlaufen, wenn ich ihn nicht so füttere, wie er es will."

„Seine leise, monotone Stimme zwingt mich, ihm aufmerksam zuzuhören ... Erst am Ende der Stunde merke ich, wie anstrengend er war, und spüre Ärger wegen seiner mich zwingenwollenden und kontrollierenden Art."

„Ich habe den Impuls, ihn aufzumuntern: das werden wir schon packen zusammen; ihn zu entlasten: mußt dich nicht so unter Druck setzen." Hier wird die konkordante Gegenübertragung Identifikation mit dem hilflosen Selbstanteil des Patienten kontraphobisch vermieden.

Spürbar wird wohl bei diesen Schilderungen der Objekthunger der Patienten, der oft aus Angst, dadurch den so dringend gebrauchten Therapeuten zu zerstören, verleugnet werden muß. Die Abwehr des Analytikers kann sich entweder in direkter Feindseligkeit gegen den Patienten äußern oder als Projektion der Aggression auf Dritte („Empörung über den Kollegen") oder als Projektion der eigenen Ausstoßungstendenzen auf den Patienten („er wird mir über kurz oder lang davonlaufen").

Deuten schafft (auch) Distanz und damit Erleichterung. Wenn es in der Sitzung um das Erleben früher Objektbeziehungen geht, klären kluge Deutungen zwar die Situation; jedoch wird dadurch oft die Szene nicht wirklich spürbar.

Mitten in der Stunde mit Frau Sandra S., einer 35jährigen schwer depressiven und latent magersüchtigen Patientin, mußte ich wegen eines plötzlichen, heftigen Nasenblutens das Zimmer verlassen. Ohne das Konzept der projektiven Identifikation überstrapazieren zu wollen, möchte ich doch darauf hinweisen, daß es sich um ein singuläres Ereignis handelte, für das ich keine Erklärung hatte. Als ich zurückkam - ich hatte der Patientin den Grund für die Unterbrechung genannt -, gestand sie, daß sie spontan den Impuls verspürt habe, sich auf mich zu stürzen und mein Blut abzulecken.

Ich zuckte innerlich erst mal zurück, schon lag mir eine Deutung auf der Zunge. Als ich innerlich bei dem Wunsch der Patientin blieb, empfand ich ein angenehmes Gegenübertragungsgefühl, über das sich ganz unerwartet die Übertragung einer beiderseits befriedigenden Mutter-Kind-Beziehung einstellte.

Mir erscheint der Hinweis wichtig, daß nicht das Ereignis als solches (mein Nasenbluten) und die Reaktion der Patientin darauf, sondern meine (gewährende und lustvolle) Gegenübertragung die Wiederbelebung einer primären und befriedigenden Objektbeziehungsrepräsentanz ermöglichte. Ich habe die Patientin in *dieser* Stunde auf *dieser* Ebene verstanden, in anderen Stunden auf anderen.

Herr Ludwig L., ein 40jähriger depressiver Patient, der in seiner Kindheit viel herumgeschubst worden war, hatte sein intensives Bedürfnis nach vollständiger Verfügbarkeit der für ihn wichtigen Personen in eine Genügsamkeit umgewandelt, die seine Mitmenschen manchmal geradezu peinigte. Seine Partnerin hatte er mit missionarischem Eifer zu einem besseren Menschen zu machen versucht und ihr dafür seine aggressive Rundum-Fürsorglichkeit angeboten, der sie sich schließlich nach Jahren einer quälenden, sadomasochistischen Beziehung entzog. Den für viele Depressive typischen Konflikt zwischen dem Bedürfnis nach passiver Hingabe und Umsorgtwerden auf der einen Seite und dem Wunsch nach Autarkie andererseits hatte dieser Patient so zu lösen versucht, daß er scheinbar bedürfnislos lebte und dadurch jede bewußte Enttäuschungswut vermeiden konnte.

Zur Therapie kam er anfangs regelmäßig zu früh, auch nachdem ich ihm gesagt hatte, daß ich ihn nicht früher hereinlassen könne. Das mache ihm gar nichts aus, er verleugnete seinen Ärger, er wolle sich mit dem frühen Klingeln nur anmelden, ich könne ihm dann ja öffnen, wenn ich so weit sei. Mir fiel aber auf, daß er, wenn er wieder mal hatte warten müssen, mit einer leichten, kaum wahrnehmbaren Bewegung seine Schuhe auf dem Teppich im Behandlungszimmer abputzte. In den Stunden war er unzufrieden mit sich selbst und seiner Arbeit in der Therapie; ich solle ihn härter anfassen. „Aber Sie werden schon den Zeitpunkt kennen, wo Sie mir die Meinung sagen."

Wahrscheinlich wird in der Schilderung schon die aggressive Atmosphäre spürbar, die in solchen Stunden herrschte. Während Herr L. sich masochistisch unterwarf und sich ein „provokantes Arschloch" nannte - man beachte das Beziehungsangebot, das in dieser Formulierung liegt -, fühlte ich mich teils insuffizient, teils spürte ich sadistische Regungen, etwa den Patienten „schmoren" zu lassen oder ihn, wie gewünscht, wirklich „hart anzufassen".

Es war gerade die lustvolle Färbung meiner sadistisch-aggressiven Gegenübertragung, die (mir) Hoffnung machte, daß der Patient in seiner kargen Kindheit auch Befriedigungserlebnisse gehabt haben mußte (sonst hätte er nicht in mir ein Gefühl der Befriedigung hervorrufen können). Nachdem ich meine Gefühle eine ganze Weile hatte ansteigen lassen, während der Patient sich darin erging, wie langweilig er doch für mich sein müsse, platzte es plötzlich aus ihm heraus: „Vielleicht zeichnen Sie ja Strichmännchen, und ich reiße mir den Arsch auf, und Sie bekommen dafür auch noch eine Stange Geld."

Mit dieser Fallvignette möchte ich auf zweierlei aufmerksam machen. Die schon mehrfach angesprochenen aggressiven Gegenübertragungen werden angesichts des hilflosen, leidenden Patienten oft schuldhaft erlebt. Daß solche Gefühle und Phantasien immer wieder auftreten, erkläre ich mir damit, daß die Patienten über eine lange Behandlungszeit hinweg eine bestimmte, traumatische Objektbeziehungsrepräsentanz in der Analyse wiederbeleben möchten, die von Hilflosigkeit und Ohnmacht seitens des Subjekts bestimmt wird. Der aggressiv-sadistische Objektanteil ist für den Patienten lange Zeit nicht erlebbar, weil er schon früh dissoziiert wurde, und wird nun auf den Therapeuten projiziert. Der aggressive Selbstanteil wird verdrängt oder verleugnet - er würde ja die Beziehung zum Objekt gefährden. Gerade dieser (verleugnete) aggressive Selbstanteil will aber den narzißtischen Triumph, der im Scheitern des Therapeuten liegt.

In diese sadistische Selbstrepräsentanz von Herrn L. hatte ich mich lustvoll eingefühlt, und meine Deutung beinhaltete, daß es im Patienten wohl etwas ganz Kräftiges und Lustvolles, aber eben auch Destruktives geben müsse, was er mit mir in der Stunde ausleben wolle.

Gerade diese destruktiv verwendete Fähigkeit, bei anderen Menschen etwas zu bewirken, löst in uns oft heftige feindselige, schuldhafte oder Insuffizienzgefühle aus. In ihnen können wir die, wenn auch destruktive, Wirkmächtigkeit des Patienten wiedererkennen, der so passiv, antriebs- und hilflos erscheint, und sie positiv werten. Das ist aber nur möglich, wenn solche Gefühle in der Gegenübertragung über einen längeren Zeitraum ausgehalten werden und wir nicht dem Patienten (und uns selbst) durch vorschnelles Deuten Erleichterung verschaffen.

In der eindrucksvollen Darstellung der Langzeitanalyse einer depressiven Patientin wird bei Henseler (1993) geschildert, wie der Analytiker in seiner Gegenübertragung „Schuldgefühle, Wut und Enttäuschung“ ertragen mußte (S. 17). Er habe sich von der Patientin abhängig gefühlt. „Während sie affektlos masochistisch auf der Couch zu liegen schien, fühlte ich mich voller sadistischer Ideen gegen die Patientin, ein nutzloser Analytiker“ (S. 18). „Ich wußte kaum, wie ich die Stunden überleben sollte“ (S. 20).

Frau Inge I., eine 30jährige Patientin, die wegen eines Erschöpfungssyndroms und depressiver Verstimmungen zu mir in Behandlung gekommen war, hatte eine sehr narzißtische und gefühlskalte Mutter, von der sie oft auf schlimme Weise entwertet worden war. Zum Vater war die Beziehung wärmer und herzlicher gewesen, doch war er aus beruflichen Gründen selten zu Hause gewesen. Nun ist er schwer krank, und die Patientin kümmert sich als einzige der Familie um ihn (sie hat noch drei Geschwister). Weil sie sich auch beruflich sehr engagiert, steht sie wegen chronischer Überlastung am Rande des physischen Zusammenbruchs. Sie klagt darüber, daß ihre Familie nur aus Egoisten bestehe, keiner außer ihr tue etwas für den anderen.

Während die Patientin erzählt, überlege ich, wie viele Therapiestunden ich in dieser Woche wohl schon „gemacht“ habe, fühle mich müde und bekomme dabei ein schlechtes Gewissen, weil ich mich bei diesen Gedanken innerlich von der Patientin abgewendet habe und mich, wie ich meine, zu wenig um sie kümmere. In diesem Augenblick sagt die Patientin: „Ich bin viel zu positiv dargestellt, wie ich mich hier darstelle.“

Ich war über das „wieviel schon gemacht“ und mein Müdigkeitsgefühl wohl mit einem ichsyntonen Selbstanteil der Patientin identifiziert („ich mache soviel für andere“), ohne aber den darunterliegenden, gesunden egoistischen Impuls („Aber jetzt will ich endlich mal an mich denken“) zunächst akzeptiert zu haben (das hatte zu meinem schlechten Gewissen geführt). Hilfreich war schließlich, daß ich meine innere Abwesenheit als komplementäre Identifikation mit der egoistischen, aber eben auch abgrenzungsfähigen Objektrepräsentanz der Patientin (der abweisenden Mutter, des abwesenden Vaters) verstehen und auch ein gewisses Vergnügen dabei empfinden konnte, nun mal die Patientin „allein machen zu lassen“. Mir schien dies ein gutes Gegenmodell zur Opferhaltung der Patientin zu sein.

Die Patientin hatte jedoch offenbar nicht wahrgenommen/nicht wahrhaben wollen, daß ich innerlich abwesend war, und die Schuld bei sich gesucht („ich bin viel zu positiv dargestellt“, was heißt: „In Wirklichkeit bin ich langweilig und verdiene nicht Interesse meines Therapeuten“). Ich sagte ihr, daß ich nicht sicher sei, ob sie meine gefühlsmäßige Abwesenheit gespürt habe. Ob sie sich vielleicht schwer damit täte, bei mir etwas wahrzunehmen, was ihr selbst kaum gelinge, nämlich mal nur an sich selbst zu denken, nicht immer nur für andere verfügbar zu sein? Und wie sich das anfühle?

Wenn die Entwertungstendenzen des depressiven Patienten die neurotischen masochistischen Wünsche des Therapeuten befriedigen, kann es vorkommen, daß die sadistischen Impulse des Patienten sozusagen genossen werden, aber eine Konfrontation auf der Übertragungsebene mit dieser Objektbeziehungsrepräsentanz nicht erfolgt. Zwangsläufig muß das irgendwann zu einem sadistischen Agieren des

Therapeuten führen. Vielleicht erklären sich die nach unserer Erfahrung so oft bei depressiven Patienten auftretenden Fehlleistungen des Analytikers aus der Schwierigkeit, die Rolle des abweisenden, insuffizienten Objekts in der Übertragungsbeziehung anzunehmen. Solche Fehlleistungen haben häufig den Charakter der Ausstoßung und Entwertung.

Einmal verabschiedete ich Frau Renate R., eine 32jährige, depressive Patientin, die schon ihre frühere Analytikerin dazu gebracht hatte, daß diese sie (im Erleben der Patientin) nach über 300 Therapiestunden verstieß, eine Sitzung zu früh in den Urlaub. Als mich die Patientin auf das Versehen hinwies, scheinbar ohne gekränkt zu sein und mich entschuldigend mit der Bemerkung, das sei doch gar nicht schlimm, ich hätte sicher so viel um die Ohren, daß mein Irrtum verzeihlich sei, fühlte ich neben der Beschämung über meine Fehlleistung auch ein kurzes Bedauern darüber, die Patientin noch eine Stunde länger ertragen zu müssen.

Hilfreicher war dann für uns beide, daß es gelang, meine in dieser Szene spürbar gewordene, latente Ablehnung der Patientin in den Kontext einer Objektbeziehung zu stellen, die von uns beiden gestaltet wurde: Frau R., die mich mit ihren Riesenerwartungen überlud und dadurch gerade das entwertete, was sie realistischerweise in ihrer Analyse bekommen konnte, so daß sie nie genug bekam und eine endlose Analyse (eine nach der anderen) wollte; und ich in komplementärer Identifikation mit einem Objekt, das sich den Erwartungen der Patientin sozusagen unterwarf und sie dann das unvermeidliche, schuldhaft erlebte Scheitern ausbaden ließ. Erst nachdem dies uns beiden schmerzhaft und mit Trauer bewußt geworden war, ergab sich, beinahe wie von selbst und affektiv erlebbar, der Bezug zur unbefriedigend beendeten ersten Analyse und zur Psychohistorie der Patientin.

Zum Schluß möchte ich noch einmal Saviotti (1979) zitieren: „Daher kommt nach meiner Meinung die Gegenübertragungsreaktion in die Lage, wo man sich als ‘Speise zum Essen’, als ‘Luft zum Atmen’, als ‘Boden, auf dem Pflanzen wachsen’, (Balint) benutzen lassen und sich gleichzeitig den Aggressionen eines strafenden und abweisenden Überichs aussetzen muß“ (S. 261).

11

Spezielle Aspekte in der Behandlung depressiver Patienten

Yvonne Grabenstedt

So unterschiedlich die Aspekte der Depression fokussiert wurden, sei es als überwiegender Triebkonflikt, sei es als ausschließlicher Selbstwertkonflikt, sei es als überwiegend innerpsychischer Instanzenkonflikt, so unterschiedlich - so könnte man vermuten - sind auch die behandlungstechnischen Überlegungen, Fragen und Antworten in der Literatur. Wie können Konflikte in bearbeitbare Konflikte überführt werden? Wie sind überhaupt Veränderungen, insbesondere strukturelle Veränderungen, z.B. eines archaisch strengen Überichs, erreichbar? Wie sind die quälende Hoffnungslosigkeit und der Negativismus des depressiven Patienten zu behandeln? Wie läßt sich ein ‚Prinzip Hoffnung' etablieren? Was finden wir besonders wichtig, bedeutsam und schwierig in der Behandlung depressiver Patienten? Wie können wir mit den Paradoxa und den Widersprüchen umgehen, die der depressive Patient uns in der Behandlung aufgibt?

Die Hinweise in der Literatur zu diesen Fragen sind viel spärlicher als man vermuten könnte, angesichts der Erfahrungen, die jeder Psychoanalytiker in seiner Praxis im Laufe der Jahre ansammelt. Dies geschieht meist auf hochdifferenzierte Weise und auf den Einzelfall bezogen. In verschiedenen Kapiteln dieses Buches tauchen Gedanken zu diesen Fragen auf. Hier habe ich thematische Bereiche herausgegriffen, die eine besondere Bedeutung bei der Behandlung depressiver Patienten haben. Angeregt dazu wurde ich, als ich bei verschiedenen Autoren, oft im Nebensatz versteckt, behandlungstechnische Empfehlungen entdeckte.

Das Setzen von Schwerpunkten im Sinne von behandlungstechnischen Empfehlungen birgt allerdings die Gefahr der plakativen Vereinfachung, zumal bei einer vom Übertragungs-Gegenübertragungsgeschehen losgelösten Diskussion. Dies möge bei den folgenden Überlegungen und Beispielen zu behandlungstechnischen Fragen bedacht werden. Umgang mit Enttäuschung, Ambivalenz, Hoffnungslosigkeit und Aggression habe ich schwerpunktmäßig ausgewählt. Will beschäftigt sich im letzten Abschnitt mit der Suizidalität depressiver Patienten.

11.1 Enttäuschungserwartung und Enttäuschungsbereitschaft

In verschiedenen Kapiteln dieses Buches wurde das immense Idealisierungsbedürfnis, ja die Idealisierungssehnsucht depressiver Patienten beschrieben. Für manche ist dies eine wichtige Brücke zum innerlich und/oder äußerlich unerreichbaren Objekt, zu der wenig präsent und affektiv nicht faßbar erlebten Mutter, zu dem abwesenden und/oder abwesend erlebten Vater in der Genese der Patienten. In den Kapiteln 7 und 9 wird beschrieben, wie sehr die Idealisierung vor allem im ersten Analysejahr dem Analytiker und dem gesamten therapeutischen Unternehmen gelten kann. Besonders bei schwer depressiven oder depressiv-narzißtischen Patienten verstehe ich die Sehnsucht nach dem Ideal und die Idealisierung als Versuch der Objekterhaltung, so als ob nur ein ideales Objekt vor innerer und äußerer Zerstörung sicher ist. Je mehr Idealisierung die Patienten anbieten, desto mehr können wir auf die dringende Notwendigkeit der Objekterhaltung schließen und schwer verkraftbare innere und/oder äußere Enttäuschungsvorgänge annehmen. Verstehe ich die Idealisierung im Sinne von Objekterhaltung, „darf" es dann aus der Sicht des Patienten keine Enttäuschungen geben.

Die Formen der Enttäuschungsabwehr sind vielfältig. Manche Patienten ziehen sich zurück ins Schweigen, andere versuchen, unermüdlich redend, Fakten benennend, alle Aspekte des Geschehens zu erfassen und zu interpretieren, um nicht erleben zu müssen, daß der Therapeut sie nicht versteht. Abwehr in Form von Verleugnung, Schwächung des Ich und seiner Wahrnehmungsfähigkeit tragen vermeintlich zum Schutz des Objektes, auch des Therapeuten, vor Entwertung und Zerstörung bei:

Betroffen registrierte ich in einer Stunde, daß ich den Geburtstag eines Patienten „vergessen" hatte. Wir hatten in der Stunde zuvor noch davon gesprochen, daß er diesmal am Geburtstag kommen werde. Er selbst hatte mich am Geburtstag gar nicht darauf aufmerksam gemacht. Es folgten zwei weitere Stunden in der darauffolgenden Woche, in denen ich das Ereignis vergaß und er es seinerseits nicht erwähnte. Eine Woche später sprach ich ihn darauf an. Er schien einerseits erleichtert, andererseits war deutlich, daß es ihm unangenehm war, daß ich darüber sprach. Zögernd begann er darzulegen, wie er an diesem Geburtstag vorhatte, die Stunde zu beginnen. Er habe mir erzählen wollen, daß es ihm nach zähen Bemühungen gelungen war, seinen Sohn in der Schule seiner Wahl unterzubringen. Dies hatte er mir auch erzählt. Er hatte noch hinzufügen wollen, das sei für ihn das wichtigste Geburtstagsgeschenk gewesen. Diesen Satz hatte er weggelassen, als er bemerkte, daß ich gar nicht auf seinen Geburtstag zu sprechen kam, und er veränderte im letzten Moment seine vorbereitete Geschichte, mit der er auf die erwartete Gratulation von mir reagieren wollte. Er fand unmittelbar zahlreiche Gründe, die mein Vergessen rechtfertigten, die er mir sofort anbot. Vor allem fand er es „alles nicht so wichtig", was gemessen an seinen sonstigen Problemen auch zutraf. Diese Einstellung paßte zur Selbstverleugnung, mit der er an *seinem* Geburtstag die Versorgung des Sohnes in den Vordergrund stellte. Andererseits war dies die Haltung, mit der er regelmäßig Enttäuschungen begegnete, sie versuchte zu ignorieren, in ihrer Bedeutung zu verleugnen und dennoch die Kontrolle zu behalten. Denn er hatte ja bis ins Detail erwogen, was ich und was er sagen würde. Allerdings wäre es ihm noch nicht möglich gewesen, spontan darüber zu sprechen. Ähnlich hatte sich häufig der

Dialog mit der Mutter gestaltet, scheinbar eifrig, jedoch häufig an allem vorbei, was den Patienten eigentlich bewegte. Wir konnten beginnen, über einige Facetten der Szene ins Gespräch zu kommen. Dazu brauchte er aber meine Anregung, meine ‚Erlaubnis'.

Den unterschiedlichen Reaktionen von Patienten nach solchen Enttäuschungen ist gemeinsam, daß sie die Frage nach den Auslösern zunächst ausklammern, sich die Frage, was überhaupt los ist, verbieten und statt dessen anbieten, ‚selbst schuld' zu sein. Eine Patientin beschrieb im Falle von Enttäuschungen ihre Verwirrung. Der o.g. Patient fand es ‚nicht so wichtig'. Manche Patienten ‚schieben' Enttäuschungen weg, andere präsentieren sie unablässig. Im folgenden Beispiel taucht beides auf:

Ein Kollege berichtet von einem Patienten, Herrn V., der in seinen Erzählungen gleichsam in Enttäuschungen „badete", die frühere Psychotherapeuten ihm bereitet hätten. Der Therapeut sagte ihm unter anderem, daß er wahrscheinlich deshalb so ausführlich davon erzähle, damit er, der Therapeut, ein deutliches Gefühl dafür bekäme, wie viel er schon mitgemacht habe und wie schwer es werden könne, eine gemeinsame Ebene und ein gemeinsames Verständnis in der jetzigen Psychotherapie zu finden, was er aber doch wünsche und hoffe. Dies konnte Herr V. aufgreifen und bestätigen. Die Analyse, die er nun beginne, sei die einzige Hoffnung für ihn geblieben. Er sei eben so skeptisch, da er immer nur Enttäuschungen erlebt habe.
Ein halbes Jahr später erzählte Herr V. von einem Freund, nannte jedoch dessen Namen nicht. Im Therapeuten entstand eine Unsicherheit darüber, von welchem seiner beiden sehr unterschiedlichen Freunde er sprach. Der Patient erzählte ganz abstrakt eine lange Geschichte, und die Unsicherheit im Therapeuten wuchs. Aus einer inneren Hemmung heraus sprach er diese auffällige Situation nicht an, sondern begann eine Intervention mit den Worten: „Was Sie da von R. erzählen ..." und merkte schlagartig: „Verdammt, das war der falsche Name." Herr V. tat so, als merke er nichts, bis der Therapeut ihn darauf ansprach. Nun äußerte er, wie unglaublich enttäuscht und gekränkt er darüber war, daß der Therapeut nicht mal wisse, von wem er spreche. Seine schlimmsten Erwartungen hätten sich nun bestätigt. Dieses Mißverständnis verstand der Therapeut als Teil einer gemeinsamen unbewußten Inszenierung von beiden Seiten, um des Patienten Enttäuschungserwartung in der Übertragung zu erfüllen. Es war zwar möglich, darüber ins Gespräch zu kommen, aber der Patient mußte schließlich Zuflucht in der Entwertung suchen: „Ich weiß gar nicht, ob mir das überhaupt etwas ausgemacht hat und ob Sie mir so viel bedeuten."

Die Bedeutung des Therapeuten herabsetzend, versuchte Herr V. auch die Bedeutung der Enttäuschung, die er erlebte, zu regulieren, um so das Objekt vor innerem und äußerem Verlust zu schützen. Ich möchte das in einer hypothetischen inneren Kausalkette für Herrn V. beschreiben: „Wenn ich meinen Therapeuten warne, ihm sage, was mir bekommt und was nicht, dann ist es unerträglich, daß er darauf keine Rücksicht nimmt. Wenn ich ‚die Sache' übergehe, kann ich weiter Therapie machen. Wenn ich ihn und die ganze Geschichte nicht so wichtig nehme, nicht ‚aufbausche', dann ist es ja ‚nicht so schlimm'."

In der Genese einer Patientin mit ähnlicher Enttäuschungsverarbeitung tauchte ein anamnestisches Detail auf, das ihr eine Tante erzählte: Wenn die Mutter ihr im ersten Lebensjahr die Flasche gegeben habe, sei diese häufig zu heiß gewesen, so daß sie zunächst immer geweint habe und lange habe warten müssen, bis sie trinken konnte.
Bei derartig frühem Enttäuschungserleben wird die Verbindung zu Ohnmachtsgefühlen, Resignation und Passivität der Patienten verständlich.

Widersprüchlich ist, daß depressive Patienten einerseits unendlich lange in der Lage sind, Enttäuschungen zu ertragen: den unerträglichen Ehepartner, die schreckliche

Mutter oder den überstrengen Vater, die Lebenssituation schlechthin und vieles mehr. Andererseits ist bereits die Wahrnehmung von Enttäuschung überhaupt nicht erträglich und häufig schon gar nicht zu benennen. Wenn der Patient aber nicht über Enttäuschung sprechen kann, dann muß es der Analytiker tun, wie es auch in beiden Beispielen geschah. Jacobson (1971) betont, wie wichtig es ist, eventuelle Enttäuschungsreaktionen sehr frühzeitig anzusprechen, um eine maligne Regression aus einer übergroßen Enttäuschungsreaktion zu verhindern. Diese ist aufgrund der starken Idealisierung vorprogrammiert.

Wenn der Psychoanalytiker Enttäuschung benennt, signalisiert er auch die potentielle Existenz eines anderen psychischen Raumes, den der Patient vielleicht noch nicht so schnell betreten kann und will, der aber nun da ist und eines Tages vielleicht auch innerlich verfügbar werden kann. Dieses Benennen ist ein erster wichtiger Schritt auf diesem Weg. Manche Patienten beziehen sich dann im Verlauf der Analyse darauf.

Deitz (1988, 1991) beschreibt in Anlehnung an Kohut, wie genau der Therapeut die Affekte beobachten sollte, die einer Enttäuschung folgen. Das empathische Ansprechen der inneren Erlebnisse des Patienten und der Verletzungen, die aus Enttäuschungen mit der Therapie oder dem Therapeuten herrühren (Deitz 1991), müsse geschehen, um die selbstberuhigenden Funktionen beim depressiven Patienten zu fördern. Dies scheint mir ein wichtiger Gedanke zu sein, der auch die Objekterhaltung in den Vordergrund stellt.

11.2 Ambivalenz und Anpassungsbereitschaft

„Was soll ich erzählen", fragen depressive Patienten häufig oder beginnen ihre Therapiestunde immer wieder mit dem Satz: „Ich weiß gar nicht, was ich heute sagen soll." Dabei variiert die Betonung auf ‚gar nicht' oder auf ‚soll', und darauf kann der Psychoanalytiker auf ganz verschiedene Art antworten:

Zum Beispiel schweigend, mit der inneren Frage, was der Patient wohl heute damit sagen will. Oder er bemerkt laut oder leise: „Soll?", weil er das strenge „Soll" mit einem Fragezeichen versehen will, um der strengen inneren Welt des Patienten anzudeuten: Es gibt noch etwas jenseits dieser „Solls". Mit diesen potentiellen Antworten bleibt aber die Zwiespältigkeit unbeantwortet, die der Frage „Was soll ich?", innewohnt. Manche Patienten zwingen sich mit diesen ‚Solls' in eine Eindeutigkeit, die kein anderes Erleben zuläßt. Ich verstehe die Frage auch als ein selbstverständliches Angebot des Patienten, es dem anderen unbedingt recht machen zu müssen, sich seinen Vorstellungen fügen, seine Wünsche erfüllen zu müssen, um geliebt und angenommen zu werden.

Häufig versteckt sich die Ambivalenz hinter einer unermüdlichen Anpassungsbereitschaft und Unterwürfigkeit. Scheinbar läuft alles ,wunderbar', die Patienten produzieren Einsichten und scheinen rundum mit der Analyse zufrieden zu sein. In meiner Gegenübertragung mag sich aber diese Zufriedenheit nicht einstellen, eher spüre ich etwas Künstliches, Angespanntes. Ich mache alles, scheint mir die Patientin zu sagen, aber „du Mutter/Vater, was machst du, damit es mir besser geht?". Oder: „Ich bin ja so zufrieden, aber komme nie damit an." Die zwei Seiten der Ambivalenz werden so aufgeteilt: Der Patient übernimmt den guten, willigen, kontaktbemühten Anteil, der Therapeut den versagenden Anteil. Ich gehe hier nicht auf die Übertragungs-Gegenübertragungssituationen ein, die in den Kapiteln 9 und 10 dargestellt werden. Das Verständnis solcher Szenen und ihre Bearbeitung sind unerläßlich, damit der Patient die Fixierung auf die Ambivalenzkonflikte eines Tages lösen kann. Das ist wichtig, denn diese Fixierung verhindert Individuation und Loslösung.

Die Widersprüchlichkeiten depressiver Patienten in ihren Beziehungen wurden früh erkannt und beschrieben (siehe Kapitel 7). Das Dilemma ist groß. Angst vor Verlust macht es notwendig, um das Objekt zu werben und sich seiner Liebe und Zuneigung zu versichern, bis hin zur Unterwerfung. Aus Angst vor Verlust müssen Gefühle von Feindseligkeit und Haß ebenso unterdrückt und bekämpft werden wie Wünsche nach Versorgung, möglichst so, daß sie gar nicht in das Bewußtsein dringen. Das Idealisierungsbedürfnis ist groß, die Enttäuschungsbereitschaft auch. All dies führt zu einer großen Zwiespältigkeit, zu großer Ambivalenz in den Objektbeziehungen, die die Patienten nicht tolerieren können, und die oft szenisch oder verbal am Stundenanfang deutlich werden. Ein Beispiel:

Patientin: Ich versteh es nicht, ich muß mich zwingen anzufangen aber da ist so viel, was ich sagen will, aber ich krieg es nicht über die Lippen.

Analytikerin: Da ist viel, was Sie sagen wollen, aber etwas in Ihnen läßt es wohl nicht zu.

Patientin: Es ist, daß ich meine Stimme nicht hören mag ..., daß gleich ein Gegenargument kommt, daß was niedergeschrien wird, daß ich mir dann denke, so ein Schmarrn, was ich sag, ist nicht so wichtig...

Analytikerin: Wie lautet eigentlich das Gegenargument?

Patientin: ... daß ich andere nicht belästigen soll, erst anfangen, wenn ich gefragt werde. Daß ich mich nicht in den Vordergrund schieben, nicht die Initiative ergreifen soll.

Zu dem Beispiel ließe sich vieles sagen, was den Zeitpunkt der Intervention der Analytikerin angeht, was die abgewehrten Wünsche der Patientin betrifft usw. Immerhin, in einem relativ frühen Zeitpunkt der Analyse beginnt sich die Patientin für ihr inneres Hin- und Hergerissensein zu interessieren und sich darüber zu wundern. Damit hat sie die Stunde begonnen und einen für sie zentralen Konflikt angesprochen.

Besonders in der Eröffnungsphase der Analyse ist es notwendig, die Ambivalenz der Patienten früh aufzugreifen. Klauber analysiert zunächst die Unterwürfigkeit des Patienten. Bereits in dieser frühen Phase gebe es häufig Gelegenheiten, Ambivalenz zu deuten, ausgehend von kleinen Geschehnissen in der Übertragungsbeziehung: „Die Interpretation der Ambivalenz leitet den Prozeß ein, der zu Integration der entwerteten Teilobjektrepräsentanzen mit den idealisierten Teilobjektrepräsentanzen in ein ganzes Objekt führt; ein Gewinn an Realitätsgefühl ist die Konsequenz." (Klauber, 1966, S. 209). Er betont, die Analyse der Ambivalenz müsse damit einhergehen, daß der Analytiker „Nachdruck" auf die positiven Gefühle des Patienten legt und so dem Patienten ermöglicht, Aggressionen und Schuldgefühle „realitätsgerechter zu bewerten" (ebd.).

Fischer (1975) sieht die technische Hauptschwierigkeit der Analyse darin, wie bei der intensiven Ambivalenz der Patienten eine tragfähige Übertragungsbeziehung aufrecht zu erhalten ist.

In Kapitel 9 beschreibt Banck, wie wichtig es ist, daß der Therapeut die beiden Anteile der Ambivalenz des Patienten, den ablehnenden und den sehnsüchtigen, hält.

11.3 Die Aggressionsdebatte

Die Positionen, ob und inwieweit aggressive Konflikte zentrale Bedeutung für depressive Patienten haben, sind sehr gegensätzlich. Vereinigt man die widersprüchlichen Positionen, kommt man dem Phänomen Aggression bei Depressiven sehr nahe: ‚Der völlig unaggressive aggressive depressive Patient.' Diese Verbindung wird dem Selbsterleben des Depressiven gerecht, der sich selbst kaum je aggressiv erlebt, für den es erschreckend wäre, als aggressiv bezeichnet zu werden. Gleichzeitig erleben andere sehr wohl die depressive Aggressivität, möchten sie meiden und ziehen sich zurück. Der Kreis schließt sich dann, wenn der Depressive nun um so mehr bemüht ist, auch kleinsten Ärger zu unterdrücken und zu verstecken, aus Angst vor den Folgen seines Ärgers. So wird die Aggression in ihm immer mehr zum undifferenzierten Kloß, zur unbestimmten Enge, die es zu vermeiden gilt, vor allem aus Angst, andere zu verlieren.

Es läßt sich das Paradoxon beschreiben: Der depressive Patient ist zu viel und zu wenig aggressiv. Ersteres gemessen an seinem Erleben und an seinen Verarbeitungsmöglichkeiten - letzteres in seinem Verhalten.

Der Begriff Aggression bleibt zunächst allgemein und differenziert nicht, welche Art von Aggression gemeint ist: offene, laute, leise, tätliche, verbale, gerichtete, ungerichtete. Diese Differenzierung ist erst dann möglich, wenn es der Patient erträgt, hinzuschauen, wenn die Objektbeziehungen dies zulassen.

Bevor das möglich ist, werden die Angst, der Schmerz, körperliche Beschwerden, die Schuldgefühle wahrgenommen, nicht aber der Ärger. Ergänzt wird das Paradoxon von zuviel und zuwenig Aggressivität durch die mangelnde Differenzierung. Depressive Patienten überschätzen sich in ihrer Aggressivität oft ungemein und erleben sich bereits, wenn sie sich abgrenzen, als böse. Sie schränken sich dann immer weiter ein - bis dahin, daß ein Nein nicht ausgesprochen werden kann.

Dem Patienten vermitteln sich Aggressivität und Ärger also verschleiert. Er erlebt nicht die aggressive Spannung, allenfalls ein Gefühl von Schuld, Hilflosigkeit und Überforderung, mit etwas umgehen zu müssen, was es gar nicht geben dürfte. So kann sich die sprachlich noch nicht faßbare aggressive Spannung im Agieren entladen. Fehlleistungen häufen sich. Vereinbarungen, ja sogar Stunden können ‚vergessen' werden - nicht nur vom Patienten, sondern auch vom Therapeuten. Unbewußte Aggression kleidet sich in ‚unschuldige Aggression', und die Hilflosigkeit des Patienten angesichts der Überforderung, ‚aggressiv unaggressiv' zu sein, wird auch für den Therapeuten spürbar. Zum Beispiel:

Mit Schuhen voller Matsch steht ein Patient schon auf dem Teppich, sich vielfach für sein Mißgeschick entschuldigend.

Eine Kollegin berichtet von einer Patientin, die sich mit solcher Wucht auf die Couch fallen läßt, daß diese zusammenzubrechen droht.

Eine 23jährige Studentin sagt Mittwochabend auf meinem Anrufbeantworter ihre erste Stunde nach dem Urlaub am Donnerstag ab. Sie habe eine Magenverstimmung und wolle nicht versäumen, rechtzeitig abzusagen. In die Freitagstunde kommt sie strahlend einige wenige Minuten zu spät. Sie setzt sich auf die Couch und erklärt mir abermals die Fakten, auch, daß sie schon hätte kommen können, aber es sei doch besser so gewesen, damit „Sie rechtzeitig Bescheid wissen" - gemäß der 24-Stunden-Regelung, um die Stunde auf keinen Fall bezahlen zu müssen.
Sie habe mich in diesem Urlaub anfangs vermißt und gedacht, zwei Wochen seien doch sehr lang. Dann hätte ich ihr gar nicht mehr gefehlt.
Abhängigkeits- und Ohnmachtsabwehr der Patientin lassen mich spüren, wie das ist, sitzengelassen zu werden. Diese Patientin war regelmäßig nachmittagelang nach der Schule allein zu Hause und hatte nicht klagen können, denn schließlich mußte die Mutter arbeiten gehen, um für sie und den Bruder Geld zu verdienen. Es gab immer so gute und überzeugende Gründe für das Fernbleiben der Mutter, da war doch „ein wenig Vernunft" von der Patientin zu erwarten. Der Affekt landete nicht bei der Mutter. Die Sehnsucht nach der Mutter einerseits, die Wut über ihr Fernbleiben andererseits, wurden nun immer affektferner. Übrig blieb ein das Objekt entlastendes, dialogfernes Handeln oder Aushandeln von Fakten. Die Inszenierung bei mir, in der sich ihre Sehnsucht auch auf scheinbar ausschließlich organisatorisch zu regelnde Fakten reduzierte, spiegelte etwas von der Geschichte ihrer Affekte.

Die behandlungstechnische Gratwanderung des Therapeuten besteht darin, daß er jemandem, der sich nicht für aggressiv hält, dies dennoch nahebringen ‚muß', ohne Schuldgefühle und damit auch Selbstbestrafungsmechanismen zu erhöhen. Saviotti (1979) setzt beim Paradoxon an, beim Zuviel und gleichzeitig Zuwenig der geäußerten Aggressivität. Sie zeigt dem Patienten auf, wie wenig er eigentlich in der Lage ist, aggressiv zu sein. Dafür gibt es meist viele Beispiele auch im konkreten Dialog der Stunde sowie aus dem Alltagsleben des Patienten:

Eine Borderline-Patientin beantwortete bereits scheinbar geringfügige Kränkungen in ihren Partnerschaften gewalttätig. Kaum jemand in ihrer Umgebung hätte gedacht, wie sehr sie Auseinandersetzungen eigentlich fürchtete. Es war ihr z.B. nicht möglich, in einer Warteschlange einer sich vordrängenden Person ihren Ärger mitzuteilen oder zu sagen, diese möge sich hinten anstellen. War sie mit Interventionen von mir nicht einverstanden, wurde sie besonders vorsichtig oder leise. In der Therapie hielt sie jegliche Aggressivität solange zurück, wie sie befürchtete, das könne „alles zerstören".

Behutsamkeit bei der Aggressionsanalyse betonen die meisten Autoren: Fischer (1976), Eicke-Spengler (1977), Deitz (1988, 1991), Klauber (1966), Jacobson (1971), Lax (1989), Blanck und Blanck (1974). Wichtig sei, in der Depressionsbehandlung darauf zu achten, daß Patienten nicht in die Aggression getrieben werden, um nicht die noch intakten Objektbeziehungen zu zerstören. Deitz (1991) beschreibt, wie Aggression und Zerstörungswut als Desintegrationsprodukt aus der Fragmentierung des Selbst beim Zusammenbruch der idealisierenden Übertragung entstehen können. Ursache dafür sei ein therapeutisches Vorgehen, das den Patienten in die Aggression auch gegen den Analytiker treibe. Dies wäre in der Tat ein gefährliches Vorgehen und könnte die Suizidgefahr erhöhen (s.u.).

Neben der agierten Aggression spielen Formen der Entwertung - subtile und direkte - eine große Rolle.

Lax (1989) schildert die Analyse einer narzißtisch-depressiven Patientin mit pathologischem Ichideal und pathologischen Charakterzügen i.S. unerschütterlicher Selbstgerechtigkeit. Die Patientin befürchtete, keinen Mann zu finden, der sie heiraten würde, wobei sie aber Männern mit einer ausgeprägten Vorwurfshaltung und mit großer Feindseligkeit begegnete, die sie selbst nicht bemerkte. Lax beschreibt, wie in der Entwicklung dieser Patientin autonome und oppositionelle Seiten geopfert wurden, um mit den vermeintlichen elterlichen Wünschen in Einklang zu bleiben. Es sei der einzige Weg gewesen, Objektbindung und elterliche Liebe zu erhalten. Wenn dieser Weg einmal eingeschlagen sei, erwarte das Überich schließlich die dauerhafte Unterwerfung und Unterdrückung aggressiver Tendenzen und belohne dies durch Wohlbefinden und Lob („Du bist ein braves Mädchen"). So entstand eine erhebliche narzißtische Erwartungshaltung für äußeres und inneres Lob. Die Patientin konnte nicht mehr verstehen, daß jemand ihre Freundschaft nicht suchen mochte. Sie verstand auch nicht, daß ihre selbstgerechte Art in anderen Ablehnung und Feindseligkeit evozierte. Eigene Feindseligkeiten sah sie nur reaktiv auf die Ungerechtigkeiten anderer. Lax beschreibt eindrucksvoll den mühseligen Weg, diese Selbstgerechtigkeit und Feindseligkeit, die völlig ichsynton erlebt wurden, ichdyston zu machen.

Diese selbstgerechten Charakterzüge, wie Lax sie beschrieben hat, sind aus verschiedenen Gründen nur schwer und in langwieriger Arbeit veränderbar. Nur wenn der andere im Unrecht ist und nachweisbare Fehler gemacht hat, erlaubt das strenge, oft archaische Überich dieser Patienten zu klagen, ‚nicht brav sein zu müssen'. Daher reagieren sie auf ersehnte Zuwendung und Freundlichkeit, auch hochambivalent und sehr mißtrauisch. Sie erleben Lob oder Freundlichkeit als Verpflichtung zur Anpassung und Gefahr für ihre Autonomie.

Bei der Aggressionsanalyse ist es wichtig, sie in Verbindung mit der adaptiven Bedeutung für den Patienten im Rahmen seiner Lebensgeschichte wahrzunehmen und zu deuten. Wenn dem Patienten deutlich wird, daß es für ihn in seiner Genese zentral wichtig, vielleicht lebensnotwendig war, Widerstand, Aggression und Ärger zu kontrollieren - womöglich bis hin zur Verleugnung - dann wird es entlastender, hinzuschauen, weil aggressive Impulse auch positiv besetzt werden können. Nur auf diesem Wege und indem der Patient selber ein Verständnis für seine Symptomatik entwickelt, ist es möglich, daß der Überich-Druck nicht noch anwächst, die Abwehr verstärkt und die Schuld und Schamgefühle erhöht werden.

Wann können Aggressionen angesprochen werden? Jacobson (1971), Eicke-Spengler (1977), Blanck und Blanck (1974) würden es so beantworten, daß erst stärkere oder gestärkte libidinöse Selbst- und Objektrepräsentanzen da sein müssen.

Saviotti (1979) unterscheidet die Art der Aggression: Dauerhafte Feindseligkeit, Mißtrauen, Haß und Verachtung fühlen sich anders an als ein offener dem Objekt gegenüber erlebter Ärger. Frühe Interventionen des Analytikers verlangt Saviotti da, wo es um die sterile und masochistische Aggression geht.

Alles, was Leib und Leben des Patienten gefährdet, verlangt m.E. eine deutliche Haltung im Sinne eines Holding oder einer Konfrontation:

Ein Patient sinnt spielerisch darüber nach, daß er sich sicher, wenn er am nachmittag im Garten arbeiten werde, an der Hand verletzen werde. Er malt aus, wie es dann so an der Hecke geschehen könne, wenn die Schere abrutscht und ihn schneidet. Da die Stunde zu Ende war, war eine Bearbeitung nicht möglich. Phantasie und Realität lagen bei diesem Patienten nah beisammen und waren für ihn zu diesem Zeitpunkt nicht verläßlich zu unterscheiden. Natürlich würde ich durch die folgende Intervention ein Problem schaffen, indem auch ich seine Phantasien am Stundenende mit meiner folgenden Intervention nicht wie Phantasien, sondern wie Realität behandelte. Ich sagte ihm, daß es jetzt am Ende der Stunde nicht mehr möglich sei, zu verstehen, warum er sich und mir das jetzt so ausmale. Ich fügte hinzu, daß ich möchte, daß er auf sich achte, sich nicht gefährde und nicht gegen sich vorgehe, auch wenn er möglicherweise auf mich ärgerlich sei. Ob er mir dies zusichern könne?

Wenn ich in dieser Art eingreife, tue ich es sehr entschieden. In der Therapie dieses Patienten war es nur dieses eine Mal in der Weise notwendig. Ein solches Vorgehen unterbricht den Übertragungsprozeß, in dem der Patient mich bspw. als eine desinteressierte Mutter erlebt, gleichgültig seinen inneren und äußeren Verletzungen gegenüber. Diese Inszenierungen zu verstehen, heißt dann auch den Unterschied zwischen Phantasie und Realität wieder zu erarbeiten.

Im manifesten Traum eines Patienten wird die Angst vor dem Einbrechen der Aggression deutlich: „Ich war in einer alten Wohnung und schraubte noch die letzten Lampen ab. Da war plötzlich der Vermieter und dessen Schwiegersohn, die schossen mit irgendwelchen Geschossen herum. Ich habe so eine Wut bekommen, ich hab ihm direkt zwischen die Augen geschossen“. Bei ausschließlicher Berücksichtigung des manifesten Trauminhaltes wird deutlich, daß angesichts eines tödlichen Konfliktes die Angst des Patienten vor seiner Aggression angemessen scheint. Herr Z. haßte den Vermieter und fühlte sich von ihm schikaniert, schimpfte aber erst über ihn, nachdem er bereits umgezogen war. Er fühlte sich bedroht, als er seine Aggression in der manifesten Traumgeschichte wahrnahm. Die Angst vor dieser tödlichen Aggression hielt ihn davon ab, angemessene Aggressivität zu entwickeln, die ihm ermöglicht hätte, den verhaßten Vermieter aus der Wohnung zu weisen oder ihm den Zutritt zu verwehren.

Der Weg ist lang von mörderischer Aggression zu der nicht isolierenden Aggressivität, die eher Kontakt schafft als verhindert und die für die Ich-Entwicklung nutzbar ist. Im Fall der nicht isolierenden Aggressivität besteht der Kontakt fort und kann wie eine Brücke zwischen dem Patienten und dem Therapeuten wirken. Attakken auf den Therapeuten, die daraus entstünden, akzeptiere sie mit Freuden, da der Patient sich dann aus seiner Isolierung löse (Saviotti, 1979).

Was aber, wenn der Therapeut ungeduldig oder eben manifest ärgerlich wird? Dies nicht abzuleugnen, sei wichtig. Für den Patienten könne es z.B. zu einer ‚Näheerfahrung' im Bereich der Aggression kommen (ebd.).

11.4 Umgang mit Hoffnungslosigkeit und Schweigen

Der für den depressiven Patienten charakteristische Spannungszustand wurde auf verschiedenste Weise bereits beschrieben. Sei es im Streben nach einem nicht erreichbaren Ichideal, in einer permanenten Ist-Soll-Spannung, in einer nicht erreichbaren Sehnsucht nach Selbstachtung, im ermüdenden Kampf gegen Objektverluste innerer oder äußerer Art, in der Spannung zwischen Haß und Liebe - deutlich ist, wie unendlich anstrengend es für depressive Patienten ist zu leben, jeden Tag zu bewältigen, was besonders auch bei Borderline-Depressionen deutlich wird:

Herr B. ist Sohn jüdischer Eltern, die der Verfolgung durch die Nazis entkommen konnten unter Verlust fast aller Angehörigen. Der Patient lebte abgeschottet und kontaktarm mit den Eltern zusammen. Seine Beziehung zu ihnen war durch eine intensive Haßliebe gekennzeichnet. Zum Zeitpunkt der Therapiesuche schien er ans Leiden gewöhnt, von einer tiefen und stummen Resignation und Hilflosigkeit, von einem Berg Leid erdrückt, was er zu verbergen suchte. Er beschrieb sein Lebensgefühl, er habe Angst, das Leben renne ihm davon, „mein Inneres kommt nicht nach, wirkt sich überhaupt negativ aus". Schlafstörungen und eine destruktive Bronchitis veranlaßten seinen Arzt, ihn in Psychotherapie ‚zu schicken'. Bis dato war er den tiefen existentiellen Ängsten der Eltern mit Verzicht auf Individuation, Autonomie und jegliche Selbständigkeit begegnet. Jede Art der Verselbständigung löste aus der Sicht des Patienten bei der Mutter Selbstwerteinbrüche aus, nicht mehr gebraucht zu werden, worauf sie Suizidgedanken äußerte und er sich unerträglich schuldig fühlte. Der Verzicht auf Individuation wurde mit totaler Versorgung bis hin zur Übernahme einfachster Aufgaben ‚belohnt'. So, abhängig und klein, wurde er auch für den Vater nicht so bedrohlich. Andererseits herrschte in der Familie Verzweiflung wegen seiner Unselbständigkeit, begleitet von der Angst, er könne untergehen, wenn die Eltern sterben würden. Pausenlose Vorwürfe und Ermahnungen sollten ihn davor bewahren. Die Überforderung der integrativen Funktionen beim Patienten war deutlich. Darüber hinaus hatte er nie das Gefühl, sein eigenes Leben zu leben oder leben zu dürfen.

In dieser Spannung war es für den Patienten in seiner Therapie aus vielfältigsten Gründen sehr schwierig, sich zu entwickeln. Gemessen am Grauen der Geschichte seiner Eltern hatte er kein Anrecht auf eigene Entwicklung, und es quälten ihn große, unablässige Schuldgefühle. Kleinste Fortschritte, auch Gefühle, wurden verpackt in ein kompaktes Entwertungsgebilde. Ich habe das Entwertungsliebe genannt, für diesen Patienten zunächst die einzige, scheinbar ungefährdete Möglichkeit, sich zu nähern, ohne in bedrohlichste Loyalitätskonflikte den Eltern gegenüber verstrickt zu werden. Das Problem seiner Entwertungsliebe war andererseits, daß aufgrund der Entwertung auch nur Entwertetes zurückkam. Er versuchte, um es in einem Bild auszudrücken, nachdem er mit Schlamm geschmissen hatte, den anderen zu umarmen, ohne schmutzig zu werden, und schien in immer tiefere Verzweiflung darüber zu kommen, daß dies nicht gelingen konnte. Bilder, Metaphern können hilfreich sein, überhaupt eine Verständigung zu erreichen. Gerade dies gehörte aber zu den zentralen Ängsten von Herrn B. So sehr er Verständigung ersehnte, so sehr mußte er sie vermeiden. Sie gefährdete die Loyalität zu den Eltern, erhöhte die Schuldgefühle und auch die Verschmelzungswünsche. Wie zentral wichtig die Stunden für Herrn B. waren, wie wenig er angesichts seiner Objektsehnsucht bekam, mußte unbedingt verborgen werden. Der Versuch, ins Gespräch zu kommen, verlief unendlich mühsam und wurde, wann immer er gelang, am Stundenende vom Patienten damit kommentiert, die Stunde sei zu Ende und die Probleme seien genau dieselben, nichts könne ihm helfen. Die Wucht der Trennungsaggression war groß. Noch schwerer wog allerdings die gleichförmige Verzweiflung, die sich durch sein Leben und durch die Stunden zog, in immer den gleichen Geschichten um sein Versagen am Arbeitsplatz, zu Hause, in Kontakten, überall. Oft drohte die Hoffnung auf Veränderung zu ersticken, lähmende Müdigkeit kam bei mir auf, in der ich vieles überhörte und eben auch überhören sollte, mal den Fortschritt, mal die Entwertungen. Er beharrte auf seinen Defiziten und haßte mich dafür, ihn nicht in der Weise zu entlasten, daß ich einstimmte. Noch mehr als bei anderen depressiven Patienten bedeutete für Herrn B., gesehen zu werden, eine große Gefahr, so sehr er es auch ersehnte. Unsichtbar bleiben hieß überleben, und überleben hieß unsichtbar bleiben in der Geschichte seiner Eltern. Und so versuchte er, unter der ‚Tarnkappe' verborgen, sich zu entwickeln. In solchen Bildern fühlte er sich manchmal kurzfristig verstanden, über weite Strecken der Therapie gelang es nur über Metaphern, ihn zu erreichen, da sie gleichzeitig die Distanzierung ermöglichten. Manches konnte nur durch die Verwendung des Konjunktiv ins Gespräch gebracht werden, um auf diese Weise den inneren Raum zu erweitern.

Die Hoffnungslosigkeit und der Negativismus erreichen und involvieren uns Therapeuten, sei es in der Entwertung, der Aggression, lähmender Leere, sei es als Ausdruck der tiefen Verzweiflung des Patienten.

Auch hier besteht ein Paradoxon: Obwohl Depressive sich ja beklagen, vor allem darüber, nicht verstanden zu werden, wird ihr Leid doch sehr häufig versteckt in der Unterschätzung oder in der Überschätzung. Der depressive Patient hat selbst am allerwenigsten Verständnis für das Leid, in dem er sich befindet. Dies trotz der vielen Klagen, die er an andere richtet. Manche klagen und verharmlosen gleichzeitig ihr Leid. Die Klagen von Herrn B. waren so, daß sie die Mutter affektiv erreichten und zu irgendeiner Reaktion bewegten; sie waren an die Möglichkeiten der Mutter angepaßt. Schwere Not hingegen kleidete er oft in Nebensätze, verharmloste sie grundsätzlich. Verharmloste Not ist aber eine doppelte Katastophe, nämlich die der Not und dann die der Verharmlosung. Daher ist es wichtig, die Verharmlosung wahrzunehmen und unbedingt als solche zu benennen.

Für den Analytiker sind die Prozesse der Identifikation und Entidentifikation wichtig, er muß sich affizieren lassen und lösen können. Es nützt dem Patienten ja nicht, wenn auch sein Therapeut im ‚Schlamm' versinkt.

Viele Autoren stimmen in der Notwendigkeit überein, Hoffnung beim Patienten zu stützen. Das kann durch die innere Haltung des Analytikers oder die Art der Deutung geschehen, manchmal auch nur durch das kleine Wort ‚noch', wenn der Patient klagt.

„In der Behandlung der Depression versucht man natürlich, die Hoffnung des Patienten zu stützen" - so Levin (1965, S. 408). Das Wort „stützen" klingt supportiv, der Vorgang ist es auch, jedoch nicht in der Weise, plump Hoffnung zu machen oder gut zuzureden, wodurch der Patient sich eher abgeschoben fühlen könnte, als wolle wieder niemand mit seinen verzweifelten Seiten in Kontakt kommen. Das würde die Hoffnungslosigkeit dann eher verstärken. Saviotti (1979) beschreibt den fortgesetzten Prozeß des Annehmens und Verarbeitens der Feindseligkeit des Patienten durch seinen Therapeuten. Der aber versucht, im Kontakt mit ihm zu bleiben und ihm so das Gefühl zu geben, seine Feindseligkeit sei doch nicht ein „alleszerstörendes Gift". Die Aufgabe des Therapeuten sei es, so schreibt sie, hartnäckig darauf zu bestehen, mit dem Patienten in Kontakt zu bleiben, ihm Aufmerksamkeit zu widmen und „seine negative Welt ... dauernd in etwas Positives, Aktives, Progressives" umzuwandeln (S. 234). Thomä und Kächele (1985) sehen in vielen Deutungen indirekte Ermutigungen. Wenn der Analytiker aber denke, er dürfe nicht supportiv sein - z.B. weil die Standadtechnik dies nicht vorsieht -, bringe er den Patienten in eine „Beziehungsfalle“ (S. 322). Treurniet (1996) beschreibt Patienten, die kaum gewohnt oder imstande sind auszuhalten, daß irgendein Aspekt von ihnen positiv gewertet werden könnte. Dies gilt, so meine ich, besonders für Patienten, die eine Individuationsschuld erleben, wie z.B. Herr B. das Dilemma des Analytikers ist dann, daß er das „Prinzip Hoffnung“ vertreten muß, ohne daß es die Patienten entmutigen könnte, ihr Leid zu äußern.

Es sind nicht nur verbale Äußerungen des Patienten, die den Verlauf der Stunde bestimmen. Ebenso viele Facetten wie beim gesprochenen Wort gibt es beim nicht gesprochenen, beim Schweigen. Morgenthaler (1991) beschreibt, wie sich unbewußte Charakterwiderstände im Übertragungswiderstand äußern und die Patienten Haltungen in die Analyse tragen, z.B. die der Verachtung, die sie offen ausdrücken können. Es ist ihnen aber nicht möglich, darüber zu sprechen. „Der Analytiker hat dann dafür zu sorgen, daß sich die Beziehung entspannt. Ich erreiche das nie mit Schweigen. In solchen Fällen muß ich den Patienten ansprechen. Deuten kann ich später, und schweigen darf ich immer nur dann, wenn die emotionale Lage des Patienten dies gestattet“ (S. 99).

In der Analyse von Herrn M. erlebte ich sein Schweigen in besonders vielen Facetten. Beim Versuch, diese zu verstehen im Hinblick auf das aktuelle Beziehungsgeschehen, ließ er mich oft wissen, daß ich ‚nichts verstand’, dennoch identifizierte er sich zunehmend mit meinen Bemühungen um ein Verständnis und wandte sich selbst schließlich dem eigenen Schweigen interessierter zu. Zu diesem Zeitpunkt, als ihm das möglich war, mußte ich sein Schweigen auch nicht mehr unterbrechen.

Herr M. wuchs mit einem älteren Bruder und zwei jüngeren Geschwistern in einem Haus auf, das der Vater durch einen Erdwall von der übrigen Umgebung abgetrennt hatte. Die Heirat der Eltern kam nach einem schweren Unfall des Vaters zustande, bei dem dieser ein Bein verloren hatte. Die Depression des Vaters, Angst vor seinen Ausbrüchen latenter und manifester Gewalt einschließlich der Drohung, alle zu erschießen, prägten das Familienleben. Über diese Ausbrüche wurde nie gesprochen. Der Patient, der ein kränkelndes schwaches Kind gewesen war, wurde wegen Hüftdysplasie, später wegen Rückenbeschwerden über lange Zeit seiner Kindheit in Gipskorsetts gezwungen, in denen er sich nachts nicht rühren konnte. Auseinandersetzungen mit dem Vater konnten verbal nicht geführt werden, weil Herr M. beobachtet hatte, daß sein Vater darauf gewalttätig wurde.

Der Patient schwieg häufig am Beginn der Stunden: Es gab Schweigen, in dem ‚Nichts’ zu sein schien, Leere, die sich auf mich ausdehnte und in der ich keinen klaren Gedanken fassen konnte, bis sie als Leere eine so klare Kontur gewann, daß ich ihn ansprechen konnte. Er identifizierte es mit der Zeit als das ‚Lähmungs-Gipsschalengefühl’, das dieses Schweigen begleitete. Es gab ein anderes Schweigen, in dem ich den Druck, meinerseits zu schweigen, kaum ertragen konnte, aufgrund der projektiven Identifikation mich ohnmächtig ausgeliefert fühlte einem mächtigen Anderen gegenüber. Der Patient erinnerte langandauerndes Schweigen im Zimmer des Vaters, vor ihm sitzend, das immer vom Vater gebrochen wurden, indem er auf ihn zukam und zu ergründen suchte, was er wolle und seine Wünsche erfüllte.

Schweigend, magisch, suchte er zu bewirken, daß eben ich dies auch tue. Und ebenso wie der Vater überschätzte ich ihn völlig in seiner Kraft, schien er mir mächtig und unerreichbar im Schweigen. Verborgen blieb dabei die verzweifelte Ohnmacht und Angst des kleinen Jungen.

Für mich war es lange wichtig, ihn im objektfernen Schweigen nicht versinken zu lassen. Er entwickelte dann das Gefühl dieser Gipsschalen und tauchte weg, um sich zu schützen, und war für mich unauffindbar. Je objektaler er wurde, desto mehr stellte das Schweigen eine Erfahrung des für sich sein Könnens dar, die für den Patienten auch zeitlebens wichtig gewesen war. Nun, da er nicht passiv und schweigend ausharren mußte, um gesehen zu werden, konnte Schweigen zu einer Bereicherung werden.

Dies sind nur einige Aspekte des Themas Schweigen. Cremerius (1984) hat es in seiner Bedeutung für den Patienten und für den Psychoanalytiker auf allen möglichen Ebenen untersucht und dazu beigetragen, daß das Schweigen des Patienten und des Analytikers als eine Aktivität - wie auch Reden - zu betrachten und zu behandeln ist.

11.5 **Suizidalität** (Herbert Will)

In der Literatur gehen die Ansichten darüber auseinander, ob neurotisch Depressive häufiger zu Suizidgedanken und -handlungen neigen als andere neurotisch Kranke. Gleichwohl besteht bei den affektiven Erkrankungen insgesamt ein erhöhtes Suizidrisiko; am stärksten gefährdet sind Patienten mit endogenen Depressionen und Suchterkrankungen. Bei der psychoanalytischen Behandlung Depressiver wird die Suizidalität früher oder später oft ein Thema, das den Therapeuten unter großen Druck setzen kann. Zur Einschätzung des realen Risikos empfiehlt es sich, in den Vorgesprächen dieses Thema genau zu explorieren und dabei auf die Gegenübertragung zu achten.

Das *Risiko* von Suizidversuchen ist anamnestisch u.a. dann erhöht, wenn

- in der Vorgeschichte ein oder mehrere Suizidversuche stattgefunden haben,
- die Suizidversuche mit „harten" Mitteln durchgeführt worden sind (z.B. Versuch des Erhängens),
- häufige und mißbräuchliche Medikamenteneinnahme, Alkohol- oder Drogenmißbrauch vorliegen,
- die Krankheit chronisch verläuft und resignativ verarbeitet wird,
- eine Häufung von Suizidversuchen oder Suiziden in der Familienanamnese vorliegt.

In aller Regel wird eine erhebliche Suizidgefährdung mit einer schweren psychischen Erkrankung oder einer hoffnungslosen Lebenssituation einhergehen. Diese legen von sich aus schon Modifikationen des Settings nahe wie: Arbeiten im Sitzen, zwei- oder einstündig, in Kombination von Psychotherapie und Pharmakotherapie, mit der Vereinbarung eines Behandlungsvertrages, in dem festgelegt wird, was geschieht, wenn während der Therapie eine Gefährdung auftritt (wie es viele Psychoanalytiker in der Behandlung von Borderline-Patienten machen), stationäre Psychotherapie. Für den Psychotherapeuten ist es wichtig, in seiner Gegenübertragung zu prüfen, wie beunruhigt er selber bei diesem Thema wird; ob er zu optimistisch und souverän (Verleugnung der Gefahr) oder zu angstvoll reagiert. Er wird sich fragen, ob er aus Gründen seiner eigenen inneren Welt, seiner Lebenssituation, der therapeutischen Ausbildung und Erfahrung und der zu erwartenden Beziehung zum Patienten die Behandlung guten Gewissens übernehmen kann; oder ob er ihn weitervermitteln sollte.

Wenn im Verlauf der analytischen Psychotherapie Suizidalität zum Thema wird und den Patienten auch affektiv ergreift, ist die therapeutische Beziehung der wichtigste protektive Faktor. Meist wird der Patient unbewußt erst dann sich den wirklichen Abgründen seiner suizidalen Ängste nähern, wenn er in seiner inneren Entwicklung und in der Entwicklung der Übertragung genügend Sicherheit dafür gewonnen hat. Die Suizidalität wird dann zu einem Beziehungsmodus, in dem er sich ausdrückt und in dem er lebensgeschichtliche Erfahrungen reinszenieren kann. Dies ist therapeutisch bedeutsam und für seine Entwicklung gut, da gerade in solchen suizidalen Inszenierungen pathogene Momente prägender kindlicher Objektbeziehungen enthalten sind, die einer Durcharbeitung in der Übertragung bedürfen. Viele Depressive berichten von Verzweiflung, Einsamkeit und Suizidideen in der Kindheit und Jugend, manche von Suizidversuchen, die jedoch niemand wahrgenommen oder ernstgenommen hat; sie haben sich darin allein gelassen erlebt. Früher oder später werden derartige Erfahrungen in der Psychoanalyse lebendig werden und den Analytiker zur Stellungnahme herausfordern.

Die wichtigste Reaktion ist, das suizidale Erleben des Patienten wahrzunehmen, aufzunehmen, zu halten und in der Gegenübertragung zu verarbeiten, und ihm damit einen Raum der intersubjektiven Bezogenheit zu erhalten, die ihm ein Durcharbeiten der suizidalen Ängste ermöglicht. Tritt in der Gegenübertragung Ärger oder Ungeduld mit seiner Suizidalität auf, so kann dies eine wichtige Wahrnehmung sein, denn sie zeugt von einer Vitalität im Depressiven, die diesem selbst noch nicht zugänglich ist. Er kann sie zunächst nur an den Analytiker delegieren. Oft sind es schlimmste Vorwürfe an das Objekt, die nun dem Analytiker emotional greifbar werden, auch wenn er sie in dieser Situation noch nicht deuten kann. Der Patient teilt ihm etwa indirekt mit: „So weit mußte es mit mir kommen, daß ich mich umzubringen drohe; so unerträglich allein läßt Du mich in meiner Not.“ In der Gegenübertragung kann der Analytiker empathisch (konkordant) reagieren, oder auch kühl oder gar mit einer aggressiven Genugtuung und sich denken: „Soll er doch, warum denn nicht? Dann nervt und belastet er mich endlich nicht mehr mit seinem ewigen negativen Gerede oder Schweigen.“ In den Gegenübertragungsphantasien und -gefühlen brauchen wir uns nichts zu verbieten, auch nicht solche „ungehörigen“ Gedanken, die manchmal recht entlastend wirken können. Hier sind sie möglicherweise Ausdruck einer vorübergehenden Identifizierung mit den destruktiven Anteilen im Patienten, die bald durch andere Gegenübertragungen abgelöst werden. Wenn nicht, können sie wie jede Erstarrung und Unbeweglichkeit im Analytiker Ausdruck eines Gegenübertragungswiderstandes sein, der dann zu hinterfragen wäre.

In seiner hervorragenden psychoanalytischen Studie zu den Erscheinungsformen der Suizidalität und dem klinischen Umgang damit hat Kind (1992) unterschieden:

eine Suizidalität, die im Dienste des Verschmelzungswunsches steht; eine, die er antifusionär nennt, und die der Abwehr übergroßer Nähewünsche dient; und schließlich die manipulativen und resignativen Formen der Suizidalität, die mit dem Versuch zu tun haben, eine emotionale Resonanz im Objekt hervorzurufen bzw. die fundamentale Resignation auszudrücken, daß dies nicht möglich sei. Weiterhin unterscheidet Kind einen interaktionsreichen, einen interaktionsarmen und einen pseudostabilen Typ. Auf die mit diesen Interaktionsformen zusammenhängenden Gegenübertragungen und die Möglichkeit, behandlungstechnisch damit umzugehen, kann ich hier nicht eingehen; Kinds Buch darüber kann ich nur wärmstens empfehlen. Er diskutiert auch ausführlich den Suizidpakt - die Vereinbarungen mit dem Patienten zum Umgang mit seinen Suizidgedanken und Suizidimpulsen -, die Vorzüge und Nachteile solcher Vereinbarungen und vor allem ihre dynamische Bedeutung für die therapeutische Beziehung. Oft meint der Therapeut einseitig, er schütze den Patienten durch einen solchen Pakt, was dieser nicht so empfindet, sondern im Gegenteil meint, der Therapeut wolle damit nur sich selbst entlasten: so setzt sich eine interessante und möglicherweise fruchtbare Dynamik zwischen beiden fort.

Die Grundregel in der Analyse: alles zu empfinden und auszusprechen, aber nicht alles zu tun (nicht neurotisch zu agieren), wird von den Patienten internalisiert. Sie bewährt sich auch im Durcharbeiten suizidaler Ängste und Phantasien, so daß Suizidhandlungen in aller Regel überflüssig werden, wenn der Patient mit seinen Botschaften beim Analytiker „ankommt" und dies auch durch dessen Reaktionen wahrnehmen kann. Nimmt der Analytiker eine Beunruhigung oder Gefährdung wahr, so sollte er zunächst seine Gegenübertragung prüfen, aber dann auch reagieren. Meist geschieht dies, wenn der Patient sich emotional zurückzieht und isoliert; wenn der Kontakt abbricht, was sich in der Gegenübertragung in einer zunehmenden Distanzierung und Leere ausdrückt, so als ob der Patient einem entgleite, ins Nichts, oder in eine nicht mehr handhabbare Erregung. Oder es geschieht, daß der Depressive aus Scham oder Trotz oder anderen Gründen nicht ausreichend über sich sprechen kann und der Analytiker in diesem Moment in seiner Aufnahmefähigkeit gestört ist (komplementäre Gegenübertragung), so daß der Austausch zwischen beiden stockt.

Ein *präsuizidales Syndrom* während der Therapie kann in der gesamten Lebenssituation des Patienten oder fokussiert auf die Beziehung zum Psychotherapeuten in den Behandlungsstunden auftreten. Der erste Fall ist gefährlicher und wird unterstützt durch soziale Isolation, das Fehlen tragender Objektbeziehungen, fehlenden Rückhalt in der beruflichen Situation und andere psychosoziale Belastungsfaktoren. Die drei wichtigsten Momente des bekannten präsuizidalen Syndroms will ich kurz erwähnen; sie sind Warnzeichen für den Analytiker:

- die gefühlsmäßige Einengung auf das negative und hoffnungslose Erleben,
- die Steigerung von Aggression zu einer ohnmächtigen Wut, die sich nur am eigenen Selbst entladen kann. Oft scheint sie abgewehrt und verbirgt sich hinter einem kühlen „Über-den-Dingen-Stehen",
- den Rückzug aus der Realität durch Flucht in eine Phantasiewelt, die mit den Suizidideen verbunden ist, z.B. von einem paradiesischen Zustand nach dem Suizid.

Henseler (1974) hat in seinem bekannten Buch über die narzißtischen Krisen die Dynamik derartiger suizidaler Entwicklungen beschrieben. Nimmt der Analytiker eine Gefährdung wahr, so sollte er im Sinne eines warmherzigen Engagements (Jacobson, 1975) und einer vorübergehenden Rollenübernahme (Sandler, 1976) aktiv werden: den Patienten fragen, ob er konkrete Suizidideen habe, wie sie aussehen, ob sie sich ihm ungewollt aufdrängen (ein Alarmzeichen), wie er zu seiner Sicherheit damit umgehen könne. Schon das Besprechen der selbstzerstörerischen Impulse kann die emotionalen Spannungen oft entscheidend abschwächen. Es kann notwendig werden, vorübergehend über die Therapiestunden hinaus erreichbar zu sein, u.U. die private Telefonnummer zur Verfügung zu stellen, was meiner Erfahrung nach noch nie ein Patient mißbraucht hat, wenn er eine gute Abstinenz in der therapeutischen Beziehung gewöhnt ist; für Ferienzeiten einen Ansprechpartner zu organisieren; die Möglichkeit einer psychopharmakologischen Entlastung zu besprechen und mit einem psychiatrischen Kollegen zusammenzuarbeiten; oder eine stationäre Krisenintervention einzuleiten. Wie Faust (1987) betont, gilt es vor allem, den mitmenschlichen Kontakt aufrechtzuerhalten, denn „Selbstmord, das ist die Abwesenheit der anderen". Dies alles sind Parameter im Verhalten des Analytikers und Veränderungen des Settings, die vorübergehend erforderlich sein können und anschließend der Durcharbeitung bedürfen: „Wie war das für Sie, wie haben Sie das erlebt?" Wie kann man die suizidale Phase verstehen, welche Übertragungsmuster kamen darin zum Ausdruck, was bedeuten sie für den Patienten und die Beziehung? So wird seine Suizidalität zu einem wichtigen Moment in der Entwicklung des analytischen Prozesses. Das Durcharbeiten der suizidalen Ängste wird Teil seiner Genesung und trägt zur Prävention zukünftiger suizidaler Krisen bei.

Trotz aller Sorgfalt müssen wir uns jedoch im klaren sein, daß wir auch als Psychiater, Psychotherapeuten und Psychoanalytiker nicht allmächtig sind und möglicherweise nicht von der bitteren Erfahrung verschont bleiben, den Suizidversuch eines Patienten oder einen Suizid miterleben zu müssen.

Blick über den Zaun

12 Interdisziplinäre Aspekte

12.1 Emotionsforschung (Günter Völkl)

12.1.1 Theorien der emotionalen Entwicklung

Wenn wir depressive Patienten behandeln, gehen wir von bestimmten Vorstellungen über die Entstehung, Ausformung und Störung ihrer Emotionalität aus. Die Wahl des Settings, die Übertragungsmuster, die wir erwarten können und, vielleicht am bedeutsamsten, die Frage, wie wir unsere Gegenübertragung in den therapeutischen Prozeß hilfreich einbringen können, sind abhängig von Konzepten, die wir von der Genese der neurotischen Erkrankung der Patienten haben, und diese ist immer auch eine Geschichte der Schicksale ihrer Emotionalität. Die Emotionsforschung kann wesentliche Beiträge zur Konzeptualisierung behandlungstechnischer Parameter liefern. Deshalb soll in diesem Buch ein (notgedrungen kurzgefaßter und unvollständiger) Überblick über einige Modellvorstellungen der emotionalen Entwicklung nicht fehlen.

Eine profunde Darstellung des Themas aus einem psychoanalytischen Blickwinkel bietet Kapfhammer (1995). Bei Kruse (1991) findet man eine gute Übersicht über die Grundlagen der Emotionsentwicklung und ihre klinischen Implikationen für die Neurosenentstehung. Krause (1990) legt eine Taxonomie der Affekte vor. Er beschreibt die Verschränkung von affektivem Geschehen, kognitiver Reifung und Objektbeziehungen und korreliert neurotische, psychotische und Borderline-Entwicklungen mit den Schicksalen insbesondere der „autistischen“ und der „symbiotischen“ Phase (die moderne Säuglingsforschung hat das Konzept von einer autistischen und einer symbiotischen Phase der frühkindlichen Entwicklung widerlegt; siehe Kapitel 12.2). Izard (1981) stellt in seiner materialreichen Einführung in die Emotionspsychologie vor allem die Eigenschaften und Funktionen von Emotionen im Rahmen seines biologisch-evolutionstheoretischen Ansatzes dar. Schließlich sei noch auf Scherer (1990) hingewiesen, der schulenübergreifend den aktuellen Stand der Emotionsforschung referiert.

Die verschiedenen Forschungstraditionen beantworten die Frage nach dem Anteil von „nature“ und „nurture“ bei der Entwicklung der Emotionalität unterschiedlich. Während die klassischen lerntheoretischen Ansätze (Watson, 1919) und einige der darauf fußenden sozialisationspsychologischen Theorien (Ekman & Friesen, 1969) die Ontogenese der Affekte fast ausschließlich als feldabhängig betrachten (operantes Konditionieren, feed-back-System), gehen biologisch-evolutionstheoretische Modelle von biologisch determinierten, affektiven Mustern aus, die sich nach einem bestimmbaren Zeitplan zu einem (transkulturell äquivalenten) Ausdrucksverhalten formen (z.B. Lächeln, Fremdenangst). Dabei spielt die Gefühlsbeteiligung nur eine geringe Rolle; der funktionale Charakter des Ausdrucks (Mimik, Gestik usw.) als Mittel der Kommunikation steht im Vordergrund.

Izard (1981), der das evolutionäre Konzept weiterentwickelt hat, spricht in seiner „Theorie der Entwicklung differentieller Emotionen" von genetisch codierten, komplexen emotionalen Reaktionen wie Interesse-Aufgeregtheit, Überraschung-Schreck, Ekel-Widerwillen oder Furcht-Entsetzen, die in einer bestimmten, adaptiv sinnvollen biographischen Abfolge auftreten. Bei seinen Untersuchungen an schwer traumatisierten Kindern fand er heraus, daß frühe und schwere Traumata die mentale Entwicklung zur Unzeit beschleunigten, so daß die emotionalen Muster nicht auf eine gesunde Weise ausreifen konnten (Izard, 1979). Man denke hier an das wohlbekannte Phänomen der „Flucht in die Progression", die in eine verfrühte Autonomieentwicklung einmünden und zu einem pathologischen Nähe-Distanz-Konflikt führen kann. Izards Modell enthält Vorstellungen, die an die „Organisatoren" der affektiven Entwicklung erinnern, wie sie Spitz (1972) postuliert hat. Auch Spitz geht von genetisch programmierten affektiven Strukturen aus, die unter bestimmten Umweltbedingungen sich entfalten oder auch verkümmern.

Die klassische psychoanalytische Theorie der emotionalen Entwicklung war im wesentlichen auf die Triebschicksale bezogen. Freud unterschied nicht zwischen Bindung und libidinöser Besetzung. In einer umfassenden Darstellung der psychoanalytischen Theorien über den Affekt markiert Green (1979) die Position Freuds: „In Anlehnung an Darwin begreift Freud den Affekt als Repräsentanten dessen, was in einer weit zurückliegenden prähistorischen Vergangenheit einmal angepaßte und hochmotivierte Handlungen waren" (S. 684). Der Affekt wird quantitativ gefaßt, seine Erlebnisqualität gering geachtet. Aufgabe des Ichs ist es, Wege der Affektregulierung zu finden (z.B. Affektabfuhr, Befreiung „eingeklemmter" Affekte).

Nachdem die Affekte Freud zunächst nur als desorganisierende Größen gegolten hatten, gestand er ihnen in „Das ökonomische Problem des Masochismus" (1924) einen qualitativen Wert zu. In „Hemmung, Symptom und Angst" (1926) schließlich erhalten sie eine Bedeutungsfunktion („Signalangst"). Als er die Übertragung als das wichtigste Agens in der Behandlung erkannt hatte, kam den Affekten eine noch größere Bedeutsamkeit zu. Am Gegensatz von Vorstellung und Affekt hielt Freud jedoch fest - wie Green (1979) vermutet, auch aus wissenschaftshistorischen Gründen: Theorien über Vorstellungen schienen Freud objektivierbarer zu sein und sich deshalb für die wissenschaftliche Verankerung der Psychoanalyse, die er zur Hypnose hin abgegrenzt sehen wollte, besser zu eignen als Affektmodelle.

Die englische Schule stellte die Affektentwicklung in einen objektbeziehungstheoretischen Kontext und betonte die kommunikative Funktion der Affekte.

Dies hatte Konsequenzen für die Behandlungstechnik (Zurücktreten der einsichtsfördernden, deutenden Interventionen zugunsten einer Teilhabe des Analytikers an den Emotionen des Patienten; Arbeiten mit der Gegenübertragung).

Nach Mahler (1968) ist die Affektentwicklung gekennzeichnet von einer fortschreitenden Differenzierung im Zuge des Loslösungs- und Individuationsprozesses. Bestimmte emotionale Reaktionsbereitschaften sind den einzelnen Phasen des Trennungs-Individuationsprozesses zugeordnet. Je nachdem, ob die phasenspezifischen Interaktionen befriedigend sind oder mißlingen, werden solche Muster von neuen emotionalen Mustern überformt oder fixieren sich in negativen Selbst- oder Objektrepräsentanzen. So ordnet Mahler z.B. der „Wiederannäherungsphase" eine depressive Gestimmtheit zu. Wenn in dieser Phase der Dialog zwischen Mutter und Kind entgleist, etwa weil die Mutter auf das „checking back" ihres Kindes abweisend reagiert, wird das depressive Stimmungsmuster arretiert, und es kann sich eine depressive Entwicklung anbahnen.

Die moderne Emotionsforschung geht von phylogenetischen affektiven Grundmustern aus, die durch spezifische biographische Ereignisse und unter wesentlicher Beteiligung von kognitiven Reifungsprozessen aktiviert und ausgeformt werden. Die kognitive Emotionstheorie von Piaget (1981) sieht kognitive und emotionale Entwicklung als parallele, einander bedingende Prozesse. Der kognitive Reifungszustand und bestimmte lebensgeschichtliche Parameter wirken als Katalysatoren der emotionalen Entwicklung. Ungeklärt bleibt in dieser Theorie die Frage, warum manche elaborierten Emotionen, wie z.B. das Fremdeln und die Acht-Monatsangst, die an bestimmte diskriminative Fähigkeiten gebunden sind, schon im ersten Lebensjahr auftreten, obwohl - nach Piaget - die kognitive Reifung erst im zweiten Lebensjahr so weit fortgeschritten sei, daß differenzierte Emotionen auftreten könnten.

12.1.2 Affektentwicklung und Depression

Frühkindliche Verlusterlebnisse werden meist als Auslöser von depressiven Entwicklungen genannt. Es gibt allerdings auch Kritik an der (Über-) Betonung frühkindlicher Traumata für die Neurosenentstehung. Man neigt heute eher zur Annahme von *Risikofaktoren* in der Kindheit (z.B. der Verlust der Eltern), die eine erhöhte Anfälligkeit für spätere psychische Erkrankungen bedingen. Tennant, Hurry und Bebbington (1982) untersuchten den Zusammenhang von Verlusten und Trennungen in verschiedenen Altersgruppen (0-4, 5-10, 11-15 Jahre) und späteren depressiven Symptomen. Dabei zeigte sich, daß Verlusterfahrungen im Alter von fünf bis zehn Jahren am stärksten zu späterer Depression prädisponieren.

Man muß wohl von einer mehrfachen Determiniertheit eines depressiven Prozesses ausgehen. Das dreifaktorielle Depressionsmodell von Brown, Harris und Bifulco (1986) umfaßt traumatische Lebensereignisse (v.a. Verlusterlebnisse, auch ideeller Art), die den Beginn einer depressiven Phase markieren, Vulnerabilitätsfaktoren, die die Wirkung lebensgeschichtlicher Parameter potenzieren können, und Faktoren, die sich spezifisch auf die Formierung der Symptome auswirken (z.B. negative Bindungserfahrungen). Nicht nur Verlusterlebnisse in der Kindheit, sondern auch spätere Ereignisse, die mit dem Erleben von Ohnmacht, Hilflosigkeit und Entwertung verbunden sind (Vergewaltigung, Viktimisierung), können zu einer Depression führen.

Damit stellt sich auch die Frage nach dem Zusammenhang von Depression und Selbstwertgefühl bzw. Entwicklung des Selbstwertgefühls. Das kognitive Depressionsmodell von Beck und Mitarbeitern (1979) versteht die Depression als eine Triade aus negativer Selbstwahrnehmung, negativer Interpretation von Lebenserfahrungen und pessimistischer Weltsicht. Die Depression wäre demnach die Folge von Selbstwertstörungen, was von der modernen Selbstkonzeptforschung allerdings in Frage gestellt wird.

Ein weiterer, für die Behandlungstechnik wichtiger Bereich umfaßt die Ergebnisse der Coping-Forschung. Die Psychoanalyse hat sich, ausgehend von der frühen Theorie Freuds, daß Affekte eine Störgröße seien, die es zu kontrollieren gelte, primär mit den defensiven Formen der Affektbewältigung befaßt („Abwehrmechanismen"). Gerade in der Behandlung depressiver Patienten, die mit Selbstabwertungen und autodestruktiven Schuldzuweisungen operieren, ist aber die Erarbeitung von positiv konnotierten Strategien für den Umgang mit Affekten ein wesentliches Therapieziel.

In diesem Zusammenhang ist auch die Tatsache bedeutsam, daß es Auslöser für bestimmte Emotionen gibt. Teilweise sind solche Auslöser genetisch vorgegeben, etwa in der Form, daß bestimmte Wahrnehmungen spezifische Affektzustände auslösen können, teilweise sind sie auch lebensgeschichtlich erworben. In der Psychotherapie ginge es dann darum, erlernte Verknüpfungen, etwa zwischen einer bestimmten situativen Wahrnehmung und einem depressiven Affekt, aufzulösen oder doch zu modifizieren. Solche Auslöser können z.B. Therapieunterbrechungen, Abgrenzungssignale des Therapeuten oder positive Veränderungen des Patienten im Verlauf der Therapie sein, wenn für den Patienten eine Weiterentwicklung unbewußt mit Erfahrungen etwa einer in der frühen Kindheit forcierten Selbständigkeit und einem Mißlingen der Wiederannäherungsphase assoziiert sind. „Übertragung als Beziehung" (Kapitel 9) und die Arbeit mit der Gegenübertragung (Kapitel 10) ermöglichen dem Patienten ein emotionales Lernen und Umlernen, das - im Gegensatz zu verhaltensmodifizierenden Verfahren - den unbewußten Konflikt erschließt, der ein wesentliches Moment der neurotischen Verknüpfung ist.

12.2 Bindungstheorie und Säuglingsforschung (Günter Völkl)

12.2.1 Bindungstheorie

Erst in jüngster Zeit und im Kontext der Ergebnisse der Säuglingsforschung hat sich die Psychoanalyse intensiver mit der Bindungstheorie auseinandergesetzt, nachdem die theoretischen und methodologischen Differenzen zunächst unüberwindbar erschienen waren.

Bowlby, ein britischer Psychoanalytiker, hatte jahrzehntelang Mutter-Kind-Interaktionen systematisch beobachtet und daraus eine Theorie des Bindungsverhaltens entwickelt (1958). Er stieß damit auf die entschiedene Ablehnung von A. Freud, Winnicott und Spitz. Daß er seine Befunde in ethologische und biologische Begriffe faßte, trug ihm den Vorwurf ein, den metapsychologischen Korpus der Psychoanalyse zugunsten eines überwiegend deskriptiven Denkansatzes verlassen zu haben. Während nach der klassischen psychoanalytischen Theorie seelische Vorgänge „auf Triebabkömmlingen und ihrem dynamischen Wechselspiel" beruhen (A.Freud, 1960), entsteht Bindung nach Bowlby unabhängig von oralen und sexuellen Trieben und ist biologisch präformiert. Unter Bindungsverhalten versteht Bowlby einen Suchvorgang, der durch bestimmte Auslöser aktiviert wird und erst beendet ist, wenn das Kind Sicherheit und Geborgenheit bei einem Objekt gefunden hat. Man erkennt unschwer, daß Bowlby von Lorenz und dessen Theorie der Prägung beeinflußt war. Schon Lorenz hatte beobachtet, daß die Prägung auf ein Objekt unabhängig von dessen Fütterungsverhalten stattfindet und sich mehr an seiner Erreichbarkeit innerhalb bestimmter räumlicher Distanzen orientiert.

Bowlby postuliert „die Existenz eines Steuerungssystems im Zentralen Nervensystem ... analog zu physiologischen Steuerungssystemen ... Die Bindungstheorie nimmt also an, daß das Bindungsverhaltenssystem als Steuerungssystem in Analogie zur physiologischen Homöostase die Beziehung einer Person zu ihrer Bindungsfigur innerhalb gewisser Entfernungs- und Verfügbarkeitsgrenzen aufrechterhält" (1995, S. 22). Gewissermaßen antithetisch zum Bindungsverhalten gibt es einen „Drang" (Bowlby) zum Erkunden der Umwelt. Solange Bindungsverhalten aktiviert ist, also das kleine Kind sich der beschützenden Nähe seiner primären Bezugsperson versichern will, bleiben die exploratorisch-expansiven Strebungen blockiert. Wenn Bowlby davon spricht, daß das zweijährige Kind eine typische Interaktionssequenz zeigt, die aus „Ausflügen innerhalb einer bestimmten Entfernung" (S. 21) und wiederholter Rückkehr zur Mutter besteht, um sich ihrer Anwesenheit zu versichern, wird die Nähe zu Objektbeziehungstheorien und Mahlers Beschreibung der Wiederannäherungsphase deutlich (Mahler, 1972).

Bindungsbedürfnisse begleiten den Menschen lebenslang. Sie werden zwar überformt, etwa von sexuellen Beziehungsmustern, bleiben aber ein Motivationssystem sui generis. Sie gleichen den Selbstobjektbedürfnissen, wie sie die Selbstpsychologie postuliert (Kohut, 1971). Die „Bindungsfigur" von Bowlby, deren sich das Kind immer wieder versichern muß, hat eine ähnliche Funktion wie Kohuts Selbstobjekt.

Nach Bowlby bildet sich das Kind im ersten Lebensjahr ein „Arbeitsmodell" seiner primären Bezugspersonen und, komplementär dazu, ein Modell über sich selbst. Die Kernstruktur beider Modelle wird aus einer von drei hauptsächlichen Bindungserfahrungen gebildet, die Ainsworth und Mitarbeiter (1978) als die sichere, die unsicher-vermeidende und die ambivalent-vermeidende Bindung klassifiziert und empirisch belegt hat. In neuerer Zeit wurde ein weiteres Arbeitsmodell beschrieben, das sich auf ein desorganisiertes/desorientiertes Verhalten des Kindes bezieht.

In Ainsworths Baltimore-Studie wurden einjährige Kinder und ihre Mütter in eine standardisierte Versuchssituation gebracht, die sogenannte „Fremde-Situation". Dann wurde das Verhalten des Kindes bei Anwesenheit, Abwesenheit und Rückkehr der Mutter beobachtet.

Das *sicher-gebundene* Kind spielt unbeschwert, wobei es sich gelegentlich der Anwesenheit seiner Mutter vergewissert. Es zeigt Anzeichen von Irritation, wenn die Mutter den Raum verläßt, spielt dann aber konzentriert weiter. Kehrt die Mutter zurück, sucht das Kind sofort den Kontakt zu ihr und wendet dann seine Aufmerksamkeit wieder dem Spielen zu. Mutter und Kind wurden auch im häuslichen Umfeld über einen längeren Zeitraum beobachtet. Dabei zeigt sich, daß das in der Fremden-Situation als sicher-gebunden beurteilte Kind zu Hause die Erfahrung gemacht hat, daß seine primären Bezugspersonen erreichbar, responsiv und genügend feinfühlig waren, wenn es in Not geriet. Deshalb bleibt sein Bindungsverhalten (verstanden als Objektsuche in einer Notsituation) nicht lange aktiviert, denn wenn es zum Ziel geführt, d.h. Trost und Beruhigung beim primären Objekt gefunden hat, kann es „abgestellt" werden und das Kind ist wieder frei für seine expansiven Strebungen, die von den Eltern auch gefördert werden.

Ganz anders verhalten sich die als *unsicher-vermeidend* eingestuften Kinder. Sie zeigen weder eine Reaktion, wenn die Mutter sie verläßt, noch wenn sie zurückkommt, es gibt keine Wiederannäherung. Die Kinder bleiben während des ganzen Ablaufs ihren Spielsachen oder anderen Personen zugewandt. Verhaltensbeobachtungen im häuslichen Umfeld ergeben, daß die Mütter nur selten eine körperliche Berührung zulassen. Häufig weisen sie das Kind ab, wenn es Kontakt sucht. Die Kinder entwickeln offensichtlich eine Vermeidungsstrategie, um sich nicht immer wieder einer frustrierenden Zurückweisung auszusetzen.

Eine dritte Gruppe von Kindern zeigt ein *unsicher-ambivalentes* Bindungsverhalten. Diese Kinder scheinen sich während des ganzen Versuchsablaufes vergewissern zu wollen, was mit der Mutter ist, ohne sich aber beruhigen und konzentriert spielen zu können. Wenn die Mutter zurückkommt, verhalten sie sich ihr gegenüber ambivalent und zeigen vor allem ärgerlich-wütende Reaktionen. Die Mütter dieser Kinder werden so beschrieben, daß sie zwar einfühlsam und warmherzig mit ihren

Kindern interagieren können, dies aber in einer nicht vorhersagbaren Weise, und daß sie, ebenso unberechenbar, abweisend und unempathisch reagieren können. Zeigen ihre Kinder Autonomiebestrebungen, unterlaufen sie diese.

Etwa 12% der Kinder der Ainsworth-Stichprobe konnte keiner der drei beschriebenen Gruppen zugeordnet werden. Main und Weston (1981) fanden bei einer Reanalyse der Videobänder der Baltimore-Studie, daß diese Kinder ein spezifisches Bindungsverhalten zeigen, das sich deutlich von den drei genannten Arbeitsmodellen unterscheidet und das sie als *desorganisiertes und/oder desorientiertes* Verhalten bezeichnen. In Anwesenheit der Mutter „erstarrt (das Kind) in seinen Bewegungen bei gleichzeitigem trance-ähnlichen Gesichtsausdruck; es schaukelt stereotyp auf Händen und Knien nach begonnener Annäherung ... es schaut während der Trennung zur Tür und schreit nach der Bezugsperson, wendet sich aber bei der Wiederannäherung still ab; es richtet sich auf, um die Bezugsperson zu begrüßen, sinkt aber dann in sich zusammen auf den Boden" (Main, 1995, S. 126).

Im Gegensatz zu den Kindern der anderen Bezugsgruppen scheinen die desorganisiert gebundenen Kinder über keine Strategien zu verfügen, wie sie mit Situationen umgehen können, in denen ein Elternteil sich abweisend oder unberechenbar in seinem Einfühlungsvermögen verhält. Wir haben bei den unsicher-ambivalenten Kindern gesehen, daß sie *aktiv* sind und einen ärgerlichen Affekt zeigen. Den desorganisierten/desorientierten Kindern scheint dagegen kein Coping-Repertoire zur Verfügung zu stehen. Es überrascht nicht, daß in Untersuchungen von mißhandelten Kindern die Mehrzahl (80%) als desorganisiert/desorientiert in ihrem Bindungsverhalten eingestuft wird: Diese Kinder waren Situationen ausgesetzt, in denen sie weder mit Flucht noch mit Abwehr reagieren konnten.

Aus Handlungen, die das Kind ausführt, um Bindung herzustellen und zu sichern, und aus den Konsequenzen dieser Handlungen bilden sich internale Arbeitsmodelle. Diese haben mit etwa 12 Monaten eine gewisse Stabilität erreicht und wirken, wenn sie ausgeformt sind, unbewußt handlungsleitend. Mit der Ausreifung der kognitiven und verbalen Fähigkeiten des Kindes wird das Bindungsverhalten elaboriert und verschlüsselt. Der verbale Dialog des größeren Kindes mit seiner Mutter und der Dialog des Patienten mit seinem Therapeuten stellen ein solches chiffriertes Bindungsverhalten dar, das - zumindest theoretisch - dechiffriert werden kann.

Unschwer läßt sich eine Verbindung zum Übertragungs-Gegenübertragungs-Modell der Psychoanalyse herstellen: Die Patienten interagieren mit dem Therapeuten, meist unbewußt, analog ihren infantilen Handlungsmustern, ihrem Arbeitsmodell, ihren internalisierten Objektbeziehungsrepräsentanzen.

Bowlby und seine Nachfolger behaupten nun nicht, daß bestimmte kindliche Bindungskonfigurationen linear-kausal zu späteren Psychopathologien führen müssen. Eher gilt eine probabilistische Vorstellung: Die Erfahrung einer sicheren Bindung bietet eher die Chance zur Entwicklung einer autonomen Persönlichkeit und kann traumatische Bedrohungen abpuffern, während bei unsicher gebundenen Kindern eine größere Vulnerabilität für Entwicklungsstörungen gegeben ist. Bowlby kommt der Verdienst zu, einen originären Ansatz zur Erklärung der Bindung des kleinen Kindes an seine Mutter entwickelt zu haben. Er postuliert ein eigenständiges, biologisch verankertes Motivationssystem, da sich nicht von Triebspannungen ableitet.

Köhler (1995) weist darauf hin, daß die Ergebnisse der Bindungsforschung hilfreich für die psychoanalytische Praxis sein könnten. Wenn der Therapeut die verschiedenen Möglichkeiten des Bindungsverhaltens kenne und nicht nur eine metapsychologische Vorstellung von Objektbeziehungsmustern habe, werde er z.B. bei einem unsicher-vermeidenden Patienten aktiver agieren und dessen unsicheres Bindungsverhalten nicht durch betonte Zurückhaltung oder längeres Schweigen noch verstärken.

Hervorzuheben ist die evolutionäre Sichtweise Bowlbys. Um überleben zu können, braucht das Kind eine responsive Bezugsperson. Deshalb „wird das Bindungssystem so konstruiert sein, daß es am effektivsten in Interaktionen mit der Person arbeitet, die *nach Meinung des Kindes* (Hervorhebung durch mich, G.V.) prompt und effektiv auf seine Signale reagieren wird“ (Bowlby, 1995, S. 23). Hier klingt an, was in der Säuglingsforschung auf den Begriff des „kompetenten Säuglings“ (Stone et al., 1973) gebracht wird.

12.2.2 Säuglingsforschung

Ich beziehe mich auf die zusammenfassende Darstellung von Dornes (1996), die einen Überblick der wichtigsten Untersuchungsergebnisse der Babybeobachter in den letzten 20 Jahren gibt.

Für die psychoanalytische Theoriebildung sind besonders jene Befunde bedeutungsvoll, welche die Säuglingsforschung zur visuellen, auditiven und kreuzmodalen Wahrnehmungsfähigkeit des Säuglings und Kleinkindes liefert. Hier haben Stern (1983, 1985), Lichtenberg (1983) und andere sehr Innovatives geleistet und die traditionellen Vorstellungen über die ersten Lebensmonate erheblich korrigiert.

Diese gingen dahin, daß der Säugling im ersten Lebenmonat seine ganze Aufmerksamkeit nach innen richte (autistische Phase sensu Mahler (1972)). Er sei noch nicht fähig, äußere Reize differenziert wahrzunehmen. Seine Innenwelt werde im wesentlichen von archaischen Erlebnissen der Triebspannung und -entspannung ausgestaltet. Erst allmählich gelange er vermittels einer Verschiebung der Libido vom Körperinneren an die Peripherie zu einer diffusen Wahrnehmung der Außenwelt. Vereinfacht gesagt, möchte der Säugling in seinem Bemühen um eine innere Homöostase nicht von äußeren Reizen gestört werden. Er suche sie auch nicht.

Der autistischen Phase folgt nach Mahler die symbiotische, die bis zum sechsten Lebensmonat andauert. Das wesentliche Merkmal dieser Phase ist die „halluzinatorisch-illusorische, somatopsychische omnipotente Fusion mit der Mutterrepräsentanz und insbesondere die ebenso illusorische Vorstellung einer gemeinsamen

Grenze der beiden in Wirklichkeit physisch getrennten Individuen“ (1972, S. 15). Es gibt noch keine getrennten Selbst- und Objektrepräsentanzen. Das Kind bildet eine Zweieinheit mit seiner Mutter.

Vor allem die Konzepte des primären Autismus und der symbiotischen Phase werden von den Babyforschern in Frage gestellt. Schon bei zwei bis drei Wochen alten Säuglingen, so belegen Experimente, kann ein unterschiedliches Interaktionsverhalten festgestellt werden, je nachdem ob den Kindern ein menschliches Objekt oder ein unbelebter Gegenstand präsentiert wird (Brazelton et al. 1975). Trevarthen (1979) sieht hierin einen Beleg für eine „primäre Intersubjektivität“ des Menschen.

Neugeborene zeigen einen ausgeprägten Reizhunger, sie sind von Geburt an aktiv auf der Suche nach Reizen. Biologisch macht das einen Sinn, denn die Reize werden zum Aufbau neuronaler Strukturen benötigt. Von Anfang an ist die Fähigkeit zur kategorialen Differenzierung von visuellen Mustern vorhanden. Aber auch eine auditive Reaktionsbereitschaft und Diskriminationsfähigkeit läßt sich schon unmittelbar nach der Geburt feststellen. Die mütterliche Stimme wird im Vergleich zu anderen Stimmen eindeutig präferiert. Neugeborene zeigen differente Reaktionen, je nachdem ob ihnen künstlich erzeugte Geräusche oder menschliche Stimmen dargeboten werden.

Besonders eindrucksvoll sind die Beobachtungen zur kreuzmodalen Wahrnehmung. Damit ist gemeint, daß die Eindrücke der verschiedenen sensorischen Apparate koordiniert und integriert werden, so daß eine ganzheitliche Objektwahrnehmung entsteht. Läßt man drei Wochen alte Babys an einem genoppten Schnuller saugen (ohne daß sie diesen vorher gesehen hätten) und zeigt ihnen dann auf Bildern einen Schnuller mit und einen ohne Noppen, fixieren sie das Bild mit dem genoppten Sauger signifikant länger.

Es gibt eine ganz Reihe weiterer, aufregender Befunde aus der Säuglingsforschung, die nicht mit der Vorstellung von einer passiv-rezeptiven, undifferenzierten Frühphase der menschlichen Entwicklung übereinstimmen. Die Wahrnehmung und das Erleben des eigenen Selbst und der Objekte scheinen schon im ersten halben Lebensjahr wesentlich ganzheitlicher und differenzierter zu erfolgen als die Psychoanalyse bisher angenommen hat. Die Fähigkeit zur kreuzmodalen Wahrnehmung schon im Alter von wenigen Wochen stellt die Theorie der gespaltenen Selbst- und Objektrepräsentanzen in Frage. Dornes (1996) sieht Fragmentierungserlebnisse eher als Folge von affektiven Überlastungen, nicht als Stadium einer normalen Entwicklung. Das würde übereinstimmen mit neueren Ergebnissen der Gedächtnisforschung, wonach unter hoher Affektspannung die mentale Speicherungsfähigkeit eingeschränkt ist (also z.B. unter traumatischen Belastungen, wie etwa Vernachlässigung, Gewalteinwirkung) und es dadurch zu dissoziierten Wahrnehmungen kommt (Krause, 1997).

Nachdem in der modernen Psychoanalyse das Konzept des primären Autismus wohl nicht länger vertreten wird, steht auch die symbiotische Phase zur Diskussion. In Frage steht, ob sich aus einem Zustand der Verschmelzung, der Zweieinheit von

Mutter und Kind, etwa ab dem sechsten Lebensmonat ein abgegrenztes Selbst- und Objekterleben entwickelt (Separation), oder ob nicht „die Getrenntheitsempfindung das Primäre ist, und auf dieser Basis Gemeinsamkeitserlebnisse mit dem anderen möglich sind, die aber nicht das Gefühl auslöschen, ein separates Individuum zu sein“ (Dornes 1996, S. 89). Stern (1983) spricht von „self-with-other“-Erlebnissen, die vom Kind aktiv gesucht werden, und zwar in der Bewußtheit seines eigenen Selbstes („self-versus-other“).

12.2.3 Anwendungen für die Therapie depressiver Störungen

Welche Folgerungen für unsere Arbeit mit depressiven Patienten können wir aus der Säuglings- und Bindungsforschung ziehen?

Zur Frage der Genese depressiver Störungen kann die Säuglings- und Bindungsforschung wertvolle Hinweise geben. Vor allem die Befunde von Ainsworth und Mitarbeitern (1978) belegen einige Phänomene empirisch, die bisher nur rekonstruktiv aus Erwachsenentherapien erschlossen oder, oft mit hohem spekulativen Anteil, aus der analytischen Metapsychologie abgeleitet werden konnten. Die Hypothese, daß der depressive Grundkonflikt auf eine Fixierung im Ambivalenzkonflikt der Wiederannäherungskrise (2./3. Lebensjahr) zurückgehe, findet ihre empirische Bestätigung in den Baltimore-Studien von Ainsworth, allerdings schon bei einjährigen Kindern: Beim ambivalent-unsicheren Typus ist „die Bindungsfigur als nicht berechenbar abgebildet. Die innere Einstellung, die diese Kinder in die Fremde-Situation mitbringen, macht sie unruhig und aktiviert ihr Bindungssystem allein schon wegen der fremden Umgebung und der fremden Person. Ihr unsicheres inneres Arbeitsmodell über ihre Erwartungen an die Bindungsfigur aufgrund bisheriger Erfahrungen läßt sie die Nähe der Bindungsfigur schon vor der Trennung suchen. Durch die chronische Aktivierung ihres Bindungssystems ist ihr Erkundungsverhalten stark eingeschränkt. Verläßt die Bindungsfigur dennoch den Raum, so werden diese Kinder in ihrer Erwartung bestärkt, daß die Bindungsfigur wohl wieder nicht verfügbar ist. Die Trennung belastet diese Kinder besonders stark. Der wiederkehrenden Bindungsfigur gegenüber verhalten sie sich widersprüchlich. Sie suchen ihre Nähe, sind aber zugleich ärgerlich und wütend auf sie, was sich in ihrem ambivalenten Verhalten zeigt“ (Fremmer-Bombik 1995, S. 114). Kinder solcher Mütter sind chronisch beunruhigt. Weil sie nie sicher sein können, daß ihre Bezugspersonen verläßlich zur Verfügung stehen, ist ihr Bindungsverhalten permanent aktiviert, so daß sie kaum dazu kommen, unbeschwert ihren explorativen Strebungen nachzugehen.

Schmidt (1996) hat kürzlich im Zusammenhang mit Suchtphänomenen von einem pathogenen „Abwendungsmonopol des primären Objekts“ gesprochen. Manche Bezugspersonen ziehen sich selbst jederzeit vom Kind zurück, blockieren und bestrafen aber die Abwendungsversuche des Kindes. Dadurch bildet sich ein Beziehungsmuster, „bei dem das Kind sozusagen lernt, daß es immer darauf achten muß, den Kontakt zur Mutter zu sichern, damit das Objekt nicht plötzlich verschwindet, und es hat sehr viel weniger Erfahrungen und Ressourcen bilden können des eigenen, relativ gefahrlosen Abwendens“ (S. 344). Die Ähnlichkeit dieses rekonstruktiv erschlossenen Interaktionsmodells mit den Beobachtungen von Ainsworth ist evident. In der Therapie der späteren Patienten kommt es dann temporär zu einer Außerkraftsetzung der analytischen Grundregel: „Alle geäußerten und relevanten psychischen Inhalte ... haben primär die Funktion, ständig fühlbare verbundene Nähe herzustellen ... der Möglichkeitsraum ist fast völlig zusammengeschrumpft“ (S. 342).

Mir fällt hier eine depressive Patientin ein, die ihre Mutter als einfühlsame Vertraute schildert, von derselben Mutter aber oft unmotiviert abgewiesen und übel beschimpft wurde. Nach Therapieunterbrechungen kommt die Patientin lange Zeit nicht zur Ruhe und überschüttet mich mit ihrem Ärger. Sie findet aus diesem ärgerlichen Affekt, mit dem sie mich sozusagen ununterbrochen anspricht und gleichzeitig wegstößt, kaum heraus. Inhaltlich wirft sie mir immer die gleichen, zum Teil schon lange zurückliegenden, enttäuschenden Erfahrungen in der Therapie vor, die sie nach jeder Trennung wieder aufwärmt. Ich erlebe sie (und mich) in diesen Phasen wie blockiert; der „Möglichkeitsraum“ der analytischen Situation ist „zusammengeschrumpft“, es muß eine fühlbare Nähe hergestellt werden, die aber doch nicht vertraut werden kann.

Bowlby hat einige Bedingungen genannt, die für eine hilfreiche Psychotherapie gelten müßten. Der Therapeut solle eine „sichere Basis“ für seine Patienten sein, die Beziehung des Patienten zu ihm müsse stets reflektiert werden. Beides ist für die Psychoanalyse längst Standard: „Holdingfunktion“ des Analytikers (Winnicott), Übertragungs- und Gegenübertragungsarbeit im Hier und Jetzt, Übertragungsdeutung.

Es ist auch hilfreich, wenn wir nicht nur auf die pathogenen Konflikte des Patienten achten, sondern den Blick ebenso auf seine Ressourcen und seine adaptiven und integrativen Fähigkeiten richten. Ohnehin hat sich ja unsere Sichtweise des Patienten verändert: Wir sehen ihn nicht mehr nur unter Wiederholungszwang handeln und Übertragungen inszenieren, welche frühkindlichen, vorwiegend intrapsychischen Triebabwehrkonflikten entstammen. Die Ergebnisse zur Therapieforschung, die die Mount Zion-Gruppe (Weiss, 1982) vorgelegt hat, belegen, daß der Patient seine Probleme meistern will und seinen Therapeuten einem „Test“ unterzieht, ob er ihm dabei behilflich sein kann. Das tut auch der depressive Patient, dessen Beharren auf seiner vorgeblichen Lebensuntüchtigkeit oft als Widerstand (miß)verstanden wird. Was Schmidt (1996) als „Die Legierung der Objektvorstellung: ‚Sie verläßt mich!‘ mit der Subjektvorstellung: ‚Wenn ich mich abwenden will!‘“ (S. 346) beschreibt, entspricht dem „Arbeitsmodell“ eines ambivalent-unsicher gebundenen Kindes, das eine Trennungssituation dadurch bewältigen möchte, daß es ständig Bindungsverhalten aktiviert, dadurch aber seine explorativen Möglichkeiten nicht entfalten kann.

Ich empfinde es bei depressiven Patienten als hilfreich, mir die internalen Arbeitsmodelle der Bindungstheorie vorzustellen und sie als diagnostische Schemata zu benutzen. Das bei depressiven Patienten oft endlose Kreisen um immer dieselben, schon viele Male besprochenen Ängste vor Veränderung und ihre Schwierigkeit, die Therapie aus eigener Kraft und auf eigenen Wunsch zu beenden, kann besser verstanden werden, wenn der Therapeut eine Vorstellung von den möglichen Arbeits- bzw. Bindungsmodellen hat, welche die Patienten entwickelt haben und die sie, verbal chiffriert, in die Therapie einbringen.

12.3 Kognitive Verhaltenstherapie der Depression (Yvonne Grabenstedt)

Der zentrale Beitrag zur Behandlung der Depression von seiten der Verhaltenstherapie ist die Kognitive Therapie der Depression. Sie beschreibt Depression als kognitive Störung (Hautzinger, 1994a), die sich in globalen, zu typischen Mustern verfestigter Negativität des Denkens äußert. Beck (1974), Begründer der Kognitiven Therapie, sah in der kognitiven Störung die Grundlage der Depression. Mit drei spezifisch negativen Mustern charakterisiert er depressives Denken: Es bestehe eine überwiegend negative Sicht der Umgebung, der eigenen Person und der Zukunft. Damit einher gehe eine Verzerrung der Realität, die auch nicht mehr ausreichend überprüft werden kann und so zu einer Verstärkung der negativen Weltsicht führt.

Depressive Gefühle, wie das herabgesetzte Selbstwertgefühl, Gefühle von Hilflosigkeit und Hoffnungslosigkeit, werden als Folge dieser verdichteten negativen Kognitionen beschrieben. Die Verdichtung und Vernetzung dieser globalen Negativität geschieht in sogenannten Schemata, die z.B. definiert werden als „Ansammlung mentaler Repräsentationen, die miteinander verbunden sind und gemeinsam als Einheit funktionieren“ (Horowitz, 1994, S. 64). Werden von dem Schema nur einige Elemente aktiviert, kann die gesamte Negativität der Depressiven, das gesamte Netzwerk, in Bewegung gesetzt werden. In der Depressionsbehandlung geht es also darum, diesen Zirkel dahingehend zu durchbrechen, daß eine Generalisierung in Richtung dieses beschriebenen Schemas unterbrochen wird und die Patienten in der Weise nicht mehr für eine Generalisierung anfällig sind (Horowitz, 1994).

Die Kognitive Verhaltenstherapie verfügt über keine eigene allgemeine *Ätiologie*. Sowohl den Kognitionen wie den daraus resultierenden negativen Gefühlen werden spezifische Lernerfahrungen zugrundegelegt. Diese müssen teilweise genau untersucht werden, um therapeutisch dann den Zirkel der Negativität verändern zu können.

In der Arbeit „Kognitive Verhaltenstherapie bei Depressionen“ (Hautzinger, 1994b), an der ich mich im folgenden auch orientiere, beschreibt Hautzinger *als Ziel* der Kognitiven Verhaltenstherapie, „die fehlerhaften, verzerrten, und nicht realitätsangemessenen Gedanken, Bewertungen, Schlußfolgerungen, Ursachenzuschreibungen und Überzeugungen zu erkennen, beobachten zu lassen, ihren Realitätsgehalt zu testen und letztlich zu verändern" (S. 116).

Die *diagnostischen Methoden*, die der Behandlung vorausgehen, umfassen Selbst- und Fremdbeurteilung mit einer Fülle von Skalen und Fragebögen, die je nach vorliegender Symptomatik immer spezieller in verschiedenste Bereiche z.B. kognitiver, motorischer, somatischer Ebenen hereinreichen können. Ergänzt wird das Vorgehen durch ein strukturiertes Interview, sowie eine Problem- und Verhaltensanalyse.

Bezüglich der *Indikation* sei eine gewisse Ansprechbarkeit und die minimale Bereitschaft zu kooperieren vonnöten. Ist dies wegen der Schwere der Depression nicht möglich, sei eine Kognitive Verhaltenstherapie nicht durchführbar (S. 43).

Die *praktische Durchführung* der Kognitiven Verhaltenstherapie besteht in der Anwendung einer Kombination verschiedenster Methoden, die unterschiedlichste verhaltenstherapeutische Elemente umfassen. „Elemente Kognitiver Verhaltenstherapie bei Depressionen" stellt Hautzinger folgendermaßen zusammen (S. 47):

„Grundelemente: Kooperatives Arbeitsbündnis
strukturiert und problemzentriert
Lernerfahrung, veränderungsorientiert
unterstützen, Übungen
Transparenz, Vertrauen, individuell.

Aktivitätsaufbau: Erhöhung angenehmer Erfahrungen
Abbau belastender Erfahrungen
Erfolg vs. Vergnügen

Kompetenzsteigerung: Schulung sozialer Wahrnehmung
Training von Fertigkeiten
Kontaktaufbau
Kommunikationsübungen

Kognitionsänderungen: Entdecken negativer Gedanken
Hinterfragen, Sokratischer Dialog
Überprüfen der Angemessenheit
Realitätstesten, Alternativen
Reattribution, Tagesprotokolle

Stabilisierung: Vorbereitung auf Krisen
Anwendung auf Zukunft
Einbau in den Alltag."

Der *Zeitraum*, in dem die Therapie durchgeführt wird, betrage 8 bis 16 Wochen (S. 47) mit 25-40 Sitzungen meist in Einzeltherapie. Gruppentherapie sei nicht ausgeschlossen. Thematisch stünden Passivität, Rückzug und Lustlosigkeit meist zunächst im Vordergrund. Das Vorgehen ist strukturiert, mit Techniken und Hausaufgaben, die die Patienten zu bewältigen haben. Doch soll der Therapieplan individuell an den Patienten angepaßt werden. Ich habe keine Aufzeichnungen darüber gefunden, ob und wie das unter dem Zeitdruck in der Behandlung gelingt. Vorausgesetzt wird ein kooperatives Arbeitsbündnis, in dem Patient und Therapeut miteinander die Problemlösung anstreben.

Aufgabe des Therapeuten ist es, Rahmen und Inhalt der Sitzungszeit zu strukturieren. Die Fähigkeiten, über die kognitive Therapeuten verfügen müssen, seien „Echtheit, Aufrichtigkeit, Empathie, fachliche Kompetenz, professionell-entspanntes Verhalten“ (S. 117). Sie brauchen die Haltung eines „unterstützenden, bemühten und freundlichen ‚Forschers'“ (S. 53ff.).

In der Therapiesitzung faßt der Therapeut zusammen, lenkt das Gespräch in die zentrale Richtung, gibt den Patienten Rückmeldungen. Hausaufgaben, Übungen, konkrete Planungen gibt er am Ende der Sitzungen. So erstellen die Patienten Wochenpläne, in denen sie eintragen können, welcher Aktivität sie in welcher Stimmung nachgegangen sind. Auf diese Weise erfolgt eine Differenzierung zwischen den Aktivitäten in angenehme und unangenehme. „Je mehr es gelingt, positive Aktivitäten regelmäßig in den Tagesablauf einzubauen, desto besser fühlt sich der Patient“ (S. 49). In Protokollen können auch noch Datum, die Beschreibung der Situation, die dazugehörigen Gefühle, die negativen (‚automatischen') Gedanken, deren Überprüfung (‚rationale Gedanken') und das Ergebnis vermerkt werden.

Entdecken, beobachten und Protokollieren, die Suche nach Zusammenhängen und Auslösern nehmen breiten Raum ein in der Arbeit an den kognitiven Prozessen, wobei es falsch sei, dem Patienten zu unterstellen, er denke falsch (S. 53). Es geht also um eine Vielzahl nicht nur verhaltenstherapeutischer Techniken, sondern allgemeiner Gesprächstechniken und -stile, die in der Kognitiven Verhaltenstherapie angewendet werden. Alles mit dem Ziel der Änderung der kognitiven Muster, die jedoch „meist langsam und mit vielen Rückschlägen“ verlaufe (S. 53). Zudem sollen Patienten auf diesem Wege das ‚Handwerkszeug' erhalten, das sie dann befähigt, mit den Rückfällen selbst umzugehen.

Die *Wirksamkeit* der Kognitiven Verhaltenstherapie sei im Vergleich zur Antidepressivatherapie als ebenso effektiv einzustufen. Bei der Katamnese seien jedoch Vorteile für die Kognitive Verhaltenstherapie erkennbar.

Bei den schwerer depressiven Patienten sei der Behandlungszeitraum zu kurz. Hautzinger zitiert Thase et al. (1991), die schwerer depressiven Patienten bräuchten „längere, umfassendere und intensivere therapeutische Bemühungen“ (S. 58).

Nach Hautzinger und de Jong-Meyer (1994, S. 205) ist Depressionstherapie dann erfolgreich,

1. wenn dem Patienten eine überzeugende Erklärung für die individuelle Erkrankung geliefert werde,
2. wenn Handeln geplant und struktiert erfolgt und Hausaufgaben mit einschließt,
3. wenn die Patienten durch diese vorgeschlagenen Maßnahmen Erfolge, Verstärkung und Ablenkung erfahren,
4. wenn die Patienten zu Selbstattributionen für die erzielten Veränderungen geführt werden.

Untersuchungen von Stewart et al. (1993) versuchen zu differenzieren, welche depressiven Patienten auf die Behandlung mit der Kognitiven Verhaltenstherapie ansprechen und welche nicht. Die Patientengruppe wurde zunächst mit Becks ‚Depressionsinventar', der Skala, die die Hilflosigkeit sowie jener, die die dysfunktionalen Einstellungen mißt, getestet.

Patienten, die darunter leiden, unfähig oder ‚unwillig' zu sein, überhaupt positive Veränderungen in ihr Leben zu bringen, wurden unter ‚Demoralisierung' erfaßt. Es sind Menschen, die ihre Motivation verloren haben aufgrund des Gefühls, immer wieder unterlegen gewesen zu sein, und die nicht riskieren, verletzt oder entmutigt zu werden.

Bei Patienten, deren Wert im Faktor ‚Demoralisierung' in den Tests hoch war, habe die Kognitive Therapie nicht angesprochen, im Vergleich zu den Patienten, die einen niedrigen Wert in diesem Bereich hatten, wo gute Ergebnisse erzielt wurden.

„Folglich können tiefsitzende dysfunktionale Einstellungen durch eine kurz dauernde Kognitive Therapie kaum effektiv verändert werden, während Patienten, die glauben, daß sie keine Kontrolle über ihr Leben haben, dazu neigen, ihre Hausaufgaben nicht zu erledigen oder kaum beteiligt sind" (Stewart et al., 1993, S. 105).

Gerade diese Gruppe, die hier beschrieben wird und die weniger auf Kognitive Verhaltenstherapie anspricht, sucht m.E. eher psychoanalytische Behandlung. Bei einer schwereren neurotischen Depression ist es auch kaum vorstellbar, daß so viele Punkte erarbeitet werden können, und so viele Ziele, daß auf diesem Wege Veränderung erreicht werden kann. Was denn eigentlich bei einem Patienten die „Demoralisierung" unterhält, erfordert zur Beantwortung und zur Therapie bei dieser Gruppe ein Konzept des unbewußten Konfliktes, wie es die kognitive Verhaltenstherapie nicht kennt. Oder wie ist der Masochismus zu bearbeiten, die immense Anpassungsbereitschaft, das Scheitern am Erfolg bei schwerer depressiven Patienten? Andererseits wagen Patienten manchmal zuerst den Schritt in die Kognitive Verhaltenstherapie, kommen Jahre später erst in eine psychoanalytische Behandlung. So können sich die Verfahren ergänzen, und es ist notwendig, daß für unterschiedliche Patientengruppen auch verschiedene Therapieverfahren angeboten werden.

12.4 Transkulturelle Aspekte der Depression (Günter Völkl)

Ist die Depression ein westliches Krankheitsbild? Steht sie in Zusammenhang mit bestimmten Wertvorstellungen und spezifisch abendländischen Sozialisationsmustern? Oder gibt es depressives Erleben überall und drücken die Menschen ihr Leiden nur auf unterschiedliche Weise aus, je nach den sozialen und ökologischen Gegebenheiten, unter denen sie leben? Hat vielleicht jede Kultur ihre eigene Affektsprache, die, wenn man sie übersetzt, dann doch basale, übergreifende, gewissermaßen archetypische Empfindungen kommuniziert? Gibt es unterschiedliche Bewertungen der depressiven Erkrankung, je nach Kulturkreis? Ich will versuchen, auf einige dieser Fragen eine Antwort zu geben.

Sartorius (1986) kommt zu einer Zahl von über 100 Millionen depressiv Erkrankter weltweit. Die transkulturelle Feldforschung zur Depression befaßte sich hauptsächlich mit zwei Fragen:

1. Treten Depressionen ubiquitär auf oder sind sie kulturabhängig?
2. Gibt es eine kulturübergreifende Symbolisierung depressiver Affekte oder hat jede Gesellschaft ihre eigenen Ausdrucksformen für depressives Erleben?

12.4.1 Zur Epidemiologie der Depression

Eine der ersten außereuropäischen Erhebungen stammt von Kraepelin (1909). Er hatte bei seinen Untersuchungen auf Java festgestellt, daß dort die Menschen nur selten an Depressionen erkrankten. In seiner Nachfolge wurde dann - unzulässig verallgemeinernd - immer wieder behauptet, daß es in den Ländern der Dritten Welt sehr viel weniger depressiv Erkrankte gäbe als in den Ländern des Westens (Maier, 1996). Zudem wurde schon bei Kraepelins Untersuchungen auf Java ein statistisches Artefakt übersehen. In traditionellen Gesellschaften werden depressive Patienten meist nicht in psychiatrische Hospitäler gebracht (wo die epidemiologischen Erhebungen stattfanden), sondern zum Heiler, der die bösen Geister oder Flüche, die für die depressive Erkrankung verantwortlich gemacht werden, durch magische Rituale vertreiben soll. Diese Patienten tauchen dann in der Statistik gar nicht auf.

Aus psychoanalytischer Sicht ist das ubiquitäre Vorkommen von Depression auch nicht verwunderlich. Wenn Menschen depressiv werden, weil sie Trennungen und Verluste nicht adäquat bewältigen können, und wenn solche Trennungsprozesse notwendigerweise zur individuellen menschlichen Entwicklung gehören, wird man auch in jedem Kulturkreis auf die Folgen des Mißlingens dieses Reifungsprozesses stoßen. Die Frage ist dann nicht mehr das Ob, sondern das Wie des Auftretens.

Zwei Fakten schälen sich als Ergebnisse der transkulturellen Depressionsforschung heraus:

Einerseits scheint die von Freud beschriebene depressive Kernsymptomatik (Autoaggressivität, Herabsetzung des Selbstwertgefühls, Schuldgefühle) nur im abendländischen Kulturkreis aufzutreten (Haltenhof & Krause, 1996). Vermutlich spielt dabei die spezifische Sozialisation eine wichtige Rolle, etwa die Bedeutung der protestantischen Leistungsethik. Neuere Untersuchungen ergeben denn auch eine Angleichung der depressiven Störungsbilder an westliche Ausprägungsmuster in solchen Kollektiven, die - etwa im Zuge der Industrialisierung - sich von ihren traditionellen Lebensformen abkehren und westliche Wertvorstellungen und Sozialisationsmodelle übernehmen (Sartorius, 1986).

Andererseits konnten Murphy und Mitarbeiter (1964) einen kulturunabhängigen Symptomkomplex herausarbeiten, der sich zusammensetzt aus Tagesschwankungen der Stimmung, Schlafstörungen mit frühmorgendlichem Erwachen und Interesselosigkeit an der Umgebung. Eine fünf Länder umfassende Studie der WHO (1983) kommt zu ähnlichen Ergebnissen. Als charakteristische und kulturübergreifende Merkmale depressiver Erkrankungen in den untersuchten Ländern (Kanada, Iran, Indien, Japan, Schweiz) werden genannt: Traurigkeit, Freudlosigkeit, Angst und Anspannung, Energielosigkeit, Interessenverlust, Konzentrationsstörungen, Insuffizienz-, Versagens- und Wertlosigkeitsgefühle (Sartorius et al. 1983; zit. in Otsuka & Dech 1996, S. 343).

Daneben gibt es Symptome, die je nach soziokulturellem Kontext variieren. Sartorius (1986) spricht von pathoplastischen Symptomen. Solche sind z.B. depressive Wahnvorstellungen, Suizidalität, Schuldgefühle und somatische Symptome.

12.4.2 Kulturspezifische Symptomatik

Gerade die letztgenannten beiden Symptome zeigen im internationalen Vergleich besonders auffällige Ausprägungsunterschiede: Im Vergleich zu Patientengruppen aus westlichen Ländern leiden in der Dritten Welt die depressiven Patienten sehr viel seltener unter Schuldgefühlen und Selbstanklagen, aber deutlich häufiger an somatischen Störungen. Wie kann man sich dieses Ergebnis erklären?

Daß bei den depressiv Erkrankten des außereuropäischen Kulturkreises die körperlichen Befindlichkeitsstörungen im Vordergrund der Symptomatik stehen, ist nach Pfeiffer (1996) darauf zurückzuführen, daß dort das depressive Leiden geringer geachtet wird: „In Europa besitzt das Krankheitsbild der Melancholie, der Schwermut eine Tradition, die bis in die Antike zurück reicht. Es war sogar mit einem gewissen Ansehen verbunden, indem es auf eine ernsthafte Persönlichkeit mit reichem Gefühlsleben und ethischen Grundsätzen verwies ... In den meisten Gebieten Afrikas und Asiens fehlt ein Konzept einer derartigen psychischen Alteration“ (S. 194). Während meiner analytischen Ausbildung hörte ich öfters: Depression adelt.

In traditionellen Gesellschaften gelte nur der (auch) körperlich sichtbar Leidende als anerkannt krank und könne auf die Rücksichtnahme der Gemeinschaft rechnen. Dies fördere die Somatisierung bei Depressionen. Wir können das in unserem eigenen Umfeld feststellen, wenn wir als Folge der Migrationsbewegungen immer mehr Menschen begegnen, die ihre seelische Not nur somatisch kommunizieren können.

Nach Pfeiffer stellt die Trennung von körperlichem und seelischem Erleben ein Spezifikum und eine Erwerbung der bürgerlichen Kultur dar. In außerwestlichen Gesellschaften sei das Erleben leibnäher und ganzheitlicher. Das heißt aber auch, daß ganzheitlicher gelitten und kommuniziert wird. Die Vorstellung von der organischen Einheit wirkt sich auch im Krankheitserleben aus. Körperliche Symptome werden ganz selbstverständlich mit seelischen oder geistigen Phänomenen in Verbindung gesetzt. Deshalb verwirrt es z.B. einen traditionellen Inder, wenn man ihn fragt, ob er unter „wirklichen" körperlichen Beschwerden leide oder unter einem Gemütsleiden, denn für ihn sind körperliches und seelisches Empfinden untrennbar miteinander verbunden.

Wenn wir in unseren westlichen Analysen etwas geringschätzig vom „Somatisieren" sprechen und es als Reifekriterium erachten, wenn ein Patient auf das Somatisieren verzichten und seine Gefühle psychisch erleben kann, so vergessen wir dabei womöglich, daß die ganzheitliche Ausdrucksmöglichkeit und Kommunizierbarkeit des depressiven Affektes die entwicklungsgeschichtlich ursprünglichere und vielleicht auch gesündere ist.

Zur Spezifität der Symptomwahl weist Krambeck (1996) auf einen interessanten Gesichtspunkt hin. Die Art der somatischen Präsentation sei den Erfahrungen entlehnt, die die Patienten mit bestimmten Erkrankungen in ihrem häuslichen Umfeld haben. Daß in den ländlichen Gebieten Indiens die depressiven Patienten häufig über Sehstörungen oder Angst vor Erblindung klagen, wird verständlich, wenn man sich vergegenwärtigt, daß die Menschen dort tatsächlich oft mit Augenleiden bis hin zur Erblindung konfrontiert werden und die damit verbundene, reale Hilflosigkeit ihrer erkrankten Familienangehörigen oder Nachbarn erleben. Das entsprechende Konversionssymptom macht es der Gemeinschaft leichter, auf den depressiven Patienten, der sich hilflos und abhängig fühlt, einzugehen.

Auch Symptome, die für bestimmte organische Erkrankungen typisch und deshalb unmittelbar einfühlbar sind, treten als depressive Begleitsymptomatik auf, z.B. Gelenk- und Knochenschmerzen, wie sie für fieberhafte Erkrankungen, etwa Malaria, typisch sind. In einer kulturspezifischen Skala zur Erfassung von depressiven Symptomen bei Schwarzafrikanern (Sandermann et al., 1996) laden gerade diejenigen Items besonders hoch, die sich auf körperliches Erleben beziehen: „Feeling your heart has fallen down" oder „Feeling as if your blood is slowed down" erweisen sich als signifikante Symptome einer depressiven Erkrankung.

Vielleicht noch interessanter als der Befund, daß in der Dritten Welt die somatischen Ausdrucksformen des depressiven Affektes dominieren, ist die Beobachtung, daß dort Schuldgefühle als depressive Begleitsymptomatik relativ selten auftreten. Das läßt sich psychodynamisch erklären, hat aber auch sozioökonomische Gründe.

Nach unserem psychoanalytischen Verständnis von Entwicklung und Reife kommt es darauf an, daß das menschliche Individuum lernt, sich von seinen primären Bezugspersonen abzugrenzen und zu einem autonomen Zentrum eigener Aktivität zu werden. Das Gefühl einer individuellen Schuld kann nur bei sich autonom erlebenden Persönlichkeiten entstehen. Schuldgefühle haben etwas mit den Prozessen der Verinnerlichung von elterlicher Autorität, der Überich-Entwicklung und der Separation zu tun. Dagegen wird in vielen traditionellen Kulturen die Individualität nicht gefördert, häufig ist sie sogar verpönt; statt dessen steht das Erleben, einer Gemeinschaft anzugehören und dieser verpflichtet zu sein, ganz im Vordergrund. Bei den Trobriandern in Melanesien verläuft „die Separationsentwicklung des ... Kindes von der Mutter weg hin zur Gruppe ... Die Ausbildung einer weiterreichenden individuellen Autonomie des Kindes kann so nicht gelingen und ist in dieser Gesellschaft auch nicht erwünscht ... Ein definitives Ausgeschlossensein von der eigenen Gruppe ist unerträglich“ (Maier, 1996, S. 335).

Den verinnerlichten Schuldvorwürfen könne das Individuum kaum ausweichen. Hingegen würden bei den Trobriandern die „bösen“ Introjekte auf die Umwelt projiziert, die dann von Hexen und bösen Geistern bevölkert sei. Diese könne man entweder meiden oder durch magische Rituale bannen.

Daß bei den depressiv erkrankten Trobriandern die somatischen Ausdrucksformen gegenüber den Selbstanklagen dominieren, während es im westlichen Kulturkreis umgekehrt ist, bringt Maier (1996) zu einer interessanten Hypothese. Er meint, daß sowohl die Selbstanklagen des depressiven Patienten der westlichen Welt als auch die Körpersensationen des depressiven Trobrianders den Versuch darstellen, die Beziehung zu einem verinnerlichten Objekt zu retten. Bei unseren „westlichen“ Patienten geschieht dies durch die Wiederbelebung einer zwar strafenden, aber immerhin emotional dichten Objektbeziehung der Kindheit, in der das Kind mit Vorwürfen belegt wurde, die aber wenig körperbezogen war.

Im Gegensatz dazu wird das trobriandische Kind nicht mit Strafen erzogen, sondern durch Trennungsdrohungen beunruhigt (etwa daß es von Hexen entführt werden könnte), die es stärker an die Gemeinschaft binden sollen. Das Kind sucht deshalb verstärkt die Nähe der Gruppe. Nähe wird viel intensiver als in westlichen Ländern über Körperkontakt geboten (Herumtragen, Streicheln). Die somatischen Symptome des depressiven Patienten würden demnach dem Ziel des körperlichen Einsseins mit den frühkindlichen, schützenden Objekten dienen. Hirsch (1989) weist in einem anderen Zusammenhang und bezogen auf „westliche“ Patienten darauf hin, daß „auch im späteren Alter das Agieren mit dem eigenen Körper über Zustände von psychosenaher Spannung und Leere, ausgelöst sowohl von Trennungsbedrohung wie auch von Symbioseangst, hinweghelfen“ kann (S. 30).

Auch in der traditionellen indischen Gesellschaft sind die individualistischen, nach Autonomie strebenden Tendenzen in besonderer Weise geeignet, Ängste und Depressionen auszulösen (Wiemann-Michael, 1996). Dort wird die exklusive, in Bezug auf die Gemeinschaft (allzu) autonome Mutter-Kind-Dyade schon früh zugunsten einer „multiplen Mutterschaft“ aufgegeben: Das Kind wird von allen Frauen der Großfamilie versorgt und betreut. Es wird ihm vermittelt, daß es befriedigender sei, Beziehungen zu mehreren Müttern zu haben als nur zu einer einzigen. Kurtz (1992) führt den Ausbruch einer Depression bei einem jungen indischen Mann, gerade als er geheiratet hatte, darauf zurück, daß dieser Mann in der frühen Kindheit eben nicht von mehreren Müttern betreut, sondern, ungewöhnlich für sein soziales Milieu, bis zum vierten Lebensjahr nur von seiner leiblichen Mutter aufgezogen worden war.

Auf die Ebene der indisch-hinduistischen Philosophie bezogen, wonach es das Ziel des Menschen sei, die Trennung zwischen „Ich“ und „Anderen“ zu überwinden

(Kalkar, 1974), wäre die Depression demnach ein Symptom für die nicht gelungene Überwindung der Getrenntheit und Dualität.

Ein weiteres, auffälliges kulturspezifisches Phänomen ist, daß die depressiven Wahnvorstellungen von Patienten in bestimmten kollektivistischen Gesellschaften nur selten ein Gefühl von schuldhaft erlebter Insuffizienz enthalten, während dies für depressive Menschen aus dem westlichen Kulturkreis geradezu typisch ist (Haltenhof & Krause, 1996). Wo der Bezug zu persönlichem Besitz und die Verpflichtung zur individuellen materiellen Vorsorge fehlen, gibt es auch keinen entsprechenden Wahninhalt. Folgerichtig werden mit der Übernahme von westlichen (materialistischen) Wertvorstellungen in der Dritten Welt die Verarmungs- und Insuffizienzideen immer häufiger zum Inhalt von depressiven Wahnvorstellungen.

Die Suizidgefahr ist bei depressiven Kranken in außerwestlichen Kulturen wesentlich geringer als bei uns (Boroffka, 1996). Das mag damit zusammenhängen, daß die Zugehörigkeit zur Gruppe erlebnismäßig sehr viel stärker wahrgenommen wird. Zwar gibt es durchaus Suiziddrohungen, diese werden aber sofort von der Gruppe registriert und aufgegriffen, denn die Gemeinschaft fühlt sich verantwortlich für die negative Befindlichkeit ihres Mitglieds und bietet Hilfe an.

12.4.3 Gibt es depressive Gesellschaftsstrukturen?

Aus der Bindungsforschung (siehe Kapitel 12.2) wissen wir, daß es von der Berechenbarkeit des primären Objekts abhängt, ob das kleine Kind den schwierigen Weg der Separation und Individuation, der von Ambivalenzkonflikten gesäumt ist, sicher gehen kann oder ob es an den depressiven Grundkonflikt in der Wiederannähungskrise (Mahler, 1968) fixiert bleibt. Daß womöglich fast alle Mitglieder einer Ethnie diesen Konflikt nicht bewältigen können, weil sie eine Sozialisationsform durchlaufen haben, die depressionsfördernd ist, weist Renggli (1981) in seinen ethnopsychoanalytischen Untersuchungen der Trukesen, einer Ethnie in Mikronesien, nach. Die Art, wie die Mütter mit ihren Kleinkindern umgehen, führt nach Renggli zu einer ausgeprägten, oral-depressiven Struktur der erwachsenen Bevölkerung.

Die Säuglinge würden zwar extrem oft, aber jeweils nur sekundenlang gestillt. Deshalb würden die Kinder nie richtig satt. Das gelte auch für den Kontakt mit der Mutter insgesamt, der sehr willkürlich sei. „Die Interaktionen werden zum größten Teil oder praktisch ausschließlich von der Mutter bestimmt und sind von ihrer momentanen Beschäftigung, von ihrer Aufmerksamkeit für das Kind und vor allem von ihrer Gefühlsstimmung abhängig. Für das Erleben des Kindes bedeutet diese Wechselhaftigkeit, daß es seiner Mutter mehr oder weniger völlig ausgeliefert ist: Es weiß nicht oder kann nicht lernen, welche Wirkung sein Schreien bei der Mutter auslöst; ebensowenig kann es erleben, wie sie auf die eigenen freundlichen Gesten, wie das Hände-Entgegenstrecken, Lächeln oder Plaudern usf. reagiert, weil die Mutter auf diese Kontaktwünsche immer wieder anders und in einer nicht vorhersehbaren Weise eingeht" (S. 209f.). Renggli beschreibt eine durchgängig depressive Gesellschaftsstruktur, die von einer „Riesenangst vor Selbständigkeit" geprägt sei (S. 210).

Die Gesellschaften westlichen Zuschnitts weisen einen anderen, narzißtischen Habitus auf. Hier steht nicht so sehr die Angst vor der Selbständigkeit und dem Verlassenwerden, sondern vor der Wert- und Bedeutungslosigkeit im Vordergrund. Dazu trägt bei, daß unsere westliche Sozialisation das Individuum mit seinen Größen- und Allmachtsphantasien allein läßt und verlangt, daß es sie einlöst, während in traditionellen Gesellschaften die Gemeinschaft dem Einzelnen einen Teil dieser Allmachtsphantasien abnimmt (Erdheim, 1993).

Literaturverzeichnis

In diesem Literaturverzeichnis finden sich die in unserem Text angeführten Titel; darüberhinaus bietet es eine Bibliographie zur psychoanalytischen Depressionsliteratur. Diese Bibliographie ist bei weitem nicht vollständig, doch umfassender als alle, die ich kenne. (H.Will)

Aarons ZA (1990) Depressive affect and its ideational content: a study of dissatisfaction. Int J Psycho-Anal 71, 285-296.

Abraham K (1911) Giovanni Segantini. In: Psychoanalytische Studien Bd. 2. Frankfurt/M: S. Fischer 1971, 269-328.

Abraham K (1912) Ansätze zur psychoanalytischen Erforschung und Behandlung des manisch-depressiven Irreseins und verwandter Zustände. In: Psychoanalytische Studien Bd. 2. Frankfurt/M: S. Fischer 1971, 146-162.

Abraham K (1916) Untersuchungen über die früheste prägenitale Entwicklungsstufe der Libido. In: Psychoanalytische Studien Bd 1. Frankfurt/M: S. Fischer 1971, 84-112.

Abraham K (1924) Versuch einer Entwicklungsgeschichte der Libido auf Grund der Psychoanalyse seelischer Störungen. In: Psychoanalytische Studien Bd. 1. Frankfurt/M: S. Fischer 1971, 113-183.

Abraham K (1925) Psychoanalytische Studien zur Charakterbildung. In: Psychoanalytische Studien Bd. 1. Frankfurt/M: S. Fischer 1971, 184-226.

Ahrens S & U Lamparter (1989) Objektale Funktion des Schmerzes und Depressivität. Psychother Psychosom Med Psychol 39, 219-222.

Ainsworth MDS, Blehar MC, Waters E, Wall S (1978) Patterns of attachment. A psychological study of the strange situation. Hillsdale, NJ: Erlbaum.

Akiskal HS, Bitar AH, Puzantian VR, Rosenthal TL & PW Walker (1978) The nosological status of neurotic depr ession. Arch Gen Psychiatr 35, 756-.

Alfici S, Sigal M & M Landau (1989) Primary fibromyalgia syndrome - a variant of depressive disorder? Psychother Psychosom 51, 156-161.

Anderson CM, Griffin S, Rossi A, Pagonis I, Holder DP & R Treiber (1986) A comparative study of the impact of education vs. process groups for famillies of patients with affective disorders. Fam Process 25, 185-205.

Angst J (1987a) Begriff der affektiven Erkrankungen. In: KP Kisker et al. (Hg) Psychiatrie der Gegenwart, 3. Aufl., Bd. 5. Berlin et al.: Springer, 1-50.

Angst J (1987b) Epidemiologie der affektiven Psychosen. In: KP Kisker et al. (Hg) Psychiatrie der Gegenwart, 3. Aufl., Bd. 5. Berlin et al.: Springer, 51-66.

Angst J (1987c) Verlauf der affektiven Psychosen. In: KP Kisker et al. (Hg) Psychiatrie der Gegenwart, 3. Aufl., Bd. 5. Berlin et al.: Springer, 115-133.

Anthony EJ (1970) Two contrasting types of adolescent depression and their treatment. J Am Psychoanal Assoc 18, 8 r41-859.

Anthony EJ (1975) Childhood depression. In: EJ Anthony & T Benedek (Hrsg.) Depression and human existence. Boston: Little, Brown, 231-277.

Anthony EJ (1975) The influence of a manic-depressive environment on the developing child. In: EJ Anthony & T Benedek (Hrsg.) Depression and human existence. Boston: Little, Brown, 279-315.

Anthony EJ & T Benedek (Hrsg.) (1975) Depression and human existence. Boston: Little, Brown.
Arbeitskreis OPD (Hg) (1996) Operationalisierte Psychodynamische Diagnostik. Grundlagen und Manual. Bern: Huber.
Argelander H (1970) Das Erstinterview in der Psychotherapie. Darmstadt: Wissenschaftli che Buchgesellschaft.
Arieti S (1977) Psychotherapy of severe depression. Am J Psychiatry 134, 864-868.
Arieti S & J Bemporad (1978) Severe and mild depression. New York: Basic Books.
Arieti S & J Bemporad (1980) The psychological organization of depression. Am J Psychiatr 137, 1160-1165.
Arieti S & J Bemporad (1983) „Depression". Krankheitsbild, Entstehung, Dynamik und psychotherapeutische Behandlung. Stuttgart: Klett-Cotta.
Arolt V (1994) Psychotherapie der Depression in den Praxen niedergelassener Nervenärzte: Ergebnisse einer empirischen Untersuchung. Psychother Psychosom Med Psychol 44, 177-183.
Arolt V & H Dilling (1993) Diagnostik und Behandlung depressiver Syndrome in der Praxis niedergelassener Nervenärzte. Ergebnisse einer empirischen Untersuchung. Nervenarzt 64, 303-311.
Asch SS (1966) Depression: three clinical variations. Psychoanal Study Child 21, 150-171.
Athanassiou C (1991) Narcissisme et depression. Rev francaise Psychanal 55, 171-175.
Auchter T (1982) Psychoanalyse im Übergang. Bericht über eine einjährige analytische Psychotherapie mit einer depressiven Spätadoleszenten. In: E Krejci & W Bohleber (Hrsg.) Spätadoleszente Konflikte. Göttingen: Vandenhoeck & Ruprecht, 150-183.
Balint M (1952) Der Neubeginn, das paranoide und das depressive Syndrom. In: Die Urformen der Liebe und die Technik der Psychoanalyse. Frankfurt/Berlin/Wien: Ullstein 1981, 280-303.
Balint M (1968) Therapeutische Aspekte der Regression. Die Theorie der Grundstörung. Stuttgart: Klett-Cotta 1970.
Bartholomew U et al. (1991) Depressivität und Selbstwertgefühl bei Patienten mit akuter Virushepatitis. Psychother Psychosom Med Psychol 41, 354-361.
Basch MF (1975) Toward a theory that encompasses depression: a revision of existing causal hypotheses in psychoanalysis. In: EJ Anthony & T Benedek (Eds.) Depression and human existence. Boston: Little, Brown, 485-534.
Basch MF (1988) Restoring coping skills: Byron Osgood./Depression. In: Understanding Psychotherapy. New York: Basic Books, 30-36, 113-121. (Buch 1992 deutsch erschienen).
Battegay R (1985) Depression. Psychophysische und soziale Dimension, Therapie. Bern, Stuttgart, Toronto: Huber.
Battegay R (1987) Psychoanalytische Aspekte der Depression unter Einbezug der Manie. Z Psychosom Med Psychoanal 33, 171-190.
Beck AT (1974) A cognitive approach to depression. In: RJ Friedman & MM Katz (Eds.) The psychology of depression. New York: Wiley.
Beck AT & MS Hurvich (1959) Psychological correlates of depression: I. Frequency of „masochistic" dream content in a private practice sample. Psychosom Med 21, 50-55.
Beck AT, Rush AJ, Shaw BF & Emery G (1979) Kognitive Therapie der Depression. München: Psychologie Verlags Union 1992.
Beck AT & CH Ward (1961) Dreams of depressed patients. Characteristic themes in manifest content. Arch Gen Psychiatr 5, 66-71.
Bellak, L (1952) Manic-depressive psychosis and allied conditions. New York: Grune and Stratton.
Bemporad J (1994) The negative therapeutic reaction in severe characterological depression. J Am Acad Psychoanal 22, 399-414.
Bemporad JR & S Romano (1993) Childhood experience and adult depression: A review of studies. Am J Psychoanal 53, 301-315.
Bemporad J & A Wilson (1978) A developmental approach to depression in childhood and adolescence. J Am Acad Psychoanal 6, 325-352.
Benedek T (1933) Über die psychischen Prozesse bei Basedow-Psychosen. Int Z Psychoanal 19, 203-204.
Benedek, T (1950) Climacterium: a developmental phase. Psychoanal Q19, 1-27.

Benedek, T (1956) Towards the biology of the depressive constellation. J Am Psychoanal Assoc 4, 389-427.
Benedek T (1975) Ambivalence and the depressive constellation in the self. In: EJ Anthony & T Benedek (Hrsg.) Depression and human existnce. Boston: Little, Brown, 143-167.
Benedek T (1975) Depression during the life cycle. In: EJ Anthony & T Benedek (Hrsg.) Depression and human existence. Boston: Little, Brown, 337-367.
Benedetti G (1979) Zur Psychodynamik und Psychotherapie der Depression. In: G Benedetti, T Corsi Piacentini et al. (Hrsg.) Psychosentherapie. Psychoanalytische und existentielle Grundlagen. Stuttgart: Hippokrates 1983, 199-213.
Benedetti G (1981) Zur Psychodynamik der Depression. Nervenarzt 52, 621-628.
Benedetti G (1987) Analytische Psychotherapie der affektiven Psychosen. In: Psychiatrie der Gegenwart Bd 5. Affektive Psychosen. Berlin, Heidelberg, New York: Springer, 369-385.
Beres D (1966) Superego and depression. In: RM Loewenstein, LM Newman, M Schur & AJ Solnit (Eds.) Psychoanalysis - a general psychology. New York: Intern. Univ. Press, 479-498.
Bergeret J (1974) La depression et les etats-limites. Paris: Payot.
Berliner B (1942) The concept of masochism. Psychoanal Rev 29, 386-399.
Berliner B (1958) The role of object relations in moral masochism. Psychoanalytic Quarterly 27, 38-56.
Berliner B (1966) Psychodynamics of the depressive character. Psychoanal Forum 1, 243-264.
Bettighofer S (1994) Aspekte zur Genese der Depression im Lichte neuerer Forschungsergebnisse. Z Psychoanal Theorie Prax 9, 371-384.
Beutel M (1996) Der frühe Verlust eines Kindes. Göttingen: Hogrefe.
Beutel M & H Weiner (1993) Trauer und Depression nach einem Objektverlust. Ein Beitrag zur Begriffserklärung und klinischen Unterscheidung. Forum Psychoanal 9, 224-239.
Beutel M, H Will, K Völkl, M v. Rad & H Weiner (1995) Erfassung von Trauer am Beispiel des Verlustes einer Schwangerschaft: Entwicklung und erste Ergebnisse zur Validität der Münchner Trauerskala. PsychotherPsychosom Med Psychol 45, 295-302.
Bibring E (1952) Das Problem der Depression. Psyche 6, 81-101.
Binkert D (1995) Die Melancholie ist eine Frau. Hamburg: Hoffmann und Campe.
Blanck G & R (1974) Die Depression. In: Angewandte Ich-Psychologie. Stuttgart: Klett-Cotta, 1978, 265-290.
Blank HR (1954) Depression, Hypomania and depersonalisation. Psychoanal Q 23, 20-37.
Blatt SJ (1974) Levels of object representation in anaclitic and introjective depression. Psychoanal Study Child 29, 107-157.
Blatt SJ (1992) The differential effect of psychotherapy and psychoanalysis with anaclitic and introjective patients: The Menninger psychotherapy research project revisited. J Am Psychoanal Assoc 40, 691-724.
Blatt SJ et al. (1982) Dependency and self-criticism: Psychological dimensions of depression. J Consult Clin Psychol 50, 113-124.
Blatt SJ, D'Affliti JP & DM Quinlan (1976) Experiences of depression in normal young adults. J Abnorm Psychol 45, 115-123.
Blatt SJ & C Maroudas (1992) Convergences among psychoanalytic and cognitive-behavioral theories of depression. Psychoanal Psychol 9, 157-190.
Blatt SJ, Quinlan DM & E Chevron (1990) Empirical investigations of a psychoanalytic theory of depression. In: J Masling (Hrsg.) Empirical studies of psychoanalytic theories. Vol 3. Hillsdale, NJ, London, 89-147.
Blatt SJ & S Schichman (1983) Two primary configurations of psychopathology. Psychoanal and Contemp Thought 6, 187-254.
Bleichmar H (1996) Some subtypes of depression and their implications for psychoanalytic treatment. Int J Psycho-Anal 77, 935-961.
Bloch D (1965) Feelings that kill: the effect of the wish for infanticide in neurotic depression. Psychoanal Rev 52, 51-66.
Bloch HS (1989) The common core of paranoia and depression. Psychoanal Inquiry 9, 427-449.

Bloom-Feshbach J et al. (1987) The psychology of separation and loss. Perspectives on development, life transitions, and clinical practice. San Francisco, London: Jossey-Bass.
Böker H, Nikisch G, Keßler S & C Heidemann (1996) Selbstwertgefühl und Objektbeziehungen von Patienten mit monopolarer und neurotischer Depression: Eine klinische Studie mit dem Gießen-Test. Psychother Psychosom med Psychol 46, 260-268.
Bonime W (1976) The psychodynamics of neurotic depression. J Am Acad Psychoanal 4, 301-326.
Bornstein RF, Poynton FG & J Masling (1985) Orality and depression: An empirical study. Psychoanal Psychol 2, 241-249.
Boroffka A (1996) Depressive Erkrankungen: Diagnostische Konzepte und therapeutische Strategien aus transkultureller Sicht. curare 19, 207-218.
Bose J (1995) Trauma, depression and mourning. Contemp Psychoanal 31, 399-407.
Bowlby J (1958) The nature of the child's tie to his mother. Int Journ Psychoanal 39, 1-23.
Bowlby J (1969) Attachment. New York: Basic Books.
Bowlby J (1980) Attachment and loss. Vol. 3. New York: Basic Books.
Bowlby J (1995) Bindung: Historische Wurzeln, theoretische Konzepte und klinische Relevanz. In: Spangler G, Zimmermann P (Hg) Die Bindungstheorie. Grundlagen, Forschung und Anwendung. Stuttgart: Klett-Cotta, 17-26.
Brazelton B, Tronick E, Adamson L, Als H, Weise S (1975) Early mother-infant reciprocity. In: Parent-Infant Interaction. Ciba Foundation Symposium 33 (New Series). North-Holland: Elsevier.
Brenner C (1974) Depression, anxiety and affect theory. Int J Psycho-Anal 55, 25-32.
Brenner C (1974) On the nature and development of affect: a unified theory. Psychoanal Q 43, 532-556.
Brenner C (1974) Some observations on depression, on nosology, on affects, and on mourning. J Geriatr Psychiatr 7, 6-20.
Brenner C (1975) Affects and psychic conflict. Psychoanal Q 44, 5-28.
Brenner C (1975) Depression, anxiety, and affect theory: a reply to the discussion by Paula Heimann. Int J Psycho-Anal 56, 229.
Brenner C (1979) Depressive affect, anxiety, and psychic conflict in the phallic-oedipal phase. Psychoanal Q 48, 177-197.
Brenner C (1991) A psychoanalytic perspective on depression. J Am Psychoanal Assoc 39, 25-43.
Brieger P & A Marneros (1995) Das Disthymiekonzept: Aktuelles und Geschichtliches - ein Überblick. Fortschr Neurol Psychiatr 63, 411-420.
Brierley, M (1939) A prefatory note on internalized objects and depression. Int J Psycho-Anal 20, .
Brill AA (1910) Ein Fall von periodischer Depression psychogenen Ursprungs. Zentralbl Psychoanal 1, 158-164.
Brill AA (1928) The application of psychoanalys to psychiatry. J Nerv Ment Dis 68, .
Britton R (1987) Der Ödipuskomplex und die depressive Position. In: J Stork (Hrsg.) Über die Ursprünge des Ödipuskomplexes. Stuttgart: Fromman-Holzboog, 109-120.
Brocher T (1966) Psychoanalytische Aspekte der Depression. Wege zum Menschen 18, 267-283.
Brockmann J (1995) Liefert die empirische Psychotherapieforschung relevante Ergebnisse für die Praxis des Psychoanalytikers? Forum Psychoanal 11, 348-364.
Bronisch T (1990) Dysthyme Störungen. Nervenarzt 61, 133-139.
Bronisch T (1992) Die depressive Reaktion. Probleme der Klassifikation, Diagnostik und Pathogenese. Berlin et al.: Springer.
Bronisch T et al. (1988) Verlauf und outcome depressiver Erkrankungen: Eine vergleichende Analyse. In: HU Wittchen & D von Zerssen (Hrsg) Verläufe behandelter und unbehandelter Depressionen und Angststörungen. Berlin et al.: Springer.
Brown GW & T Harris (1978) Social origin of depression. A study of psychiatric disorders in women. London: Tavistock.
Brown GW, Harris TO, Bifulco A (1986) Long-term effects of early loss of parent. In: Rutter M, Izard CE, Read PB (Hrsg.) Depression in young people. NY: The Guilford Press.
Bruns G (1991) Die Fähigkeit zum Abschied. Frühkindliche Separation als Modell der Überwindung von Trauer, Separation und Psychose. Jahrb Psychoanal 28, 71-105.

Bucci W & N Freedman (1981) The language of depression. Bull Menn Clin 45, 334-358.
Buchheim P (Hrsg) (1997) Psychotherapie und Psychopharmaka. Ein störungsspezifischer Leitfaden. Stuttgart: Schattauer.
Burlingham D (1953) Notes on problems of motor restraint during illness. In: RM Loewenstein (Hrsg.) Drives, Affects, Behavior. New York: International University Press, 169-175.
Burton R (1651) Die Anatomie der Melancholie. Ihr Wesen und Wirken, ihre Herkunft und Heilung philosophisch, medizinisch, historisch offengelegt und seziert. Mainz: Dieterich'sche Verlagsbuchhandlung 1988.
Burton SW & HS Akiskal (Hrsg.) (1990) Dysthymic disorder. London: Gaskell.
Cameron OG (Hrsg.) (1987) Presentations of depression - depression in medical and other psychiatric disorders. New York: Wiley.
Carver A (1921) Notes on the analysis of a case of melancholia. J Neurol Psychopathol 1, 320-.
Charlier T (1987) Über pathologische Trauer. Psyche 41, 865-882.
Chodoff P (1972) The depressive personality. A critical review. Arch Gen Psychiatr 27, 666-673.
Cicchetti T & SL Toth (Hrsg.) (1992) Developmental perspectives on depression. Rochester: University of Rochester Press.
Cierpka M, Buchheim P, Freyberger HJ, Hoffmann SO, Janssen P, Muhs A, Rudolf G, Rüger U, Schneider W & G Schüßler (1995) Die erste Version einer Operationalisierten Psychodynamischen Diagnostik (OPD-1). Psychotherapeut 40, 69-78.
Clayton PJ (1983) A further look at secondary depression. In: PJ Clayton & JE Barrett (Hrsg.) Treatment of depression. Old controversies and new approaches. New York: Raven Press.
Cohen MB, Baker G, Cohen RA, Fromm-Reichmann F & E Weigert (1954) An int ensive study of twelve cases of manic-depressive psychosis. Psychiatry 17, 103-137.
Cornell DG (1985) Psychoanalytic and biological perspectives on depression. Contradictory or complementary? Psychoanal Psychol 2, 21-34.
Coyne JC, Downey G & J Boergers (1992) Depression in families: a systems perspective. In: D Cicchetti & SL Toth (Hrsg.) Developmental perspectives on depression. Pochester: Univ. of Rochester Press, 211-249.
Cremerius, J (1957) Die Bedeutung der Oralität für den Altersdiabetes und die mit ihm verbundenen depressiven Phasen. Psyche 5, 256-269.
Cremerius J (1981) Freud bei der Arbeit über die Schulter geschaut. Seine Technik im Spiegel von Schülern und Patienten. In: Ehebald U, Eickhoff FW (Hg) Humanität und Technik in der Psychoanalyse. Jahrb Psychoanal, Beiheft 6. Bern u.a.: Huber.
Cremerius J (1984) Vom Handwerk des Psychoanalytikers: Das Werkzeug der psychoanalytischen Technik. Bd 1. Stuttgart-Bad Cannstatt: frommann-holzboog.
Dahl AA (1988) Aspects of the analysis of a patient with severe depression. Scandin Psychoanal Rev 11, 3-23.
Danckwardt JF & E Gattig (1996) Die Indikation zur hochfrequenten analytischen Psychotherapie in der vertragsärztlichen Versorgung. Stuttgart-Bad Cannstatt: frommann-holzboog.
Dantlgraber J (1982) Analysierbarkeit und Gegenübertragung. Psyche 36, 193-225.
Daser E (1995) Wie „schafft" man Offenheit? Zum Verhältnis von Gegenübertragung, Technik und Begegnung. Forum Psychoanal 11, 311-323.
Deitz J (1988) Self-psychological interventions for major depression: technique and theory. Am J Psychother 42, 597-609.
Deitz J (1989) The evolution of the self-psychological approach to depression. Am J Psychother 43, 494-505.
Deitz J (1991) The psychodynamics and psychotherapy of depression: contrasting the self-psychological and the classical psychoanalytic approaches. Am J Psychoanal 51, 61- 70.
Deitz J (1995) The self-psychological approach to the bipolar spectrum disorders. J Am Acad Psychoanal 23, 475-492.
Delius P (1990) Zur Psychodynamik der Spätdepression. Eine kritische Auseinandersetzung mit dem Involutionsmodell. Prax Psychother Psychosom 35, 13-20.
Denis P (1992) Depression and fixations. Int J Psycho-Anal 73, 87-94.
Deserno H (1990) Die Analyse und das Arbeitsbündnis. Frankfurt/M.: Fischer.

Deutsch H (1933) Zur Psychologie der manisch-depressiven Zustände, insbesondere der chronische n Hypomanie. Int Z Psychoanal 19, 358-371.
Deutsch H (1937) Absence of grief. Psychoanal Q 6, 12-22.
Deutsch H (1952) Melancholic and depressive states. In: Psychoanalysis of the neuroses. London: Hogarth Press.
Dieter W (1993) Katathym-imaginative Psychotherapie bei depressiven Störungen. Imagination 15, H. 4, 5-19.
Dilling H & HJ Freyberger (1994) Neurosen und psychosomatische Störungen in der ICD-10. In: Strauß B & A-E Meyer (Hrsg) Psychoanalytische Psychosomatik. Stuttgart, New York: Schattauer, 115-124.
Dilling H, Weyerer S & R Castell (1984) Psychische Erkrankungen in der Bevölkerung. Eine Feldstudie zur psychiatrischen Morbidität. Stuttgart: Enke.
Dooley L (1921) A psychoanalytic study of manic-depressive psychosis. Psychoanal Rev 8, 38-72, 144-167.
Dornes M (1995) Gedanken zur frühen Entwicklung und ihrer Bedeutung für die Neurosenpsychologie. Forum Psychoanal 11, 27-49.
Dornes M (1996) Der kompetente Säugling. Frankfurt/M.: Fischer.
Dornes M (1997) Die frühe Kindheit. Entwicklungspsychologie der ersten Lebensjahre. Frankfurt/M: Fischer.
Dorpat TL (1 (977) Depressive affect. Psychoanal Study Child 32, 3-27.
DSM-III-R: American Psychiatric Association (1987) Diagnostisches und Statistisches Manual Psychischer Störungen. DSM-III-R. Deutsche Bearbeitung und Einführung von H-U Wittchen, H Saß, M Zaudig & K Koehler. Weinheim: Beltz 1989.
DSM-IV: American Psychiatric Association (1994) Diagnostisches und statistisches Manual psychischer Störungen DSM-IV. Deutsche Bearbeitung und Einführung von H Saß, H-U Wittchen & M Zaudig. Göttingen: Hogrefe 1996.
Ebtinger (1976) Le dialogue Abraham-Freud sur la melancolie. Confrontat Psychiatr 14, 159-197.
Eckart J et al. (1991) Untersuchung zur differentialdiagnostischen Abgrenzung von Borderline- gegenüber schizophrenen und neurotisch-depressiven Störungen. Psychother Psychosom Med Psychol 41, 320-327.
Eckstaedt A (1991) Die Kunst des Anfangens. Psychoanalytische Erstgespräche. Frankfurt/M: Suhrkamp.
Eicke-Spengler M (1977) Zur Entwicklung der psychoanalytischen Theorie der Depression. Psyche 31, 1079-1125.
Ekman P &WV Friesen (1969) The repertoire of nonverbal behavior: Categories, origins, usage and coding. Semiotica 1, 49-98.
Elhardt S (1980) Der depressive Patient und seine Umwelt. Prax Psychother Psychosom 25, 37-43.
Elhardt S (1981) Neurotische Depression. Psychother Psychosom Med Psychol 31, 10-14.
Ellgring H (1989) Nonverbal communication in depression. Cambridge, New York: Cambridge University Press.
Engel GL (1962) Psychological development in health and diseas e. Philadelphia: Saunders.
Engel, GL (1962) Anxiety and depression withdrawal: the primary affects of unpleasure. Int J Psycho-Anal 43, 82-97.
Engel, GL (1968) A life setting conductive to illness. The giving up - given up complex. Ann Intern Med 69, 293-300.
Engel GL & F Reichsman (1956) Spontaneous and experimentally induced depression in an infant with a gastric fistula. J Am Psychoanal Assoc 4, 428-452.
Engel GL & AH Schmale (1972) Conservation-withdrawal: A primary regulatory process for organismic homeostasis. In: R Porter & J Knight (Hrsg.) Physiology, emotion and psychosomatic illness. Amsterdam: Elsevier.
Erdheim M (1996) Therapie und Kultur. Zur gesellschaftlichen Produktion von Gesundheits- und Krankheitsvorstellungen. In: J Sippel-Süsse & C Wegeler (Hg) Ethnopsychoanalyse Bd. 3: Körper, Krankheit und Kultur. Frankfurt/M. Brandes & Apsel, 75-89.

Erickson MH & LS Kubie (1941) The successfull treatment of a case of acute hysterical depression by a return under hypnosis to a critical phase of childhood. Psychoanal Q 10, 583-609.
Erikson EK (1958) Young man Luther. New York: Norton.
Ermann M (1980) Die Grundstörung bei depressiven Neurosen und psychosomatischen Störungen. Z Psychosom Med Psychoanal 26, 316-328.
Ermann M (1991) Psychoanalytische Diagnostik und das psychoanalytische Erstinterview. Prax Psychother Psychosom 36, 97-103.
Fain M (1968) Introduction a la discussion sur „Technique de la cure des deprimes". Rev francaise Psychanal 32, 604-609.
Fairbairn WRD (1952) Psychoanalytic studies of the personality. London: Tavistock.
Fast I (1976) Some relationships of infantile self-boundary development to depression. In J Psycho-Anal 48, 258-266.
Faust V (1987) Depressionsfibel. Stuttgart, New York: Fischer.
Federn, P (1923) Die Geschichte einer Melancholie. Int Z Psychoanal 9, 201-206.
Federn, P (1929) Selbstmordprophylaxe in der Analyse. Z Psychoanal Päd 3, 379-389.
Federn, P (1933) Die Psychosenanalyse. Int Z Psychoanal 19, 207-210, 444-449.
Federn P (1953) Das Manisch-Depressive Irresein. In: Ichpsychologie und die Psychosen. Frankfurt/M: Suhrkamp 1978, 40-58.
Feigenbaum D (1926) A case of hysterical depression. Mechanisms of identification and castration. Psychoanal Rev 13, 404-423.
Feinstein SC (1975) Adolescent depression. In: EJ Anthony & T Benedek (Hrsg.) Depression and human existence. Boston: Little, Brown, 317-336.
Fenichel O (1941) Die Psychoanalyse des Charakters. In: Aufsätze Bd. 2. Olten: Walter 1981, 223-242.
Fenichel, O (1926) Die Identifizierung. In: Aufsätze Bd. 1. Olten: Walter 1979, 91-109.
Fenichel, O (1931) Die manisch-depressive Gruppe. In: Perversionen, Psychosen, Charakterstörungen. Psychoanalytische spezielle Neurosenlehre. Wien: Internationaler Psychoanalytischer Verlag, 107-134.
Fenichel, O (1935) Zur Therapie der psychoanalytischen Technik. In: Aufsätze Bd. 1, Olten: Walter 1979.
Fenichel O (1945) Depression und Manie. In: Psychoanalytische Neurosenlehre Bd. 2. Olten: Walter 1975, 272-309.
Fenichel, O (1954) Die Psychoanalyse des Charakters. In: Aufsätze Bd. 2, Olten: Walter 1981, S. 223-242.
Ferenczi S (1912) Über passagere Symptombildungen während der Analyse. In: Bausteine zur Psychoanalyse Bd. 2. Bern: Hans Huber 1984, 9-25.
Ferenczi S (1928) Die Elastizität der psychoanalytischen Technik. In: Ders.: Schriften zur Psychoanalyse II. Frankfurt/M: Fischer, 237-250.
Fessler, L (1950) The psychopathology of climacteric depression. Psychoanal Q 19, 28-42.
Fiedler P (1994) Persönlichkeitsstörungen. Weinheim: Beltz.
Fischer R (1976) Die klassische und die ichpsychologische Theorie der Depression. Psyche 30, 924-946.
Fleming J & S Altschul (1963) Activation of mourning and growth by psychoanalysis. Int J Psycho-Anal 44, 419-431.
Földenyi L (1988) Melancholie. München: Matthes & Seitz.
Fowlkes MR (1991) The morality of loss: The social construction of mourning and melancholia. Contemp Psychoanal 27, 529-551.
Freedman N (1986) On depression: the paralysis, annihilation and reconstruction of meaning. In: J Masling (Ed.) Empirical studies of psychoanalytic theories Vol. 2. Hillsdale NJ: Analytic Press, 107-149.
Fremmer-Bombik E (1995) Innere Arbeitsmodelle von Bindung. In: Spangler G, Zimmermann P (Hg) Die Bindungstheorie. Grundlagen, Forschung und Anwendung Stuttgart: Klett-Cotta, 109-119.

Freud A (1960) Discussion of Dr. John Bowlby's Paper. Psychoanalytic Study of the Child 15, 53-62. Dt (1980): Diskussion von John Bowlbys Arbeit über Trennung und Trauer. In: Die Schriften der Anna Freud, VI, München: Kindler, 1771-1778.
Freud S (1910d) Die zukünftigen Chancen der psychoanalytischen Therapie. GW Bd 8, 103-115.
Freud S (1915) Vergänglichkeit. GW X, 357-361.
Freud S (1916) Trauer und Melancholie. GW X, 427-446.
Freud S (1923) Das Ich und das Es. GW XIII, 235-289.
Freud S (1923) Eine Teufelsneurose im siebzehnten Jahrhundert. GW XIII, 315-353.
Freud S (1924) Das ökonomische Problem des Masochismus. GW 13, 369-383.
Freud S (1926) Hemmung, Symptom und Angst. GW XIV, 111-205.
Friedman RC (1991) The depressed masochistic patient: diagnostic and management considerations - a contemporary psychoanalytic perspective. J Am Acad Psychoanal 19, 9-30.
Frommer J, Jüttemann-Lembke A, Möllering A, Stratkötter A & W Tress (1994) Narrative neuro tisch-depressiver und phobisch-angstneurotischer Patienten im Vergleich. In: H Faller & J Frommer (Hrsg.) Qualitative Psychotherapieforschung. Heidelberg: Asanger, 94-107.
Frommer J, Jüttemann-Lembke A, Stratkötter A & W Tress (1995) Persönlichkeitsstruktur und subjektive Krankheitsvorstellungen neurotisch Depressiver. Qualitativer Vergleich von 11 Einzelfallanalysen psychotherapeutischer Erstgespräche. Nervenarzt 66, 521-531.
Fromm-Reichmann F (1949) Intensive psychotherapy of manic-depressives. A preliminary report. Confin Neurolog 9, 158-165.
Frumkes G (1946) A depression which recurred annualy. Psychoanal Q 15, 351-364.
Furmann E (1974) Ein Kind verwaist. Untersuchungen über Elternverlust in der Kindheit. Stuttgart: Klett-Cotta 1977.
Gaedt C (1991) Die Reinszenierung der Selbstentwertung. Depressive Störungen bei Menschen mit geistiger Behinderung. Prax Psychothe Psychosom 36, 249-256.
Galatzer-Levy R (1988) Manic-depressive illness: Analytic experience and a hypothesis. In: A Goldberg (Hrsg.) Frontiers in self psychology. Hillsdale, NJ: Analytic Press, 87-102.
Garma A (1947) Psychoanalytic investigations in Melancholia and other types of depression. Yearbook of Psychoanalysis 3, New York: International University Press.
Garma A & L Rascovsky (Hrsg.) (1948) Psicoanalisis de la melancolia. Buenos Aires: El Ateneo.
Gedo JE (1989) Vicissitudes in the psychotherapy of depressive crises. Psychoanal Psychol 6, 1-13.
Gehl RH (1964) Depression and claustrophobia. Int J Psychoanal 45, 312-323.
Gerö G (1936) Der Aufbau der Depression. Int Z Psychoanal 22, 379-408.
Gerö G (1939) Zum Problem der oralen Fixierung. Int Z Psychoanal 24, 239-257.
Gerö G (1952) Ein Äquivalent der Depression: Anorexie. Psyche 5, 641-652.
Gibson RW, Cohen MB & RA Cohen (1959) On the dynamics of the manic depressive personality. Am J Psychiatr 115, 1101-1107.
Glazer MW (1979) Object-related vs. narcissistic depression. Psychoanal Rev 66, 232-337.
Glover E (1925) Notes on oral character formation. Int J Psycho-Anal 6, 131-154.
Glover E (1955) The technique of Psychoanalysis. London: Bailliere, Tindall & Cox.
Goldberg AI (1975) The evolution of psychoanalytic concepts of depression. In: EJ Anthony & T Benedek (Hrsg.) Depression and human existence. Boston: Little, Brown, 125-142.
Green A (1979) Psychoanalytische Theorien über den Affekt. Psyche 33, 681-723.
Green A (1983) Die tote Mutter. Psyche 47, 1993, 205- 240.
Greenacre P (Hrsg.) (1953) Affective disorders. Psychoanalytic contributions to their study. New York: International University Press.
Greenberg R et al. (1990) Depression: variability of intrapsychic and sleep parameters. J Am Acad Psychoanal 18, 233-246.
Greenson RR (1953) On boredom. J Am Psychoanal Assoc 1, 7-21.
Greenson RR (1959) Phobia, anxiety, and depression. J Am Psychoanal Assoc 7, 663-674.
Greenson RR (1967) Technik und Praxis der Psychoanalyse. Stuttgart: Klett-Cotta 1975.
Grinberg L (1963) Culpa y depresion. Buenos Aires: Paides.
Grinberg L (1964) Two kinds of guilt - their relations with normal and pathological aspects of mourning. Intl J Psycho-Anal 45, 366-371.

Grinberg L (1978) The „razors edge“ in depression and mourning. Int J Psycho-Anal 59, 245-254.
Grinker RR, Miller J, Sabshin M, Nunn R & J Nunnally (1961) The phenomena of depression. New York: Hoeber.
Groddeck G (1919) Psychoanalytische Vorträge 113-115: Über Depressionen. In: Vorträge Bd. 3. Basel, Frankfurt/M: Stroemfeld/Roter Stern 1989, 980-1000.
Groddeck G (1920) Wunscherfüllungen der irdischen und göttlichen Strafen. Int Z ärztl Psychoanal 6, 216-227.
Grunberger B (1965) Studie über die Depression. In: Vom Narzißmus zum Objekt. Frankfurt/M: Suhrkamp 1976, 245-268.
Grunberger B (1971) Der Selbstmord des Melancholikers. In: Vom Narzißmus zum Objekt. Frankfurt/M: Suhrkamp 1976, 269-294.
Grunert J (1989) Intimität und Abstinenz in der psychoanalytischen Allianz. Jahrb Psychoanal 25, 203-235.
Grunert U (1988) Der Selbstdialog im Selbstmitleid. Psyche 42, 602-627.
Grünewald I, Wolfersdorf M & T Barg (1995) Geschlechtsspezifische Aspekte der Depressionsbehandlung. Psychotherapeut 40, 348-352.
Gueye M, Collignon R & M M'Boussou (1984) Suizid und Depression im Senegal und in Afrika. Psyche 38, 696-716.
Guntrip H (1962) The manic-depressive problem in the light of the schizoid process. Int J Psycho-Anal 43, 98-112.
Gut E (1989) Productive and unproductive depression: Success or failure of a vital process. New York: Basic Books.
Haas E (1990) Orpheus und Eurydike. Vom Ursprungsmythos des Trauerprozesses. Jahrb Psychoanal 26, 230-252.
Haesler L (1985) Zur Psychodynamik der Anniversary Reactions. Jahrb Psychoanal 17, 211-266.
Hagnell O et al. (1982) Are we entering an age of melancholy? Depressive illnesses in a prospective epidemiological study over 25 years: the Lundby study, Sweden. Psychol Med 12, 279-289.
Halberstadt-Freud H (1993) Postpartale Depression und die Illusion der Symbiose. Psyche 47, 1041-1062.
Haltenhof H, Krause J (1996) Thematik wahnhafter Depressionen in westlichen Ländern. curare 19 (2), 219-225.
Harder DW (1990) Comment on Wright, O'Leary, and Balkin's , Shame, Guilt, Narcissism, and Depression: Correlates and Sex Differences'. Psychoanal Psychol 7, 285-289.
Harmon RJ, Wagonfeld S & Emde RN (1982) Anaclitic depression. A follow-up from infancy to puberty. Psychoanal study Child 37, 67-94.
Harris M (1965) Depression und die depressive Position bei einem heranwachsenden Jungen. In: E Bott Spillius (Hrsg.) (1988) Melanie Klein Heute, Bd. 2. Weinheim: Verlag Internationale Psychoanalyse 1991, 211-224.
Hassoun J (1995) La cruaute melancolique. Paris: Aubier.
Hauri P (1976) Dreams in patients remitted from reactive depression. J Abnorm Psychol 85, 1-10.
Hautzinger M & R de Jong-Meyer (1994) Depressionen. In: H Reinecke (Hg) Lehrbuch der Klinischen Psychologie. Göttingen: Hogrefe, 2. Aufl., 177-218.
Hautzinger M (1994) Kognitive Therapie bei Depressionen. Psychotherapeut 39, 113-123.
Hautzinger M (1994a) Kognitive Verhaltenstherapie bei Depressionen. In: M Hautzinger (Hg) Kognitive Verhaltenstherapie bei psychischen Erkrankungen. Berlin, München: Quintessenz. 39-60.
Haynal A (1976) Depression and creativity. New York: International University Press 1985.
Haynal A (1978) Some reflections on depressive affect. Int J Psycho-Anal 59, 165-171.
Haynal A, Gitnacht Y & M Leoussi (1988) Le deprime dans son corps. Rev Med Psychosom 29, 11-24.
Heerlein A, Lauer G & P Richter (1989) Alexithymie und Affektaussprache bei endogener und nicht-endogener Depression. Nervenarzt 60, 220-225.
Heigl F (1978) Indikation und Prognose in Psychoanalyse und Psychotherapie ". Göttingen: Vandenhoek & Ruprecht.

Heimann P (1950) Über die Gegenübertragung. In: Forum der Psychoanalyse (1996) 12: 179-184.
Heimann P (1974) A discussion of the paper by Charles Brenner on ‚Depression, anxiety and affect theory'. Int J Psycho-Anal 55, 33-36.
Heimann P (1978) Über die Notwendigkeit für den Analytiker mit seinem Patienten natürlich zu sein. In: S Drews et al. (Hg) Provokation und Toleranz. Frankfurt/M, 215-230.
Henseler H (1974) Narzißtische Krisen. Zur Psychodynamik des Selbstmordes. Reinbek: Rowohlt.
Henseler H & P Wegner (Hrsg.) (1993) Psychoanalysen, die ihre Zeit brauchen. Zwölf klinische Darstellungen. Opladen: Westdeutscher Verlag.
Herzog-Dürck J (1955) Der Depressive und die Hoffnung. Bemerkungen zu Wesen und Behandlung der Depressionsneurose. Psyche 8, 624-635.
Heyer, GR (1935) Dürers Melancholia und ihre Symbolik. Eranos-Jahrbuch II. Zürich: Rhein, 231-261.
Hincliffe et al. (1971) Depression: Defence mechanisms in speech. Br J Psychiatr 118, 471-472.
Hirsch M (Hg) (1989) Der eigene Körper als Objekt. Berlin: Springer.
Hoblitzelle W (1982) Developing a measure of shame and guilt and the role of shame in depression. Unpublished predissertation, Yale Univ., New Haven, CT.
Hoffman L (1992) On the clinical utility of the concept of depressive affect as signal affect. J Am Psychoanal Assoc 40, 405-423.
Hoffmann SO (1979) Charakter und Neurose. Frankfurt/M: Suhrkamp.
Hoffmann SO (1994) Die Krankheit „Neurose" - ein altes klinisches Konzept am Ende des 20. Jahrhunderts am Ende? In: B Strauß & A-E Meyer (Hg) Psychoanalytische Psychosomatik. Stuttgart/New York: Schattauer, 125-134.
Hoffmann SO (1994) Ein gänzlich unanalytischer Blick auf das Erstgespräch. Forum Psychoanal 10, 192-195.
Hohage R (1996) Analytisch orientierte Psychotherapie in der Praxis. Stuttgart: Schattauer.
Hole G (1992) Die endo-neurotische Depression. Notwendigkeit und Ärgernis einer begrifflichen Aussage. Fortschr Neurol Psychiatr 60, 420-436.
Hoppe KD (1962) Verfolgung, Aggression und Depression. Psyche 16, 521-537.
Horner AJ (1974) Early object relations and the concept of depression. Int Rev Psycho-Anal 1, 337-340.
Horowitz LM (1994) Personenschemata, Psychopathologie und Psychotherapieforschung. Psychotherapeut 39, 61-72.
Horstmann U (1985) Der lange Schatten der Melancholie. Versuch über ein angeschwärztes Gefühl. Essen: verlag die blaue eule.
Huber G (1995) Rezension von: Dilling H et al. (1994) ICD-10 Kapitel V Forschungskriterien. Bern: Huber. Fortschr Neurol Psychiat 63, 424.
ICD-10: Weltgesundheitsorganisation (1991) Internationale Klassifikation psychischer Störungen: ICD-10, Kapitel V (F), klinisch-diagnostische Leitlinien. Hg von W Mombour, H Dilling & MH Schmidt. Bern/Göttingen/Toronto: Huber.
ICD-10: Weltgesundheitsorganisation (1994) Internationale Klassifikation psychischer Störungen: ICD-10, Kapitel V (F), Forschungskriterien. Hg von H Dilling, W Mombou r, MH Schmidt & E Schulte-Markwort. Bern/Göttingen/Toronto: Huber.
Izard CE (1972) Patterns of emotions. A new analysis of anxiety and depression. New York, London: Academic Press.
Izard CE (1979) The maximally discriminative facial movement coding system (Max). Newark, Del.: Instructional Ressources Center, University of Delaware.
Izard CE (1981) Die Emotionen des Menschen. Weinheim: Beltz.
Jacobson E (1971) Depression. Eine vergleichende Untersuchung normaler, neurotischer und psychotisch-depressiver Zustände. Frankfurt/M: Suhrkamp 1977.
Jacobson E (1975) The psychoanalytic treatment of depressive patients. In: EJ Anthony & T Benedek (Eds.) Depression and human existence. Boston: Little, Brown, 431-443.
Jacobson E (1975) The regulation of self-esteem. In: EJ Anthony & T Benedek (Hrsg.) Depression and human existence. Boston: Little, Brown, 169-181.

Jaeggi E (1995) Zu heilen die zerstossnen Herzen. Die Hauptrichtungen der Psychotherapie und ihre Menschenbilder. Hamburg: Rowohlt.

Jakubaschk J (1994) Depression und Aggression bei den Amischen. Nervenarzt 65, 590-597.

Jamison KR (1995) An unquiet mind. New York: Knopf.

Janssen PL (1993) Deskriptive Diagnostik aus der Sicht eines Psychoanalytikers. In: W Schneider, HJ Freyberger, A Muhs & G Schüßler (Hg) Diagnostik und Klassifikation nach ICD-10. Göttingen, Zürich: Vandenhoeck & Ruprecht, 22-26.

Janssen PL & Schneider W (1993) Diagnostik in der Psychosomatik und Psychotherapie. Stuttgart, New York: Fischer.

Jeanneau A (1980) La cyclothymie. Paris: Payot.

Joffe W & J Sandler (1965) Notes on pain, depression and individuation. Psychoanal Study Child 20, 394-424.

Joffe W & J Sandler (1967) Über einige begriffliche Probleme im Zusammenhang mit dem Studium narzißtischer Störungen. Psyche 21, 152-165.

Jones EE (1993) A paradigm for single-case research: The time series study of a long-term psychotherapy for depression. J Consult Clin Psychol 61, 381-394.

Jorswieck E & G Wunderlich (1997) Therapie der Neurosen. Psychoanalytische Behandlung der hysterischen Neurose, der Zwangsneurose und der depressiven Neurose. Stuttgart: Kohlhammer.

Kahn DA (1993) The use of psychodynamic psychotherapy in manic-depressive illness. J Am Acad Psychoanal 21, 441-455.

Kalkar S (1974) Indische Kultur und Psychoanalyse. Psyche 28 (7): 635-650.

Kapfhammer H-P (1995) Entwicklung der Emotionalität. Stuttgart u. a.: Kohlhammer.

Kaufman IC (1976) Developmental considerations of anxiety and depression: Psychobiological studies in monkeys. In: T Shapiro (Hrsg.) Psychoanalysis and contemporary science Vol 5. New York: International University Press, 317-363.

Kaufmann MR (1937) Psychoanalysis in late-life depressions. Psychoanal Q 6.

Kendell RE (1976) The classification of depressions: A review of contemporary confusion. Br J Psychiatr 129, 15-21.

Kernberg OF (1975) Borderline-Störungen und pathologischer Narzißmus. Frankfurt/M: Suhrkamp 1979.

Kernberg OF (1992) Psychopathic, paranoid and depressive transferences. Int J Psycho-Anal 73, 13-28.

Kielholz P (1965) Diagnose und Therapie der Depressionen für den Praktiker. München: Lehmann.

Kielholz P (1973) Die larvierte Depression. Bern: Huber.

Kind J (1987) Strukturabhängige Gegenübertragungsschwierigkeiten bei suizidalen Patienten. Forum Psychoanal 3, 215-226.

Kind J (1992) Suizidal. Die Psychoökonomie einer Suche. Göttingen: Vandenhoeck & Ruprecht.

Klauber J (1966) Drei typische Stadien der Übertragung in der Analyse neurotischer Depressionen. Jahrbuch der Psychoanalyse Bd. 4. Bern, Stuttgart: Hans Huber 1967, 202-216.

Klein M (1935) Zur Psychogenese der manisch-depressiven Zustände. In: Das Seelenleben des Kleinkindes. Stuttgart: Klett-Cotta 1962, 55-94.

Klein M (1940) Die Trauer und ihre Beziehungen zu manisch-depressiven Zuständen. In: Das Seelenleben des Kleinkindes. Stuttgart: Klett-Cotta 1962, 95-130.

Klein M (1960) A note on depression in the schizophrenia. Int J Psycho-Anal 40.

Klein M (1948) Zur Theorie von Angst und Schuldgefühl. In: Das Seelenleben des Kleinkindes. Stuttgart: Klett-Cotta 1962, 164-186.

Klerman GL (1974) Depression and adaptation. In: RJ Friedman & MM Katz (Hrsg.) The psychology of depression: Contemporary theory and research. New York: John Wiley, 127-156.

Klerman GL (1980) Andere sprezifische afektive Erkrankungen. Dysthyme Erkrankung. Zyklothyme Erkrankung. In: AM Friedman, HI Kaplan, BJ Sadock & UH Peters (Hg.) Psychiatrie in Praxis und Klinik, Bd. 7. Stuttgart, New York: Thieme 1984, 362-372.

Klerman GL (1986) Evidence for increase in rates of depression in North America and Western Europe in recent decades. In: H Hippius, GL Klerman & N Matussek (Hrsg.) New results in depression research. Berlin et al.: Springer, 7-15.
Klerman GL (1980) Überblick über die affektiven Erkrankungen. In: AM Freedman, HI Kaplan, BJ Sadock & UH Peters (Hrsg.) Psychiatrie in Praxis und Klinik. Bd 1, Stuttgart, New York: Thieme 1984, 317-341.
Klerman GL, Endicott J, Spitzer R & Hirschfeld RM (1979) Neurotic depressions-systematic analysis of multiple criteria and meanings. Am J Psychiatr 136, 67-71.
Klerman GL, Weissman MM, Rounsaville BJ & ES Chevron (1984) Interpersonal psychotherapy of depression. New York: Basic Books.
Klibanski R, Panofski E & F Saxl (1990) Saturn und Melancholie. Studien zur Geschichte der Naturphilosophie und Medizin, der Religion und der Kunst. Frankfurt/M: Suhrkamp.
Köhler L (1995) Bindungsforschung und Bindungstheorie aus der Sicht der Psychoanalyse. In: Spangler G, Zimmermann P (Hg) Die Bindungstheorie. Grundlagen, Forschung und Anwendung. Stuttgart: Klett-Cotta, 67-85.
Kohut H (1971) Narzißmus. Eine Theorie der psychoanalytischen Behandlung narzißtischer Persönlichkeitsstörungen. Frankfurt/M: Suhrkamp 1974.
Kohut H & ES Wolf (1978) The disorders of the self and their treatment - an outline. Int J Psycho-Anal 59, 413-425.
König K (1994) Indikation. Entscheidungen vor und während einer psychoanalytischen Therapie. Göttingen: Vandenhoek & Ruprecht.
Kraepelin E (1909) Psychiatrie. Ein Lehrbuch für Studierende und Ärzte. 1. Bd. Leipzig.
Krambeck J (1996) Veränderungen in der Gestaltung depressiver Aktivität in einem Krankheitsidiom. curare 19, 295-322.
Krause R (1988) Eine Taxonomie der Affekte und ihre Anwendung auf das Verständnis der ‚frühen Störungen'. Psychother Psychosom Med Psychol 38, 77-86.
Krause R (1990) Psychodynamik der Emotionsstörungen. In: Scherer KR (Hg) Psychologie der Emotionen. Enzyklopädie der Psychologie C/IV/3. Göttingen u.a.: Hogrefe, 2-38.
Krause R (1991) Psychodynamik der Emotionsstörungen. In: KR Scherer (Hg) Psychologie der Emotionen. Göttingen: Hogrefe, 630-705.
Krause R (1994) Verlust, Trauer und Depression: Überlegungen auf der Grundlage der Emotionsforschung. Z Psychosom Med Psychoanal 40, 324-340.
Krause R (1997) Trauma und Gedächtnis. Vortrag auf den Lindauer Psychotherapiewochen 1977.
Kreisler L (1990) Die Depression des Säuglings. Klinische Erläuterungen - theoretische Vorschläge. In: J Storck (Hrsg.) Neue Wege im Verständnis der allerfrühesten Entwicklung des Kindes. Stuttgart-Bad Cannstatt: frommann-holzboog, .
Kruse O (1991) Emotionsentwicklung und Neurosenentstehung. Perspektiven einer klinischen Entwicklungspsychologie. Stuttgart: Enke.
Küchenhoff J (1996) Trauer, Melancholie und das Schicksal der Objektbeziehungen. Jb Psychoanal 36, .
Kuiper PC (1988) Seelenfinsternis. Die Depression eines Psychiaters. Frankfurt/M: S. Fischer 1991.
Kurtz SN (1992) All the Mothers Are One. Hindu India and the Cultural reshaping of Psychoanalysis. NY.
Kutter P (1967) Psychiatrische Krankheitsbilder: Melancholie. In: W Loch (Hg) Krankheitslehre der Psychoanalyse. Stuttgart: Hirzel, 184-189.
Kutter P, Paal J, Schöttler Ch, Hartmann P & W Milch (1995) Der therapapeutische Prozeß. Frankfurt/M.: Suhrkamp.
Ladame F (1987) Depressive ad olescents, pathological narcissism, and therapeutic failures. Adolesc Psychiatr 14, 301-315.
Lampl-de Groot J (1953) Depression und Aggression. Jahrb Psychoanal 1, 1960, 145-160.
Landauer K (1924) „Passive" Technik. Zur Analyse narzißtischer Erkrankungen. In: Theorie der Affekte und andere Schriften zur Ich-Organisation. Frankfurt/M: Fischer TB 1991, 144-151.

Landauer, K (1925) Äquivalente der Trauer. In: Theorie der Affekte und andere Schriften zur Ich-Organisation. Frankfurt/M: Fischer TB 1991, 74-85.

Lasch C (1979) Das Zeitalter des Narzißmus. München: Bertelsmann 1982.

Lax RF (1989) The narcissistic investment in pathological character traits and the narcissistic depression: some implications for treatment. Int J Psycho-Anal 70, 81-90.

Lazare A H & GL Klerman (1968) Hysteria and depression: The frequency and significance of hysterical personality features in hospitalized depressed women. Am J Psychiatr 124, Supp., 48-56.

Lepenies W (1969) Melancholie und Gesellschaft. Frankfurt/M: Suhrkamp.

Levin S (1965) Einige Vorschläge zur Behandlung depressiver Patienten. Psyche 21, 1967, 393-418.

Levin S (1966) Report, panel on depression and object loss. J Am Psychoanal Assoc 14, 142-153.

Lewin BD (1959) Some psychoanalytic ideas applied to elation and depression. Am J Psychiatr 116, 38-43.

Lewin BD (1961) Reflections on depression. Psychoanal Study Child 16, 321-331.

Lewis HB (1971) Shame and guilt in neurosis. New York: International University Press.

Lewis HB (1979) Shame in depression and hysteria. In: CE Izard (Hrsg.) Emotions in personality and psychopathology. New York, London: Plenum, 371-396.

Lewis HB (1980) ‚Narcissistic personality' or ‚shame-prone' superego mode? Comprehens Psychother 1, 59-80.

Lewis HB (1986)The role of shame in depression. In: M Rutter, CE Izard & PB Read (Hrsg.) Depression in young people. New York: Guilford, 325-339.

Lewis O (1989) The depressive position and middle adolescence: developmental and therapeutic considerations. J Am Acad Psychoanal 17, 377-395.

Lichtenberg J (1983) Psychoanalyse und Säuglingsforschung. Berlin u.a.: Springer.

Liegner EJ (1991) The anaclitic countertransference. Mod Psychoanal 16, 5-13.

Loch W (1967) Psychoanalytische Aspekte zur Pathogenese und Struktur depressiv-psychotischer Zustandsbilder. Psyche 21, 758-779.

Loch W (1969) Über zwei mögliche Ansätze psychoanalytischer Therapie bei depressiven Zustandsbildern. In: Schulte W & Mende W (Hg) Melancholie in Forschung, Klinik und Behandlung. Stuttgart: Thieme, 133-137.

Loewald HW (1962) Verinnerlichung, Trennung, Trauer und das Überich. In: Psychoanalyse. Aufsätze aus den Jahren 1951-1979. Stuttgart: Klett-Cotta 1986, 248-269.

Lohmer M, Klug G, Herrmann B, Pouget D & Rauch M (1992) Zur Diagnostik der Frühstörung. Versuch einer Standortbestimmung zwischen neurotischem Niveau und Borderlinestörung. Prax Psychother Psychosom 37, 243-255.

Lorand S (1937) Dynamics and therapy of depressive states. Psychoanal Rev 24, 337-349.

Lorand S (1946) Neurotic depression. In: Technique of psychoanalytic therapy. New York: International University Press.

Lorand S (1967) Adolescent depression. Int J Psycho-Anal 48, 53-60.

Luft, H (1978) Wandlungen der psychoanalytischen Behandlung der Depression. Jahrb Psychoanal 10, 25-40.

Mahler M (1961) Über Traurigkeit und Kummer bei Säuglingen und Kleinkindern: Verlust und Wiederherstellung des symbiotischen Liebesobjekts. In: Studien über die drei ersten Lebensjahre. Stuttgart: Klett-Cotta 1985, 253-273.

Mahler M (1966) Notizen zur Entwicklung von Grundstimmungen: Der depressive Affekt. In: Studien über die drei ersten Lebensjahre. Stuttgart: Klett-Cotta 1985, 309-326.

Mahler M (1968) Symbiose und Individuation. Stuttgart: Klett-Cotta.

Maier Ch (1996) Melancholie in den Tropen. Eine vergleichende ethnopsychoanalytische Studie von Depressionen in Melanesien und Europa. curare 19, 331-340.

Main M (1995) Desorganisation im Bindungsverhalten. In: G Spangler & P Zimmermann (Hg) Die Bindungstheorie. Grundlagen, Forschung und Anwendung. Stuttgart: Klett-Cotta, 120-139.

Main M, Weston DR (1982) Avoidance of the attachment figur in infancy: Descriptions and interpretations. In: Parkes CM & J Stevenson-Hinde (Hrsg.) The place of attachment in human behavior. NY: Basic Books, 31-59.
Mallet J (1955) La depression nevrotique. L'evolution psychiatrique.
Markson ER (1993) Depression and moral masochism. Int J Psycho-Anal 74, 931-940.
Marty P (1968) La depression essentielle. Rev Francaise Psychanal 32, 595-598.
Marty P (1980) L'ordre psychosomatique. Bd. 2. La dèpression essentielle. Paris: Payot.
Marui, K (1935) Über den Introjektionsvorgang bei Melancholie. Int Z Psychoanal 21, 584-592.
Masling J & MA Schwartz (1979) A critique of research in psychoanalytic theory. Genetic Psychology Monographs 100, 257-307.
Masserman, JH (1941) Psychodynamics in manic-depressive psychoses. Psychoanal Rev 28, .
Massie H, Bronstein AA & J Afterman (1996) Role of depressive affects in close maternal involvement with children: inner themes and outer behaviors in child development II. Psychoanal Psychol 13, 53-80.
Matussek P (1965) Endogene Depression. München, Berlin: Urban & Schwarzenberg.
Matussek P (Hrsg.) (1990) Beiträge zur Psychodynamik endogener Psychosen. Berlin, Heidelberg, New York: Springer.
Matussek P & WB Feil (1980) Persönlichkeitsstruktur und Psychotherapie endogen depressiver Patienten. Nervenarzt y51, 542-552.
May-Tolzmann U (1997 im Druck) Die Entdeckung der bösen Mutter. Ein Beitrag Abrahams zur Theorie der Depression. Luzifer-Amor 19.
Meltzer D (1963) A contribution to the metapsychology of cyclothymic states. Int J Psycho-Anal 44, 83-96.
Mendelson M (1979) Psychoanalytic concepts of depression. 2nd extended ed. Flushing, New York: Spectrum Publ.
Mentzos S (1994) Depression und Manie. Psychodynamik und Psychotherapie affektiver Störungen. Göttingen: Vandenhoek & Ruprecht.
Mertens W (1990) Einführung in die psychoanalytische Therapie. Bde 1-3. Stuttgart, Berlin, Köln: Kohlhammer.
Mertens W (1991) Einführung in die psychoanalytische Therapie, Bd 1. Stuttgart: Kohlhammer.
Mertens W (1992) Entwicklung der Psychosexualität und der Geschlechtsidentität. Bd 1. Stuttgart: Kohlhammer (3. Aufl. 1997).
Milrod D (1988) A current view of the psychoanalytic theory of depression. With notes on the role of identification, orality, and anxiety. Psychoanal Study Child 43, 83-99.
Minkowski E (1993) Structure des depressions. Paris: Ed du Nouvel Object.
Mitscherlich A (1983) Zur Dynamik des Wechsels von Depression und organischem Symptom. Psyche 37, 905-920.
Modell A (1971) The origin of certain forms of pre-oedipal guilt and the implications for a psychoanalytic theory of affects. Int J Psycho-Anal 52, 337-346.
Möller H-J (1994) Psychiatrie. Stuttgart: Kohlhammer (3. Aufl. 1997).
Moldofsky H et al. (1970) Pain and mood patterns in patients with rheumatoid arthritis. A prospective study. Psychosom Med 32, 309-318.
Mollon P & G Parry (1984) The fragile self: Narcissitic disturbance and the protective function of depression. Br J Med Psychol 57, 137-145.
Morgenthaler F (1991) Technik. Zur Dialektik der psychoanalytischen Praxis. Hamburg: EVA.
Morrison AP (1989) Shame: The underside of narcissism. Hillsdale: Analytic Press.
Muensterberg W (1951) Oralität und Abhängigkeit: Charakterzüge unter Südchinesen. In: Ders. (Hg) (1969) Der Mensch und seine Kultur. München: Kindler 1974, 170-205.
Müller-Pozzi H (1988) Die depressive Reaktion. Ein Versuch über Individuation, Introjektion und Identifizierung. In: J Stork (Hrsg.) Das menschliche Schicksal zwischen Individuation und Identifizierung. Stuttgart: Frommann-holzboog, 69-84.
Mundt C (1996) Die Psychotherapie depressiver Erkrankungen: zum theoretischen Hintergrund und seiner Praxisrelevanz. Nervenarzt 67, 183-197.

Mundt C, Fiedler P, Lang H & A Kraus (Hg) (1991) Depressi onskonzepte heute: Psychopathologie oder Pathopsychologie? Berlin, Heidelberg, New York: Springer.

Murphy HBM, Wittkower ED, Chance NA (1964) Crosscultural inquiry into the symptomatology of depression. Transcult. Psychiat. Res. Rew. 1: 5-18.

Murray L (1991) Intersubjectivity, object relations theory, and empirical evidence from mother-infant interactions. Infant Ment Health J 12, 219-232.

Nacht S & PC Racamier (1960) Die depressiven Zustände. Psyche 14, 651-677.

Nagera H (1970) Childrens reactions of the death of important objects: A development approach. Psychoanal Study Child 25, 360-400.

Nemiah JC (1975) Depressive Neurosis. In: AM Freedman, HI Kaplan, BJ Sadock (Hrsg.) Comprehensive textbook of psychiatry, 2nd Ed. Baltimore: Williams & Williams, 1255-1278.

Nerenz K (1995) Zu den Gegenübertragungskonzepten Freuds. Psyche 39, 501-518.

O'Shaughnessy E (1987) Der unsichtbare …dipusko °mplex. In: E Bott Spillius (Hg.) (1988) Melanie Klein heute, Bd. 2. München, Wien: Verlag Internat. Psychoanalyse 1991, 256-276.

Ostow M (1962) Drugs in psychoanalysis and psychotherapy. New York: Basic Books.

Ostow M (1970) The psychology of melancholy. New York: Harper & Row.

Ostow M (1975) Psychological considerations in the chemotherapy of depression. In: EJ Anthony & T Benedek (Hrsg.) Depression and human existence. Boston: Little, Brown 461-481.

Ostow M (1975) Psychological defense against depression. In: EJ Anthony & T Benedek (Hrsg.) Depression and human existence. Boston: Little, Brown 395-411.

Otsuka K & H Dech (1996) Depression und Lulturwandel in Japan. Curare 19, 341-346.

Parin P (1990) Die Beschädigung der Psychoanalyse in der angelsächsischen Emigration und ihre Rückkehr nach Europa. Psyche 44, 191-201.

Pasche F (1969) De la depression. In: A partir de Freud. Paris: Payot.

Pedder JR (1982) Failure to mourn, and melancholia. Br J Psychiatr 141, 329-337.

Peters UH (1978) Dynamik der Melancholie. Med Welt 29, 333-338.

Peto A (1972) Body image and depression. Int J Psycho-Anal 53, 259-263.

Pfau B (1994) Körpersprache der Depression. Atlas depressiver Ausdrucksformen. Stuttgart: Schattauer.

Pfeiffer W M (1996) Das Bild der Depression im Kulturvergleich. curare 19 (2): 193-199.

Piaget J (1981) Intelligence and affectivity. Their relationship during child development. Palo Alto: Annual Monograph Reviews.

Pierloot RA (1990) The metapsyhology of a depressive process in Graham Greene's ‚The heart of the matter'. In Rev Psycho-Anal 17, 299-308.

Piers G & MB Singer (1953) Shame and guilt: A psychoanalytic and a cultural study. Springfield: Thomas.

Pohlmeier H (1971) Depression und Selbstmord. München: Manz.

Pohlmeier H (1976) Die psychoanalytische Theorie der Depression. In: D Eicke (Hg) Die Psychologie des 20. Jahrhunderts, Bd 2, Zürich: Kindler 675-696.

Pollock GH (1970) Anniversary reactions, trauma and mourning. Psychoanal Q 39, 347-371.

Pollock GH (1978) Process and affect: mourning and grief. Int J Psycho-Anal 59, 255-276.

Priskil P (1991) ‚Bin das furchtsamste Tier auf Erden...' Das Selbstzeugnis eines religiösen Melancholikers. System ubw 9, 18-64.

Prosen M et al. (1983) Guilt and conscience in major depressive disorders. Am J Psychiatr 140, 839-844.

Quint H (1974) Neurotische Depression und das Erleben des Alterns. Psychother Psychosomat Med Psychol 24, 18-33.

Quint H (1987) Die kontradepressive Funktion des Zwanges. Ein Beitrag zur Beziehung zwischen Zwang und Depression. Forum Psychoanal 3, 40-50.

Racker H (1978) Übertragung und Gegenübertragung. Studien zur psychoanalytischen Technik. München, Basel: Ernst Reinhardt.

Rad M von, Schors R & G Henrich (1994) Stationäre psychoanalytische Psychosomatik. Konzepte-Basisdaten-Therapieziele. In: B Strauß & A-E Meyer (Hg) Psychoanalytische Psychosomatik. Stuttgart, New York: Schattauer, 152-164.

Radebold H & R Schweizer (1996) Der mühselige Aufbruch. Über Psychoanalyse im Alter. Frankfurt/M: Fischer TB.
Rado S (1927) Das Problem der Melancholie. Int Z Psychoanal 13, 439-455.
Rado S (1951) Psychodynamics of depression from the etiologic point of view. Psychosom Med 13, 51-55.
Rado S (1953) Hedonic control, action self and the depressive spell. In Hoch & Zubin (Hrsg.) Depression. New York: Grune and Stratton, .
Raguse B (1996) Trauer, Schuldgefühl, Depression - Ihre Bedeutung für den Wunsch nach Veränderung und dessen Verwirklichung. Z psychoanal Theorie Prax 11, 48-65.
Rapaport D (1967) Edward Bibring's theory of depression. In: M Gill (Ed.) Collected papers of David Rapaport. New York: Basic Books, 758-773.
Reich A (1960) Pathologic forms of self-esteem regulation. Psychoanal study Child 15, 215-232.
Reichmayr J (1995) Einführung in die Ethnopsychoanalyse. Geschichte, Theorien und Methoden. Frankfurt/M: Fischer TB.
Reik T (1948) Listening with the third ear. NY: Farrar Straus & Giroux. Dtsch: Hören mit dem dritten Ohr. Die inneren Erfahrungen eines Psychoanalytikers. Hamburg: Hoffman & Campe.
Reimer C (1995) Tiefenpsychologische Zugänge zu depressiv Kranken. Psychotherapeut 40, 367-372.
Reiter L (1995) Die Rolle der Angehörigen in der Therapie depressiver Patienten. Eine systemisch-integrative Sicht. Psychotherapeut 40, 358-366.
Renggli F (1981) Angst und Geborgenheit. Soziokulturelle Folgen der Mutter-Kind-Beziehung im ersten Lebensjahr. Reinbek: Rowohlt.
Renik O (1990) Comments on the clinical analysis of anxiety and depressive affect. Psychoanal Q 59, 226-248.
Resch RC (1976) On seperating as a developmental phenomena: A natural study. In: T Shapiro (Hrsg.) Psychoanalysis and contemporary science, Vol 5. New York: International University Press, 207-269.
Rickman, J (1926) The development of the psychoanalytical theory of the psychoses 1894-1926. London.
Riemann F (1961) Grundformen der Angst. Eine tiefenpsychologische Studie. München, Basel: Ernst Reinhardt.
Rippetoe PA et al. (1986) Interactions between depression and borderline personality disorder. A pilot study. Psychopathol 19, 340-346.
Robertson J & J (1975) Neue Beobachtungen zum Trennungsverhalten kleiner Kinder. Psyche 29, 626-664.
Rochlin G (1953) The disorder of depression and elation. J Am Psychoanal Assoc 1, 438-457.
Roheim, G (1923) Nach dem Tode des Urvaters. Imago 9, 1923, 83-121.
Rosenfeld H (1959) An investigation into the psychoanalytic theory of depression. Int J Psycho-Anal 40, 105-129.
Rosenfeld H (1971) Beitrag zur psychoanalytischen Theorie des Lebens- und Todestriebes aus klinischer Sicht: Eine Untersuchung der aggressiven Aspekte des Narzißmus. Psyche 25, 476-493.
Rosolato G (1975) L'axe narcissique des depressions. Nouvelle Rev Psychanal 11, 5-34.
Rubinfine D (1968) Notes on a theory of depression. Psychoanal Q 37, 400-417.
Sackeim HA (1983) Self-deception, self-esteem, and depression: The adaptive value of lying to oneself. In: J Masling (Hrsg.) Empirical studies of psychoanalytic theories Vol 1. Hillsdale NJ, London, 101-157.
Sandermann S, Dech H, Othieno C J, Kathuku DM, Ndetei D (1996) NOK-African-Depression-Scale: Die Generierung einer kulturspezifischen Symptomskala zur Depressionsmessung in Afrika. curare 19 (2): 283-293.
Sandler J (1976) Countertransference and role-responsiveness. Int. Rev. Psycho-Anal. 4: 43-47.
Sandler J (1976) Gegenübertragung und Bereitschaft zur Rollenübernahme. Psyche 30, 297-305.
Sandler J & C Dare (1970) Der psychoanalytische Begriff der Oralität. Psyche 27, 1973, 770-786.
Sandler J, Holder A & D Meers (1963) The ego ideal and the ideal self. Psychoanal Study Child 18, 139-158.

Sandler J & W Joffe (1965) Zur Depression im Kindesalter. Psyche 34, 1980, 413-429.
Sandler J & AM Sandler (1984) Vergangenheits-Unbewußtes, Gegenwarts-Unbewußtes und die Deutung der Übertragung. Psyche 39, 1985, 800-829.
Sapir M (1988) Faux et vrais masques de la depression. Rev Med Psychosom 29, 37-50.
Sartorius N (1986) Cross-cultural research on depression. Psychopathology 19, suppl. 2, 6-11.
Sartorius N et al. (1983) Depressive Disorders in Different Cultures. Report on the WHO Collaborative Study on Standardized Assessment of Depressive Disorders. Geneva.
Saussure J de (1971) Complications in self-esteem regulations. Int J Psycho-Anal 52, 87-97.
Saviotti M (1979) Der therapeutische Zugang zum depressiven Patienten. In: G Benedetti et al. (Hg) Psychosentherapie. Psychoanalytische und existentielle Grundlagen. Stuttgart: Hippokrates 1983, 215-261.
Schepank H (1987) Psychogene Erkrankungen in der Stadtbevölkerung. Eine epidemiologisch-tiefenpsychologische Feldstudie in Mannheim. Berlin et al.: Springer.
Scherer KR (1990) Theorien und aktuelle Probleme der Emotionspsychologie. In: Scherer KR (Hg) Psychologie der Emotionen. Enzyklopädie der Psychologie C/IV/3. Göttingen u.a.: Hogrefe, 2-38.
Schilder P (1933) Notes on psychogenic depressions and melancholia. Psychoanal Rev 20, 1933, 10-18.
Schmale AH & Engel GL (1975) The role of conservation-withdrawal in depressive reactions. In: EJ Anthony & T Benedek (Hrsg.) Depression and human existence. Boston: Little, Brown, 183-198.
Schmale AH & GL Engel (1967) The giving up-given up complex, illustrated on film. Arch Gen Psychiatr 17, 135-145.
Schmale AH (1958) The relationship of separation and depression to disease. Psychosom Med 20, 259-280.
Schmale AH (1964) A genetic view of affects: With special reference to the genesis of helplessness and hopelessness. Psychoanal Study Child 19, 287-313.
Schmale AH (1972) Depression as affect, character style, and symptom formation. In: RR Holt & E Peterfreund (Hrsg.) Psychoanalysis and contemporary science. New York: Macmillan, 327-351.
Schmale AH (1972) Giving up as a final common pathway to changes in health. In: ZJ Lipowski (Hrsg.) Psychosomatical Aspects of physical illness. A æbs Psychosom Med 8, 20-40.
Schmale AH (1973) The adaptive role of depression in health and disease. In: JP Scott & EC Senay (Hrsg.) Separation and depression. Baltimore: King, 187-201.
Schmid R, Jaschke H, Schmidt EH & U Zell (1987) Psychoanalytische Tätigkeit in der Bundesrepublik Deutschland-Praxisstudie. Köln: Prognos.
Schmidt MG (1996) Ungetrenntheit und Endlosigkeit - Zum Umgang mit sado-masochistischen und süchtigen Phänomenen in der psychoanalytischen Situation. In: K Bell, K Höhfeld (Hg) Aggression und seelische Krankheit. Gießen: Psychosozial-Verlag, 341-353.
Schneider, E (1933) Neurotische Depression und Stehlen. Z Psychoanal Päd 7, 1933.
Schneider W, Freyberger HJ & A Muhs (1995) Die 10. Revision der Internationalen Klassifikation der Krankheiten (ICD-10) - Möglichkeiten und Grenzen für eine psychodynamisch orientierte Diagnostik. Psychother Psychosom Med Psychol 45, 253-260.
Schneider W & G Schüßler (1993) Diagnostik in der Psychotherapie/Psychoanalyse und Psychosomatik/Resumee und Ausblick. In: W Schneider, HJ Freyberger, A Muhs & G Schüßler (Hg) Diagnostik und Klassifikation nach ICD-10. Göttingen, Zürich: Vandenhoek & Ruprecht, 26-42; 251-254.
Schoenberg B (1980) Verlust und Trauer. In: AM Freedman et al. (Hrsg.) Psychiatrie in Praxis und Klinik, Bd 1. Stuttgart, New York: Thieme, 390-405.
Schramm E & M Berger (1994) Zum gegenwärtigen Stand der interpersonellen Psychotherapie. Nervenarzt 65, 2-10.
Schubart W (1990) Der „geschickte" Patient in der psychoanalytischen Sprechstunde - Theoretische und technische Aspekte der ersten Begegnung. Z psychoanal Theorie Prax 5, 24-37.
Schüßler G & Köhl J (1993) Die Klassifikation der depressiven Störungen in der ICD-10. Ergebnisse der Forschungskriterienstudie. In: W Schneider, HJ Freyberger, A Muhs & G Schüßler

(Hg) Diagnostik und Klassifikation nach ICD-10 Kap. V. Eine kritische Auseinandersetzung. Göttingen, Züri ch: Vandenhoeck & Ruprecht, 119-131.
Schwarz F (1979) Ergebnisse nach stationärer Gruppenpsychotherapie neurotisch depressiver und zwangsneurotischer Patienten. Nervenarzt 50, 379-386.
Schwidder W (1972) Klinik der Neurosen. In: KP Kisker et al. (Hrsg.) Psychiatrie der Gegenwart Bd II/1, 2. Aufl. Berlin: Springer, 351-415.
Scott W (1949) Eine psychoanalytische Betrachtung über den Ursprung der Depression. Psyche 3, 312-319.
Scott W (1955) A psychoanalytic concept of the origin of depression. Br Med J 1, 1958, 538-540.
Scott W (1960) Depression, Verwirrung und Multivalenz. Psyche 14, 678-689.
Segal H (1956) Die Depression des schizophrenen Patienten. In: E Bott Spillius (Hg) (1990) Melanie Klein Heute. München; Verlag Intern. Psychoanalyse.
Shneidman E & M Ortega (Hrsg.) (1969) Aspects of depression. Boston: Little, Brown.
Simmel E (1938) Neurotische Kriminalität und Lustmord. Psyche 44, 1990, 81-99.
Slipp S & S Nissenfeld (1981) An experimental study of psychoanalytic theories of depression. J Am Acad Psychoanal 9, 583-600.
Slipp S (1976) An intrapsychic-interpersonal theory of depression. J Am Acad Psychoanal 4, 389-409.
Slipp S (1984) Depression: the double bind on achievement. In: Object relations. A dynamic bridge between individual and family treatment.
Smith JH (1971) Identificatory styles in depression and grief. Int J Psycho-Anal 52, 259-266.
Söldner ML (1994) Depression aus der Kindheit. Familiäre Umwelt und die Entwicklung der depressiven Persönlichkeit. Göttingen: Vandenhoeck & Ruprecht.
Solnit AJ (1970) A study of object loss in infancy. Psychoanal Study Child 25, 257-272.
Spangler G & P Zimmermann (Hg) (1995) Die Bindungstheorie. Grundlagen, Forschung und Anwendung. Stuttgart: Klett-Cotta.
Spitz RA (1946) Anaclitic depression. Psychoanal Study Child 2, 313-342.
Spitz RA (1953) Aggression: Its role in the establishment of object relations. In: RM Loewenstein (Hrsg.) Drives, Affects, Behavior. New York: International University Press, 126-138.
Spitz RA (1954) Infan tile depression and the general adaptation syndrome. In: Hoch & Zubin: Depression. New York: Grune and Stratton.
Spitz RA (1972) Vom Säugling zum Kleinkind. Naturgeschichte der Mutter-Kind-Beziehungen im ersten Lebensjahr. Stuttgart: Klett.
Steck P (1988) Sind endogene und neurotische Depressionen psychopathologisch unterscheidbar? Ergebnisse statistischer Analysen. Z Klin Psychol Psychopath Psychother 36, 337-356.
Steinberger CB (1989) Teenage depression: A cultural-interpersonal-intrapsychic perspective. Psychoanal Rev 76, 1-18.
Steiner C & H Mackinger (1996) Der Aggressionsgehalt Depressiver in Träumen und Kindheitserinnerungen. Z Klin Psychol Psychiatr Psychother 44, 382-390.
Steiner J (1979) The border between the paranoid-schizoid and the depressive position. Br J Med Psychol 52, 385-391.
Steingart I & N Freedman (1975) The organization of body-focused kinesic behaviour and language construction in schizophrenic and depressed states. In: L Goldberger (Hrsg.) Psychoanalysis and contemporary science, Vol 4. New York: International University Press.
Sterba E (1940) Homesickness and the mother's breast. Psychiatr Q 14.
Stern DN (1983) The early development of schema of self, other, and „self with other". In: Lichtenberg JD, Kaplan S (Hrsg.) Reflektions on self psychology. Hillsdale, J. J.: Analytic Press, 49-84.
Stern DN (1985) The interpersonal world of the infant. A view from psychoanalysis and developmental psychology. New York: Basic Books.
Stewart JW, Mercier MA, et al.(1993) Demoralization predicts nonresponse to cognitive therapy in depressed outpatients. J Cog Psychother 7, 105-116.
Stierlin H, Weber G, Schmidt G, Simon F (1986) Zur Familiendynamik bei manisch-depressiven Psychosen. Familiendynamik 11, 267-282.

Stone J, Smith H, Murphy L (Hrsg.) (1973) The Competent Infant. NY: Basic Books.
Stone L (1986) Psychoanalytic observations on the pathology of depressive illness: selected spheres of ambiguity and disagreement. J Am Psychoanal Assoc 34, 329-362.
Sulz SKD (Hrsg.) (1986) Verständnis und Therapie der Depression. München, Basel: Reinhardt.
Tellenbach H (1961) Melancholie. Berlin: Springer.
Tennant C, Hurry J, Bebbington P (1982) The relationship of childhood separation experiences to adult depressive and anxiety states. Brit Journ of Psychiatry 141, 475-482.
Thase ME, Simons AD, Cahalane J McGeary J & T Harden (1991) Severity of depression and response to cognitive behavior therapy. Am J Psychiatry 148, 784-789.
Thomä H & H Kächele (1988) Lehrbuch der psychoanalytischen Therapie. Bd. 1: Grundlagen. Berlin, Heidelberg: Springer, 2. Aufl. 1996.
Thomä H & H Kächele (1988) Lehrbuch der psychoanalytischen Therapie. Bd. 2: Praxis. Berlin, Heidelberg: Springer, 2. Aufl. 1996.
Titschner E & H Strotzka (1985) Ist der Neurosebegriff sinnvoll und notwendig? Pschother Psychosom Med Psychol 35, 71-74.
Tölle R (1990) Organisch bedingte Depressionen. Nervenarzt 61, 176-182.
Treurniet N (1995) Was ist Psychoanalyse heute? Psyche 49, 111-140.
Treurniet N (1996) Über eine Ethik der psychoanalytischen Technik. Psyche 50, 1-31.
Trevarthen C (1979) Communication and cooperation in early infancy: A description in primary intersubjectivity. In: Bullowa MM (Hrsg.) Before speech: The beginning of interpersonal communication. NY: Cambridge Univ. Press, 321-347.
Vaillant G (1984) The disadvantages of DSM-III outweight its advantages. Am J Psychiat 141, 542-545.
Vikar G (1982) oTrauer und Trennung im Kindesalter. Psyche 36, 571-574.
Volkan VD (Hrsg.) (1985) Depressive states and their treatment. Northvale NJ, London: Jason Aronson.
Völkel H (1959) Neurotische Depression. Stuttgart: Thieme.
Wahl H (1985) Narzißmus? Stuttgart: Kohlhammer.
Watson JB (1919) A schematic outline of the emotions. Psychological review 26, 165-196.
Weber G, Simon FB, Stierlin H & G Schmidt (1987) Die Therapie der Familien mit manisch-depressivem Verhalten. Familiendynamik 12, 139-161.
Wegner P (1992) Zur Bedeutung der Gegenübertragung im psychoanalytischen Erstinterview. Psyche 46, 286-307.
Weigert E (1961) Sören Kierkegaards Gemütsschwankungen. Psyche 14, 608-616.
Weiner H (1990) Anwendung psychosomatischer Konzepte in der Psychiatrie. In: T von Uexküll (Hg) Psychosomatische Medizin. München: Urban & Schwarzenberg, 4. Aufl. 1990, 916-940.
Weiner MB & MT White (1982) Depression as the search for the lost self. Psychotherapy. Theory, Research and ÊPractice 19, 491-499.
Weiss E (1944) Clinical aspects of depression. Psychoanal Q 13, 445-461.
Weiss J (1982) Psychotherapy research: Theory and findings, theoretical introduction. Psychotherapy Research Group, Departement of Psychiatry. Mount Zion Hospital & Medical Center, Bulletin No. 5.
Welch B, Schafer R & CF Dember (1961) TAT stories of hypomanic and depressed patients. J Project Tech 25, 221-232.
Widlöcher D (1983) Die Depression. Logik eines Leidens - psychoanalytisch, biologisch, historisch, sozial. München: Piper 1986.
Widlöcher D (1988) Le corps fige du deprime. Rev Med Psychosom 29, 25-36.
Widlöcher D et al. (1983) Le ralentissement depressif. Paris: Presses Univ. de France.
Wiemann-Michael A (1996) Multiple Mutterschaft und Depression. Neue psychoanalytische Theorien für Indien. curare 19 (2): 323-329.
Will H (1994) Zur Phänomenologie der Depression aus psychoanalytischer Sicht. Psyche 48, 361-385.
Will H (1997) Depression. In: S Ahrens (Hg) Lehrbuch der Psychotherapeutischen Medizin. Stuttgart: Schattauer, 265-282.

Willick MS (1990) Psychoanalytic concepts of the etiology of severe mental illness. J Am Psychoanal Assoc 38, 1049-1081.
Wilson A (1986) Archaic transference and anaclitic depression: Psychoanalytic perspectives on the treatment of severely disturbed patients. Psychoanal Psychol 3, 237-256.
Winnicott DW (1947) Haß in der Gegenübertragung. In: Von der Kinderheilkunde zur Psychoanalyse. Frankfurt/M: Fischer TB 1983, 77-90.
Winnicott DW (1955) Die depressive Position in der normalen emotionalen Entwicklung. In: Von der Kinderheilkunde zur Psychoanalyse. Frankfurt/M: Fischer TB 1983, 276-299.
Winnicott DW (1964) The value of depression. Brit J Psychiatr Soc Work 7, 123-127.
Winnicott DW (1971) Objektverwendung und Identifizierung. In: Vom Spiel zur Kreativität. Stuttgart: Klett-Cotta 1973, 101-110.
Winterstein, A (1929) Dürers „Melancholie" im Lichte der Psychoanalyse. Wien: Internationaler Psychoanalytischer Verlag.
Wisdom JO (1962) Die psychoanalytischen Theorien über die Melancholie. Entwicklungsgeschichte und Vergleich. Jahrb Psychoanal 4, 1967, 102-154.
Wittchen H-U & D v Zerssen (1987) Verläufe behandelter und unbehandelter Depressionen und Angststörungen. Berlin: Springer.
Wolfersdorf M (1995) Depressive Störungen. Phänomenologie, Aspekte der Psychodynamik und -therapie. Psychotherapeut 40, 330-347.
Wolpert EA (1975) Manic depressive illness as an actual neurosis. In:EJ Anthony & T Benedek (Hrsg.) Depression and human existence. Boston: Little, Brown, 199-221.
Wolpert EA (Hrsg.) (1977) Manic-depressive illness: History of a syndrome. New York: International University Press.
Wolpert EA (1980) Manisch-depressive Erkrankungen. In: AM Freedman et al. (Hrsg.) (1984) Psychiatrie in Praxis und Klinik Bd 1. Stuttgart, New York: Thieme, 341-362.
Wright F, O'Leary J & J Balkin (1989) Shame, guilt, narcissism, and depression: Correlates and sex differences. Psychoanal Psychol 6, 217-230.
Wunderli J (1989) Und innen die große Leere: die narzißtische Depression und ihre Therapie. Zürich: Kreuz.
Wyrobow NA (1913) Über Zyklothymie und ihre Kombinationen. Zentralbl Psychoanal 4.
Zemore R & D Bretell (1983) Depression - proneness, low self-esteem, unhappy outlook, and narcissistic vulnerability. Psycholog Reports 52, 223-230.
Zetzel ER (1953) Die depressive Position. In: Die Fähigkeit zu emotionalem Wachstum. Stuttgart: Klett 1974, 67-85.
Zetzel ER (1956) The theory of therapy in relation to a developmental model of the psychic apparatus. Int J Psychoanal 46, 39-52.
Zetzel ER (1961) Zum Krankheitsbild der Depression. Psyche 14, 641-650.
Zetzel ER (1965) Über die Unfähigkeit, Depression zu ertragen. In: Die Fähigkeit zu emotionalem Wachstum. Stuttgart: Klett 1974, 86-119.
Zilboorg, G (1933) Manic-depressive psychosis. In: S. Lorand (ed.) Psychoanalysis today. 2. Aufl. New York: International University Press 1944.